Spreading of Dental Adhesives and its Clinical Applications

歯科用接着性レジンと新臨床の展開

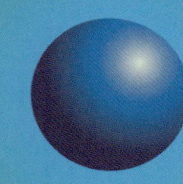

増原 英一 編著

執筆者
熱田　　充
大森　郁朗
柏田　聰明
門磨　義則
田上　順次
坪田　有史
中林　宣男
早川　　巖
福島　俊士
眞坂　信夫
増原　英一
松村　英雄
三浦　不二夫
守澤　正幸
山内　淳一
山口　里志
山下　　敦
山田　敏元
〈50音順〉

クインテッセンス出版株式会社 2001
Tokyo, Berlin, Chicago, London, Paris, Barcelona, São Paulo, Moscow, Prague, and Warsaw

目次
CONTENTS

巻頭グラビア ……………………………………………………………………………… 7
まえがき …………………………………………………………………………………… 10

【基礎編】

日本における歯科用接着性レジンの開発と展開　　増原　英一 …………………… 13
1. 歯科用レジンのはじまり ………………………………………………………… 14
2. 歯科用接着性レジンの開発と展開 ……………………………………………… 16
    1) 歯科用接着性レジンの開発 ………………………………………………… 16
    2) 歯質との接着機構と性能向上 ……………………………………………… 20
    3) 接着性モノマー、プライマーの展開 ……………………………………… 21
    4) 生活歯髄に対する作用と保護性 …………………………………………… 22
    5) 次世代の接着歯科医術に期待 ……………………………………………… 23

歯質に対する高分子の接着　　中林　宣男 ……………………………………………… 25
1. 歯科治療法の進歩を目指して …………………………………………………… 26
2. エナメル質と象牙質 ……………………………………………………………… 27
3. 象牙質への接着 …………………………………………………………………… 29
    スミヤー層の除去法 …………………………………………………………… 29
4. 象牙質接着の安定性 ……………………………………………………………… 32
5. 残留脱灰象牙質の確実な検出法 ………………………………………………… 35

接着性コンポジットレジンとプライマー　　山内　淳一 ……………………………… 39
1. 基礎研究 …………………………………………………………………………… 40
2. 開発研究 …………………………………………………………………………… 42
3. その後の接着技術の発展 ………………………………………………………… 43
    1) 接着性モノマーの発展 ……………………………………………………… 43
    2) プライマーの導入 …………………………………………………………… 44
    3) セルフエッチングプライマーの導入 ……………………………………… 44
4. クラレ製品のラインナップ ……………………………………………………… 46
    1) 接着・合着関係 ……………………………………………………………… 46
    2) シーラント関係 ……………………………………………………………… 48
    3) 複合レジン充填材関係 ……………………………………………………… 49
    4) 歯冠材料関係 ………………………………………………………………… 50

フッ素イオン徐放性ポリマーと貴金属接着性モノマー　　門磨　義則 ……………… 53
1. 薬剤徐放システムとしてのフッ素イオン徐放性ポリマー …………………… 54
2. フッ素イオン徐放性ポリマーのフッ素イオン放出挙動 ……………………… 55

3.フッ素イオン徐放性ポリマーを配合したレジンの性質 …………………………56
　　4.貴金属に対するレジン接着の背景 …………………………………………………58
　　5.貴金属接着性モノマーの分子設計 …………………………………………………58
　　6.貴金属接着性モノマーの応用 ………………………………………………………60
　　7.実用化された貴金属接着性プライマー ……………………………………………61

イソプレン系エラストマーを応用した義歯床用軟質裏装材の特性　　山口　里志 ……65
　　1.構成 ……………………………………………………………………………………66
　　2.特徴 ……………………………………………………………………………………67
　　　1)クッション性 ………………………………………………………………………67
　　　2)床との接着性 ………………………………………………………………………73
　　　3)耐汚染性 ……………………………………………………………………………73
　　　4)ペースト性状 ………………………………………………………………………74

【臨床編】

矯正用接着剤"オルソマイト"改変の軌跡　　三浦　不二夫 ……………………79
　　1.矯正用接着剤"オルソマイト"の誕生 ……………………………………………80
　　2.オルソマイトIIsへの改良 …………………………………………………………83
　　3.スーパーボンドへの飛躍 ……………………………………………………………85
　　4.MCPボンドの登場 ……………………………………………………………………88

フッ素徐放性シーラントとレジンコート材　　大森　郁朗 ……………………93
　　1.シーラントの開発 ……………………………………………………………………95
　　2.裂溝内洗浄填塞法 ……………………………………………………………………97
　　3.フッ素徐放性シーラント ……………………………………………………………99
　　4.レジンコート材の開発 ………………………………………………………………102
　　5.クリアシールFの特徴 ………………………………………………………………103
　　　1)理工学的性状 ………………………………………………………………………103
　　　2)クリアシールFからのフッ素の供給と歯質の再石灰化 ………………………104
　　　3)隣接面表層エナメル質の高分解能電子顕微鏡による観察所見 ………………107
　　6.クリアシールFの適応症の選択 ……………………………………………………107
　　7.クリアシールFの臨床術式 …………………………………………………………108
　　8.クリアシールFの臨床成績 …………………………………………………………111

目次
CONTENTS

スーパーボンドC&Bの臨床応用　　眞坂　信夫 ……………115
 1.スーパーボンドC&Bの経過 ………………………………117
 2.スーパーボンドC&Bの臨床 ………………………………118
 3.歯髄の保存 …………………………………………………119
  1)生活象牙質切削面の保護 ……………………………119
  2)露髄歯の保存 …………………………………………122
  3)歯髄保存の臨床評価 …………………………………124
 4.無髄歯の保存 ………………………………………………126
  1)垂直破折歯根の保存 …………………………………126
  2)治療法の選択 …………………………………………129
 5.臨床例 ………………………………………………………130
  1)口腔内接着法(骨吸収を伴わない分離破折) ………130
  2)回転再植を伴う接着法(骨吸収を伴う分離破折) …133
  3)臨床評価 ………………………………………………134

接着が可能にした歯質保存的審美修復　　田上　順次 ……137
 1.破折歯の修復 ………………………………………………139
  1)前歯の破折 ……………………………………………139
  2)臼歯の破折 ……………………………………………139
 2.齲蝕の治療 …………………………………………………139
  1)前歯部の修復 …………………………………………140
  2)臼歯咬合面の修復 ……………………………………140
  3)二次齲蝕への対応 ……………………………………142
 3.変色歯への対応 ……………………………………………144
 4.象牙質知覚過敏症の治療 …………………………………147
 5.高出力光照射器の使用法 …………………………………148

接着修復の臨床観察──最新の接着技術による接着性審美修復と補修修復──　　山田　敏元 ……151
 1.クリアフィルメガボンドポーセレンボンディングキットのシステム構成 ……152
 2.メガボンドの接着強さと、接合界面のSEM観察 ………153
 3.メガボンドポーセレンボンディングキットの臨床応用 …155

再石灰化と耐酸性層形成による歯質の強化　　柏田　聰明 ……165
 1.再石灰化による歯質の強化 ………………………………167
  1)口腔内環境の改善と管理 ……………………………167
  2)再石灰化促進への次亜塩素酸ナトリウムの使用 …168
 2.耐酸性層形成による歯質の強化 …………………………169
  1)根面齲蝕予防のための耐酸性層形成(フッ素徐放性シーラント材とADゲルの併用) …169

2）修復時の二次齲蝕予防のための耐酸性層形成（フッ素徐放性接着材とADゲル法
　　　　の併用）……………………………………………………………………………………172
　　3.フッ素徐放性接着性レジンによる齲蝕予防のコンセプト ………………………………175

歯冠色修復における接着技術　　松村　英雄／熱田　充 ……………………………181
　　症例1　前装補綴装置の前装部における審美性の確保と接着 …………………………182
　　症例2　オーバーキャスティングによる補綴装置の補修 ………………………………186
　　症例3　焼成陶材による歯冠色修復 ………………………………………………………189

失活歯の接着歯冠修復　　福島　俊士／坪田　有史 …………………………………195
　　1.破折試験からの知見 ………………………………………………………………………196
　　2.失活前歯の修復 ……………………………………………………………………………198
　　3.失活臼歯の修復 ……………………………………………………………………………202

接着ブリッジの技法と臨床　　山下　敦 ………………………………………………207
　　1.接着技法の概要 ……………………………………………………………………………209
　　2.接着ブリッジの生存率 ……………………………………………………………………212
　　3.接着ブリッジの要件 ………………………………………………………………………213
　　4.前歯接着ブリッジの手順 …………………………………………………………………213
　　5.臼歯接着ブリッジ …………………………………………………………………………217
　　　　臼歯接着ブリッジは、前歯接着ブリッジよりリテーナーデザインはやさしい ……217

新しく開発された床用軟質裏装材の性質と使用法　　守澤　正幸／早川　巖 ………219
　　1.新しい床用軟質裏装材の性質 ……………………………………………………………221
　　　1）新開発軟質裏装材 ………………………………………………………………………221
　　　2）理工学的性質 ……………………………………………………………………………221
　　　3）臨床評価 …………………………………………………………………………………221
　　2.裏装術式 ……………………………………………………………………………………225
　　3.臨床への応用 ………………………………………………………………………………228

索　　引 ………………………………………………………………………………………231

編著/執筆者略歴 ………………………………………………………………………………237

巻頭グラビア

接着性レジンを使用した審美修復の獲得
――ラミネート・ベニアの臨床例――

●症例写真は、山崎長郎先生のご好意による。

症例1 4前歯のラミネート・ベニア（形成前にコンポジット充填をしておく）

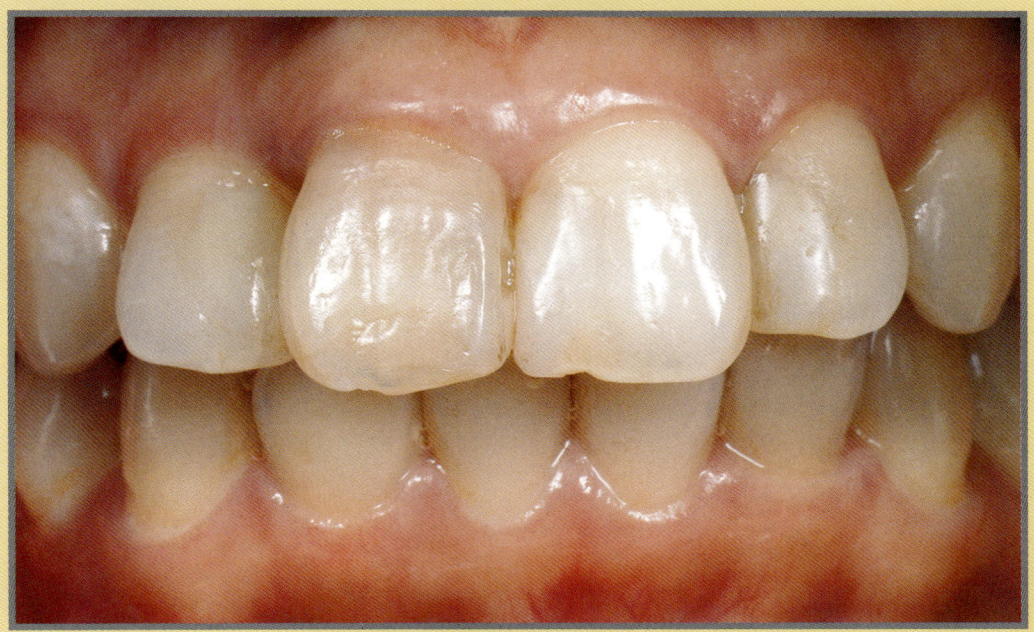

治療前

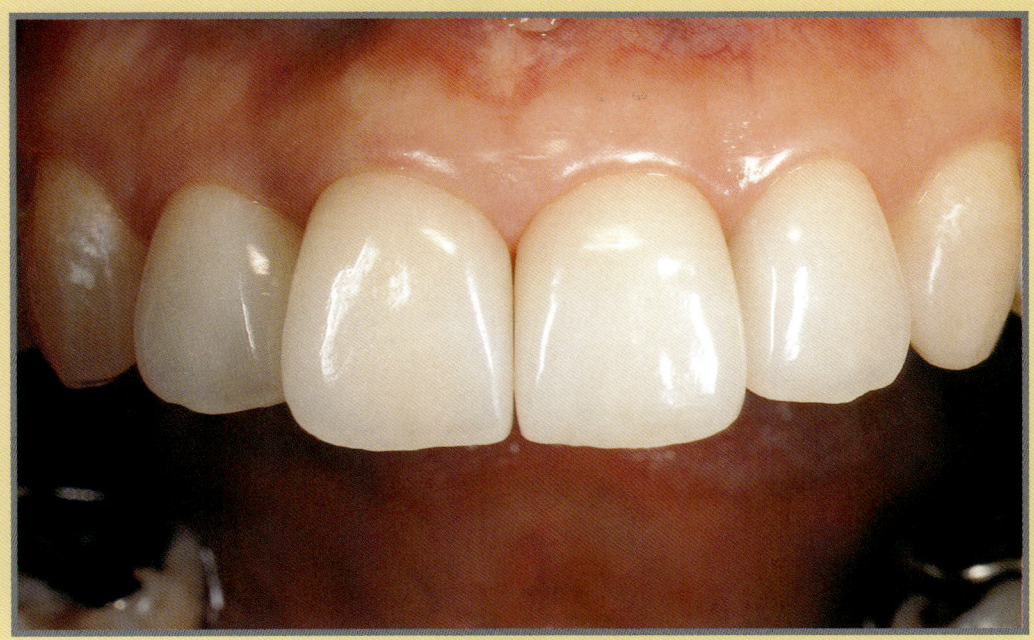

治療後

症例2　4前歯のラミネート・ベニア（審美的に切端の位置を変えない）

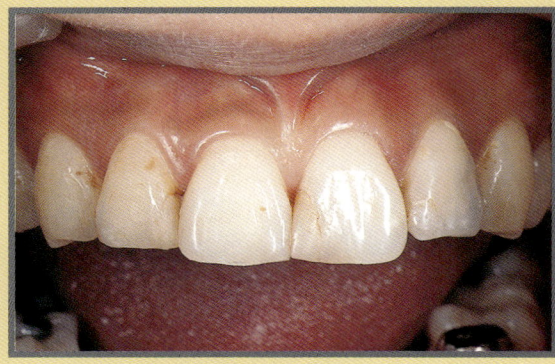
治療前

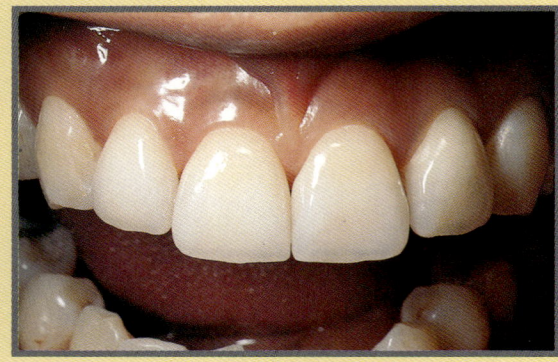
治療後

症例3　第一小臼歯を犬歯に見せたラミネート・ベニア

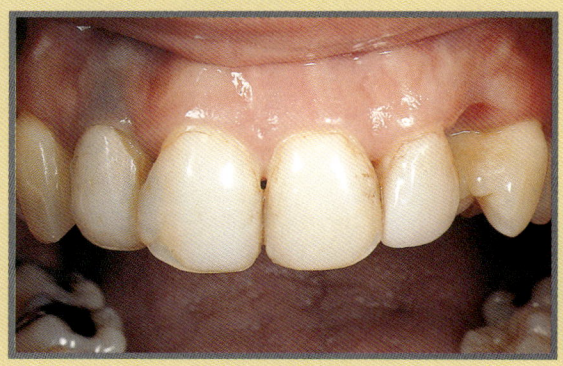
治療前

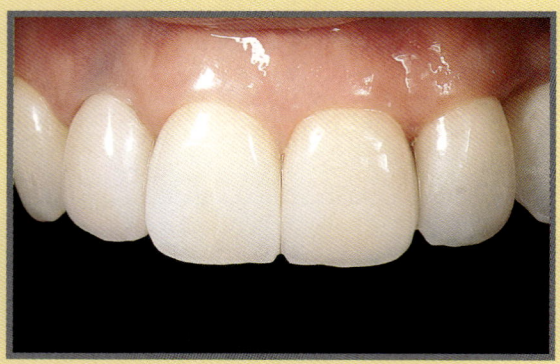
治療後

症例4　側切歯にある犬歯のラミネート・ベニア（C1|1Cはコンポジット充填）

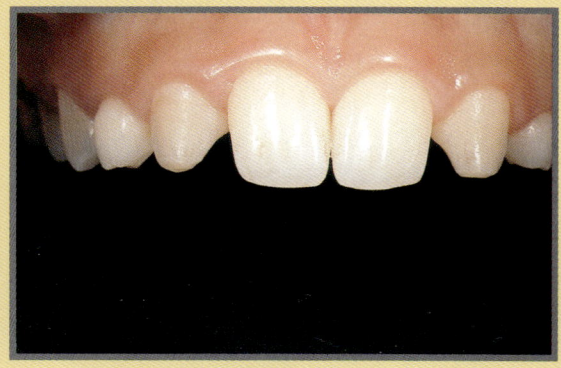
治療前

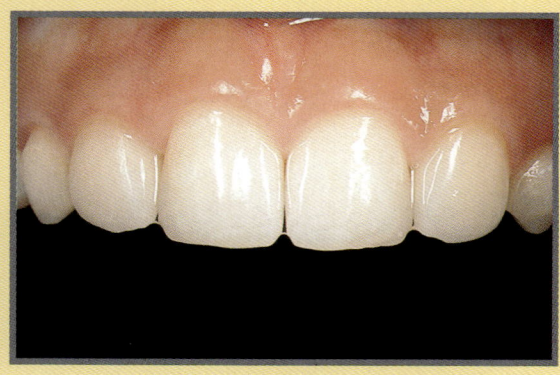
治療後

症例5　矮小歯のラミネート・ベニアによる歯冠修復

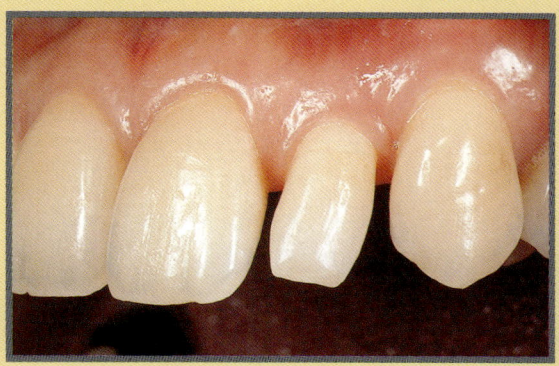
治療前

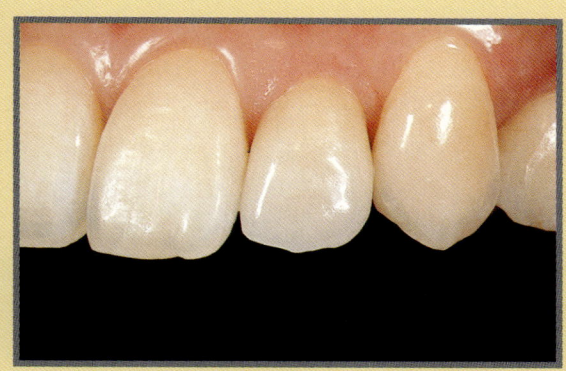
治療後

症例6　7̄6̄5̄|5̄6̄7̄のポーセレン、インレー、オンレーによる修復

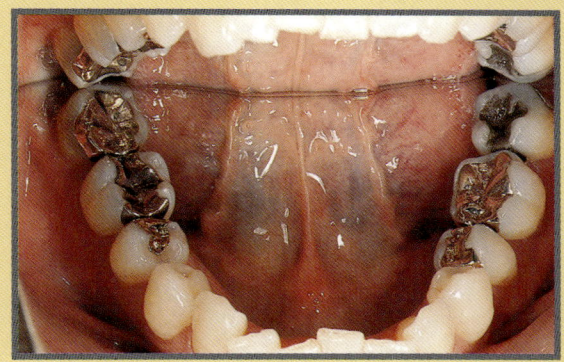
治療前

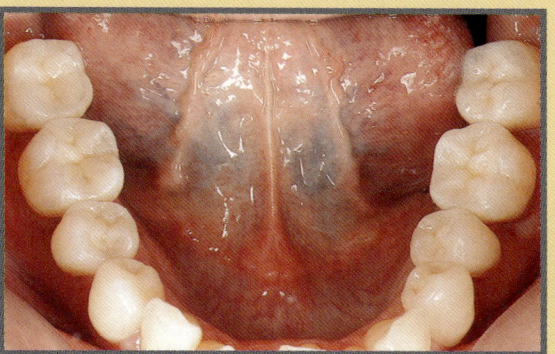
治療後

症例7　5前歯のオールセラミックス（エンプレス）による修復

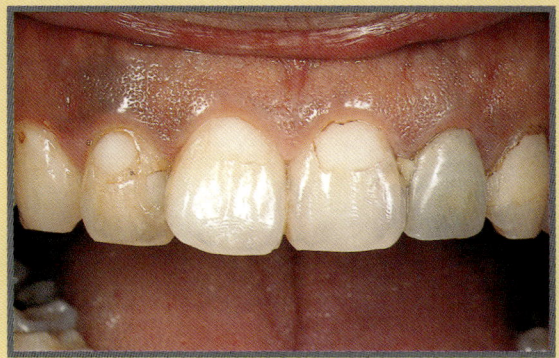
治療前

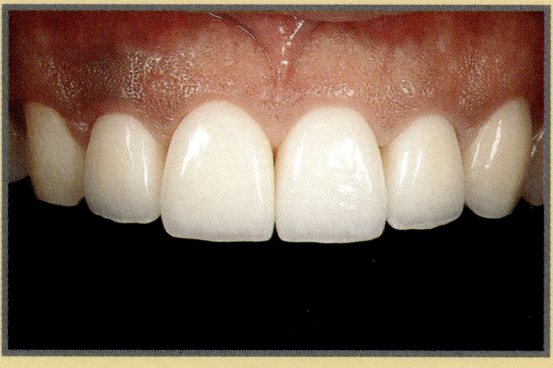
治療後

まえがき

　21世紀の医療は、生涯を健康で満足に暮らし、生活の質の向上（QOL）を目指す全人的医療を基本理念として推進されることになる。

　その全人的医療の一環として歯科医療は、人の誕生から終生までの極めて重要な口腔機能の管理と、介護サービスの重責を担うことになる。歯科医療担当者は、これに相応して新診療システムを確立し、広く実践して診療効果を高め、その責任を果たしていかねばならない。この新潮流に対応する革新を断行することが、プロフェッショナルである歯科医師の条件であり、高い志をもって実践していかなければならない。

　21世紀には、高齢者人口の爆発的な急増と情報技術（IT）の急拡大があり、社会環境は激変すると予想されている。これに対応する医療は、20世紀に成し遂げられた飛躍的な進歩を引き継ぎ、まだ未解決の慢性疾患の克服に向けて進むことになる。

　情報技術の急拡大により、医師と歯科医師の情報交換が容易になれば、受診者は全人的な立場での医療を受けることができるようになる。生活習慣病などの慢性疾患の医療は、歯科診療と口腔管理が同時並行的に実施されることが好ましく、有効である。齲蝕や歯周病の予防、早期治療、歯の喪失の抑制などを含めた口腔機能の管理が行き届くようになれば、人々は生涯にわたって幸せである。

　21世紀の歯科医療の大きな潮流は、第一が接着歯科医術を基盤とする審美的歯冠修復治療の普及、第二はインプラント歯科医術を基盤とする生体組織の再生医術の展開に収斂するとされている。その意味で接着歯科医術は、21世紀の歯科医療の基本になるものと言える。

　現在の日本の各種歯科用接着材料と、これを臨床に使用して培われてきた接着歯科医術は、まさに日本で独自（オリジナル）に育ててきたものであり、大いに誇るべきものである。これは、1983年に基礎研究者と臨床研究者が日本接着歯学会を設立し、一堂に会して相互に切磋琢磨しながら構築してきた貴重な成果である。

　本書は、基礎編に日本で歯科用接着性レジンが開発されてきた発端、経過、歯質との接着のメカニズム、各種接着性モノマー、ライナー、プライマーなどの化学的性質と作用効果などが解説してある。これらの接着材料を、臨床で合理的に正しく使用するための基礎知識として、役立てていただければ幸いである。

　臨床編には、日本独自に開発された矯正治療用接着剤、フッ素徐放性シーラント、徐放性レジンセメント、コンポジットレジンによる接着修復法、接着歯冠修復法、接着ブリッジ、軟質リベース法などが紹介してある。

　21世紀には、これらの材料や医術の研究がさらに進み、メタルに代わる強靭なクラウン・ブリッジ材料の創製や、これに対応する新接着材料の開発により、両者が相俟ってさらに完成度の高い歯科医術に到達することを期待したい。

　本書をまとめるにあたり、共同研究者に心からの敬意と感謝の意を表したい。また本書の編集・発行を担当されたクインテッセンス出版の佐々木一高社長と村上雅子氏のご尽力に対しても、深く感謝の意を表する次第である。

2001年4月

執筆者代表　　増原　英一

歯科用接着性レジンと新臨床の展開

[基礎編]

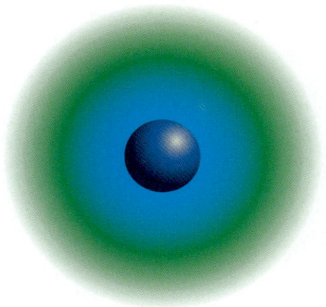

日本における歯科用接着性レジンの開発と展開
・
歯質に対する高分子の接着
・
接着性コンポジットレジンとプライマー
・
フッ素イオン徐放性ポリマーと貴金属接着性モノマー
・
イソプレン系エラストマーを応用した義歯床用軟質裏装材の特性

日本における歯科用接着性レジンの開発と展開

増原 英一

東京医科歯科大学名誉教授　*総合歯科医療研究所所長
*〒101-0062　東京都千代田区神田駿河台2-1-47　廣瀬お茶の水ビル5F

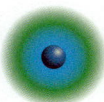

The Development of Dental Adhesives in Japan

Eiichi Masuhara

Emeritus Professor of Tokyo Medical & Dental University/ *Director of the Japan Institute of Advanced Dentistry
*Hirose Ochanomizu Bldg. 5F., 2-1-47, Kanda Surugadai, Chiyoda-ku, Tokyo 101-0062

日本における歯科用接着性レジンの開発と展開

増原　英一

はじめに

　メタクリル樹脂（PMMA）はドイツのRohm & Haas社が1935年に世界で最初に工業化したが、翌年Kulzer & Co社はこれを応用して最初の義歯床材料「Paladon®」を発売した。日本ではこれの技術導入ができず、当時の旭硝子社が独自にPMMAの製造を開始した。

　1940年（昭和15）にこの国産PMMAを用いた義歯床材料が学会で初めて発表された。それ以来わが国では、これが歯科用レジンと通称されて、今日に至っている。

　日本で歯科用接着性レジンの研究が開始されたのは、1960年（昭和35）である。東京医科歯科大学付置歯科材料研究所の有機材料部門の増原英一教授、小嶋邦晴助教授らのグループによる。

　メチルメタクリレート・モノマー（MMA）の重合開始剤にトリ n-ブチルボロン（TBBと略）を使用すると、これが湿潤した象牙に接着することを発見したことに始まる。爾来すでに40年基礎的研究と臨床的研究があいまって、非常に多くの論文と新知見が報告されてきた。それぞれの独自（オリジナル）な研究ごとに成果がまとめられており、これを引き継いで21世紀の歯科医術の進展に役立てられ、世界に広く拡散されることを期待している。

1．歯科用レジンのはじまり

　口腔疾患による歯質の欠損、崩壊、歯の欠落などを人為的に修復、補綴して機能を回復することが、歯科医療の重要な医療行為になっている。その行為に用いる材料を歯科材料といい、古来、天然の石、貝、木、樹脂などが用いられてきた。

　1800年代に入り、科学技術の進歩に伴って近代歯科医療が始まった。例えば、義歯（入れ歯）を作製するために、加硫する方法の義歯床材料が（1839年）アメリカのCharles Goodyerによって発明され、ゴム床の義歯が作製されるようになった。他方、欧米では、陶材を用いて人工歯が製造されるようになり、両者あいまって実用上ほぼ満足される有床義歯が作製されるようになった。しかし加硫ゴム（蒸和ゴム）は不透明で審美性に欠ける欠点があった。これに代わる素材として透明性のあるセルローズ系（ヘコライト）などが登場したが、寸法安定性に欠けていて受け入れられなかった。

　1935年にドイツのRhom & Haas社が、世界で最初にメタクリル樹脂（PMMA）を工業製品化して、有機ガラス（Plexyglass®）として発売

したが、これは最初に航空機の風防ガラスとして軍用化され、世界の注目を集めた。Kulzer & Co社は、このPMMAを直ちに義歯床材料に応用する研究を開始し、粉末（ポリマー）と液（モノマー）で餅状レジンを作成して成型する方法を考案して、特許（D.Pat. 737058）を得た[1]。1936年にこれを世界最初の義歯床用レジン「Palapont®」として製品化し、original Kulzerの名を冠して発売した。続いてアメリカのRhom & Haas社が同様の義歯床用レジン「Vernon®」を発売し、世界中に普及した。

日本では、三菱系の旭硝子社の鶴見工場がドイツとの提携が得られず、苦心しながら自前の技術で1939年（昭和14）に、軍用の「ヒシライト®」の製造を開始した。この素材を用いて日本では東京歯科医専の堀江鉎一教授、松風社の宮津一氏、大阪市立工研太田信良氏、名古屋堀江泰三氏、井上虎太郎氏らが、こぞって義歯床用レジンへの応用研究を始めた。その研究成果が、1940年（昭和15）11月に東京で開催された皇紀二千六百年記念学術大会で一斉に発表された[2]。展示されたのはゼリー状の半重合の素材であったが、成型された義歯床は半透明で美しい歯肉色に仕上げてあり、当時のゴム床義歯のイメージを一変する程の印象的なものであった。この初期のゼリー状の半重合製品は、可使用期間（貯蔵安定性）が短く普及しなかった。

この記念学会は、文部省が後援し、島峰徹校長（東京高歯）が主催された。これは全国の歯科医専が参加する日本で最初の学術大会であり、満州医大、台北帝大歯科、京城歯専などが参加した空前絶後の大会であった。

当時、増原は東高歯（現、医歯大・歯）の3年生であったが、この学術大会で初めてレジン床義歯の展示を見て感動し、これが将来の歯科材料の中核になると直感して、これを研究するために東京工大への進学を志したのである。

敗戦とともにPMMAの製造が中止され、歯科用レジンには風防ガラスのスクラップから削り出した粉末が市販された。これを用いると気泡が多数発生して実用にならず、臨床上の大問題になった時期もあった。戦後、旭硝子社のメタクリル樹脂の製造は大竹工場に統括され、1950年（昭和25）から新光レイヨン社が担当し、次いで社名が三菱レイヨンに変更されて、今日に至った。日本の歯科用レジンの素材は三菱系のメーカーとともに育ち、品質も優れていて十分に責任を果たしてきた。また藤倉化成（藤化成）も、戦後本格的にメタクリル樹脂の製造に参入し、義歯床用レジン、レジン歯の製造に携わってきた。

戦後日本の歯科用レジンは、ジーシー社、松風社などが新光（三菱）レイヨンの素材などを用いて、床用レジン、レジン歯などを製造してきた。

1951年（昭和26）に、東京医科歯科大学に歯科材料研究所が付置された。この研究所は長尾優学長が所長を兼任され、金属材料部門、無機材料部門、有機材料部門、機械部門、薬品部門の5研究部門で構成された。

有機材料部門は、増原英一教授、小嶋邦晴助教授、助手2名、技官1名で発足し、歯科用レジンの研究に専念することになった。初期の研究テーマは床用レジンの品質改良であり、重合収縮を減らす重合法、気泡の発生を抑制する片面加熱重合法、破断しない強靭な床用材料の開発などであった。その当時、歯科用レジンの研究の最先端を走っていたのはドイツのKulzer & Co社であった。

1951年にKulzer & Co社が発売した充填用即時重合レジン「Palavit®」は、シリケートセメントに代わる前歯用充填材の登場として、欧米では大いに歓迎、期待された。ところが生活歯に充填すると急性歯髄炎を発症したり、数カ月後には黄色に変色することなど、不測の欠点が現われて大問題になった。ドイツでもアメリカ

でも、この新材料の欠点を改良するための材料学的研究や、病理学的研究が活発に展開されていた。しかし当時の日本では、シリケートセメントやアマルガムなどが歯科医療の根幹にかかわる重要課題であることなどへの自覚が無く、低次元の銅合金の可否などが論争されていた。

増原は本場ドイツの状況を知りたいと思って、1956年（昭和31）に A. von フンボルト財団の奨学生としてドイツへ留学した。そこでドイツ、アメリカにおける充填用レジンに関連する真剣な研究と討論の状況を見て、歯科用レジンの重要性を改めて自覚させられた。

2．歯科用接着性レジンの開発と展開

なぜ歯科用接着性材料が開発されたか、そしてこれがどう発展してきたか、その道筋を たどってみる。

1）歯科用接着性レジンの開発

ドイツのKulzer & Co社は、1936年に世界で最初の義歯床用レジン「Paladon」を上市し、次いで1941年に初めてMMAモノマーの常温重合開始剤を発明して、特許を申請した。この特許は敗戦のため無効となったが、これは過酸化物と第3アミンからなるレドックスシステムであった。戦後になってKulzer & Co社は、1949年に常温硬化型の床用レジン「Rapid-Paladon®」と歯冠色レジン「Rapid-Palapont®」を上市した。さらに歯冠色充填材の研究を進め、1951年に最初の充填用レジン「Palavit」を発表した。しかし充填後に紫外線で変色をする欠点があり、これを改良して1953年にアミンを使用しない「PalavitF」、さらに1955年に「Palavit55」を上市した。

このPalavitシリーズは、当時の歯髄為害性のあるシリケートセメントに代わる新材料の登場として、大きな期待が寄せられた。しかし生活歯に充填すると数カ月後に急性歯髄炎が発症する症例が認められるようになり、また前歯部では変色する傾向があることから、その原因究明が学界の大きな研究課題になった。

増原はちょうどその論争の渦中の1956年にゲッチンゲン大学へ留学し、保存治療の権威であったC.-H. Fischer教授のもとで、充填用レジンの研究をすることになった。F教授は、アマルガム充填やレジン充填後に二次齲蝕が発症しないようにしなければ、歯科医師の責任は果たしたことにならない、という強い信念を持っておられた。この二次齲蝕の発症を予防し阻止するには、充填物が歯の窩洞に密着して漏洩が生じないようにすることが、基本条件の1つであると考えられた。その手段として、歯質と充填物を接着密封する接着材料の開発が、必須の要件であると考えられ、この発想が接着性レジンの開発への原点となっている。しかし当時は、天然歯に異質の合成樹脂を接着することは、まったく不可能なことと思われていた。しかし増原は満2カ年の留学中その手がかりを求めて、マインツ大学高分子学科やKulzer & Co社の研究室を訪ね、目標とするコラーゲンと化学的に結合する化合物をねらってジフルオロジニトロベンゾールなどの検討を重ねた。

1958年に帰国し、歯科材料研究所へ復帰して、小嶋邦晴助教授（後に千葉大学工学部教授）らと接着性材料の開発に専念した。1958年京都大学工学部の古川淳二教授、鶴田禎二助教授（後に東大・工・教授）らが、ビニル化合物の重合触媒の研究結果を報告され、その中に重合開始剤にトリ n-ブチルボラン（TBB）を使用した結果が報告されていた[3]。TBBを用いると、MMAモノマーが常温で無色透明に重合できることを知り、これに着目して直ちに追試した。

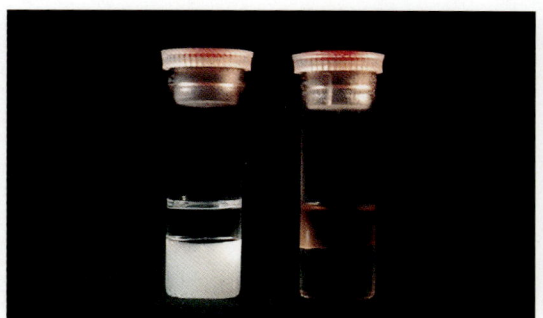

図1　MMA-TBB系は、水との界面から重合する（左）。BPO-アミン系は、水と無関係に内部から重合する（右）。

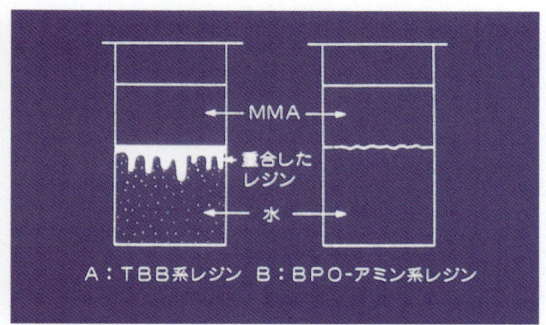

図2　図1の模式図を示す。TBB系レジンは水との界面から重合し、重合物が水中に懸濁する（A）。MMAは重合収縮して水面から離れる（B）。

その当時は接着試験に人の歯の代替として、天然象牙の角棒を予め水中に浸漬して、吸水膨潤させたものを使用していた。接着剤を適用するには乾燥した被着面とするのが常識であるが、歯科医療では湿潤している歯面に接着する必要があるので、予め湿潤させた象牙表面での接着テストを実施していた。MMAモノマーに5％のTBBを添加して、PMMA微粉末を加え、ペースト状にしたものを接着剤として用いた。ところがこのペーストは乾燥した象牙には接着しないが、湿潤した象牙の場合にのみ強固に接着する異常現象を示した。この特異な現象は、歯科用の接着材料が具備すべき要件に適合しており、これを応用して臨床で実用できる製品の開発を進めることになった[4～6]。

MMA-TBB系レジンが特に湿潤した象牙によく接着する理由として、TBBには酸素と容易に結合して過酸化物を生成する性質があるため、これが微量の酸素を含んだ水との界面で反応して、MMAの重合の助触媒として作用し、水を含んだ象牙の界面に浸透して、重合硬化して密着するものと考えられた。

図1と2には、水の界面におけるMMA-TBB系レジンの重合の様相と過酸化物（BPO）と第3アミンによるレドックス重合の様相が、まったく異なることが示してある。

TBBは液体であるが、これは空気に触れると直ちに過酸化物を生成して、発熱したり発火したりする危険がある。これを臨床で安全に取り扱えるようにするためにワセリンと混合して希釈する方法など、試行錯誤を繰り返して苦労を重ねた。

1966年増原は、この実験結果を携えてドイツへ出張し、デュッセルドルフ大学歯学部長になっておられたC.-H.Fischer教授（後に同大学総長になる）とKulzer & Co社の研究部長Dr. A. Grossと相談し検討を重ねた結果、このTBBを応用した新しい接着性充填材を製品化することになった。

Kulzer & Co社では、TBBをワセリンで希釈してペースト状とし、これをMMAモノマーに溶解する方法で製品化した。この試作品（F1）をデュッセルドルフ大学の歯科では、生活歯髄に対する安全性を確認するため、病理組織学的試験などが積極的に行われた。安全性が確認されたのち、F教授の指揮のもとに全医局員が協力して、約3カ年の間に実に506例の臨床例に使用された。この成果はF教授によりまとめられて、ドイツ歯科医学会誌（DZZ23.H2 1968）に掲載された[7,8]。

この研究成果に基づいて、1971年にKulzer & Co社から世界で最初の接着性コンポジット

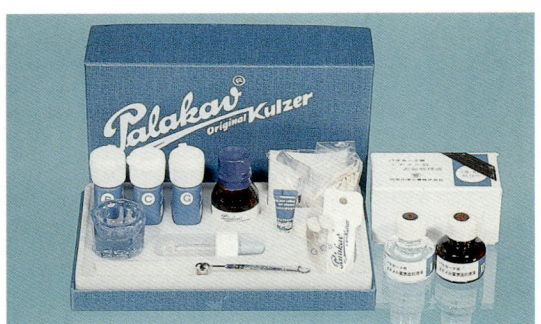

図3　最初の接着性レジン「パラカーフ®」（ドイツ・クルツァー社、1971）

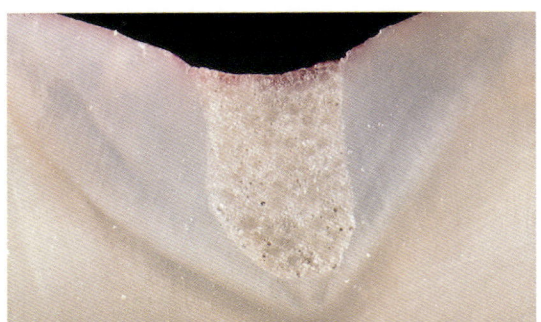

図4　窩洞に充填したパラカーフは、温度変化（4℃～60℃）の繰り返しテストをしても、接着していて、漏洩がなかった。

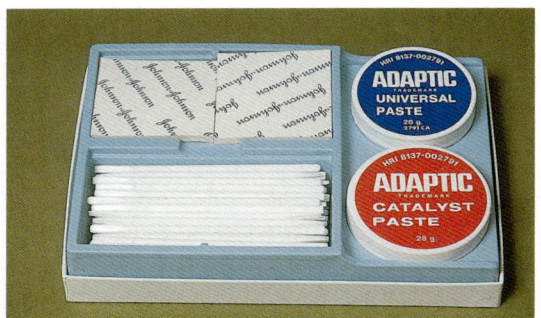

図5　初期のコンポジットレジン「アダプチック®」（アメリカ・J&J社、1972）

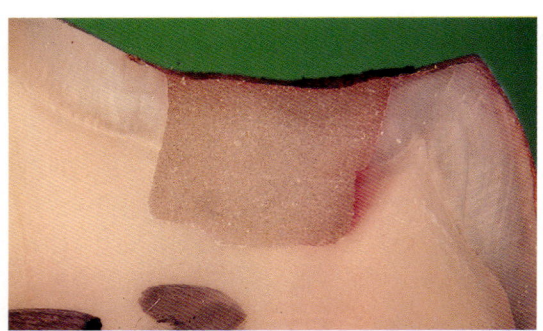

図6　窩洞に充填したアダプチックは歯質との接着性がなく、温度変化のテストで辺縁からの漏洩があった。

レジン「Palakav®」が発売された。このPalakav®の組成は、PMMA微粉末、微細ガラスビーズ、MMAモノマーとTBBであった。ジーシー社が許可を得て日本へ逆輸入し、「パラカーフ」として広く市販された（図3、4）。

　このパラカーフの臨床評価は、藤沢盛一郎らと、開業医の斉藤季夫らが詳細に検討評価して、報告した[9]。斉藤はとくに歯頸部の窩洞では、窩縁をつくらずに歯面に圧着しただけで10年以上接着、保持された症例を報告し、注目された[10]。しかし、このパラカーフはPMMA系であり、当時アメリカのR. L. Bowenが開発したBis-GMA系コンポジットレジンの新製品「アダプチック（J & J）」や「コンサイス（3M）」の急速な普及によって商業的に押され、Kulzer & Co社は1974年パラカーフの製造販売を中止し

た。しかし当時のアダプチックには、窩洞歯質との接着性がなく、辺縁に褐線が生じたり、急性歯髄炎を起こした。図5、6に示すように、パーコレーションテスト（4℃～60℃の温度変化を繰り返す）をすると辺縁からの染料の侵入が認められた。これに対してパラカーフは、窩洞に密着しており、辺縁からの侵入がない。このことから、一般の臨床家にも接着の重要性が認識されるようになった。

　日本では、MMA-TBB系のレジンが歯質と接着すると発表されてから、矯正歯科の三浦不二夫教授から、これを矯正のダイレクト・ボンディング・システムの接着材に使用したいとの申し出があり、1968年から中川一彦助手がその実験を担当した。1955年にアメリカのM. G. Buonocoreがエナメル質の表面をリン酸でエッ

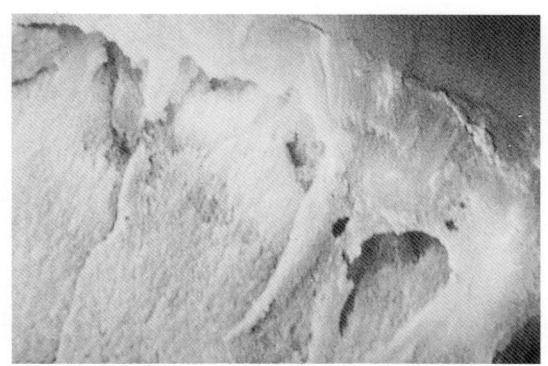

図7 エナメル質表面をリン酸エッチングしたのち、オルソマイトを塗布すると、レジンタッグが浸入して固化し、メカニカルに接着している。

チングすると、市販の即時重合レジンでもエナメル質との結合ができることを報告していたので、これの追試から始めた。MMA-TBBレジンの場合にも、このリン酸エッチングの前処理を併用すると、エナメル質との接着が確実になった（図7）。1971年に三浦不二夫教授が、第71回アメリカ矯正歯科学会（AOD）で初めて日本流のダイレクト・ボンディング・システム（DBS）の臨床例を報告され、中川一彦のデモが実施されて大喝采を博した。これが、今日世界に普及したDBSの実質的な始まりであった[11]。

このDBS用接着材は、持田製薬から派遣されていた馬場正博らの努力によって製品化され、「オルソマイト・スーパーボンド」として発売された。初期はTBBとワゼリンのペーストを用いていたが、持田英副社長（後に社長、会長）のアイディアで気密なガラスシリンジが考案され、安全に使用できるようになった。この技術は今日までサンメディカル社が継承し、オルソマイト「Ｃ＆Ｂ」などに使用されている。

当時は乳歯齲蝕が多発していたので、この素材を応用して本格的なムシ歯予防用の接着性シーラント「エナマイト」が持田製薬で製品化された。そして小児歯科の大森郁朗教授が中心になって臨床研究を推進された。その後クラレ社がこれを発展させて、フッ素徐放性接着性シーラント「ティースメイトＦ１」を開発し、今日に至っている（参照：本書臨床編・大森著「フッ素徐放性シーラントとレジンコート材」の項）。

その頃、アメリカで開発された初期齲蝕の窩洞を薬液で簡便に形成する方法GK101が話題になっていた。クラレ社は、このシステムを日本へ導入するため臨床試験を実施していたが、その後始末に接着性充填材の必要性が認められたので、1974年に山内淳一が専攻生として医用研へ派遣された。翌1975年に門磨義則（東大・工・院卒）が医用研助手に採用された。山内、門磨は、リン脂質類似モノマーの合成から出発したが、途中でこのリン酸エステルをMMA-TBBに併用して接着試験したところ、予想外の高い接着強さが得られた。山内はこれを生かして新規な接着性モノマー、２-メタクリロイルオキシエチル・フェニルリン酸（フェニルＰ）を合成し、クラレ社の最初の接着性コンポジットレジン「クリアフィルボンドシステムＦ」を製品化した。クラレ社は、これを出発点として歯科材料分野へ参入し、今日に至っている。

門磨は、歯質のフッ素化に役立つフッ素イオン徐放性ポリマーを合成する目的で、トリフルオロエチルメタクリレート（TFEMA）モノマーの合成に成功した。これをシーラントに配合すると、エナメル質のフッ素化に有効なことが

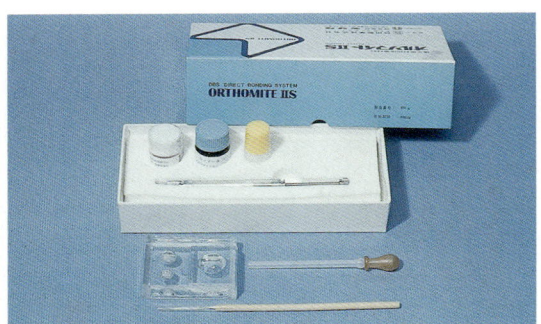

図8　最初の矯正歯科DBS用接着材、オルソマイト®（持田製薬、1970）

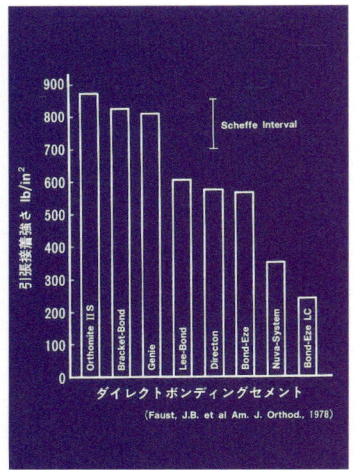

図9　日本のオルソマイトⅡSが、最も高い接着強さを示している（アメリカ矯正歯科学会誌、1978）。

実証され、現在クラレ社のフッ素徐放性シーラントに配合して広く活用されている。さらにこのモノマーをコンタクトレンズに配合すると、酸素透過性が向上することなども明らかにされた（参照：本書基礎編・門磨著「フッ素イオン徐放性ポリマーと貴金属接着性モノマー」の項）。

2）歯質との接着機構と性能向上

歯科用接着性材料が具備すべき用件の1つは、唾液のある湿潤した環境のもとで、被着体の歯質と接着材が界面で長期的（5～10年）に安定した接着機能を、持続することである。この要件はきわめて厳しく、エポキシ系やシアノアクリレート系などの工業用接着材料は、長期の水中浸漬により界面からの水分子の浸入で、ほとんど剥離するに至る。冒頭に示したMMA-TBB系の矯正治療用接着材オルソマイトも、口腔内で使用すると、経時的に接着強さが低下する傾向が認められた。この弱点を克服するために、歯質のカルシウムと親和性のある種々のキレート剤やモノマーリガンドなどを合成して、テストが繰り返された。その中で小嶋、堀田らは、モノマーリガンドの2-ヒドロキシメタクリレート（2HEMA）のフタル酸モノエステル（K9）が有効であることを認めた[12, 13]。さらに中林、古田らは、2-ヒドロキシ3-（βナフトキシ）プロピルメタクリレート（HNPM）を合成し、接着性の向上を認めた[14]。これをMMAモノマーに配合して矯正治療用のオルソマイトⅡSを上市した（図8、9）。この経験から中林は、歯科用接着材は歯質への浸透性のある親水性基と、耐水性のある疎水性基をバランスよく具備する必要があると考えた。そこで、カルボキシル基をもつ芳香族のトリメリット酸無水物のクロリッドと、2-HEMAが結合した4-META（4-メタクリロイルエチルトリメリット酸）を合成した。

この4-METAを、MMAモノマーに5％溶解したコモノマーをTBBで常温重合すると、歯質と接着性が格段に向上し、長期的に安定化してきた。さらに非貴金属（鉄、コバルト、ク

ロム)との接着性を示すことも見い出された[15]。

1975年に、三井石油化学から竹山守男が専攻生として派遣された。そこで4-METAを用いたMMA-TBB系レジンの接着性能が確認され、今日の「スーパーボンドC＆B(サンメディカル社)」が誕生することになった。

中林らは、さらに象牙質と4-META/MMA-TBBOレジンの接着機構について詳細な検討を進めた。その結果、該接着性レジンが象牙質の表面に浸透して重合すると、耐酸性のある樹脂含浸層ができることを見出した。中林はこの樹脂含浸層がエナメル質のように生活歯髄を保護する役目をすると考えている。この新知見は今や国際的に広く認められ、日本における接着歯科分野の研究の深さと独自性が示された(参照：本書基礎編・中林著「歯質に対する高分子の接着」の項)。

さらに歯質に対する接着性の向上を目指して、種々の接着性プライマーが研究されてきた。プライマーは被着面を化学的に処理して接着性モノマーと濡れやすくする目的で使用する。これまでのプライマーには、エナメル質、象牙質と親和性のある親水性基のカルボキシル基(-COOH)、リン酸基-O-P(=O)-OH、ヒドロキシル基(-OH)を有し、分子の他端に、メタクリル基(MMA)をもつモノマーが用いられている。

プライマーを歯面に塗布すると、被着面はメタクリル基で覆われて欠陥部分がなくなり、改質されて確実に接着できるようになる。

3）接着性モノマー、プライマーの展開

MMA-TBB系レジンに4-METAを配合して接着性が顕著に向上、安定化したことから、新規な接着性モノマーの開発が盛んになった。

クラレ社はリン酸基を有するフェニルPから出発したが、さらに分子末端にリン酸基を有するメタクリロイルドデシルリン酸(MDP)を小村らが開発した[16, 17]。これはリン酸基が歯質に直接強力に作用する特性がある。この性質を利用して歯質表面に塗布して歯面を脱灰し、さらに歯質に浸透するユニークなセルフエッチングプライマーを創製した。

歯冠色コンポジットレジンの進歩にともなって、審美的歯冠修復への関心が高まり、特に欧米では貴金属鋳造冠への前装に多用されるようになった。しかし前装面はビーズでメカニカルに結合するため審美性の点で不都合であった。この問題を解決するために、門磨、小島、今井らは、SH基を有するチオン系接着性モノマーを合成し、これが貴金属元素(金、銀、パラジウム)に接着することを明らかにした。この接着性モノマーは、クラレ社のリン酸エステル系モノマー(MDP)と組み合わせてアロイプライマーとして製品化されている。

他方、サンメディカル社は、このチオン系接着性モノマーを用いてVプライマーとして、貴金属合金の表面処理用の製品を単品販売をしている。

先に開発された4-METAモノマーが、非貴金属(ニッケル、クロム、コバルト)に接着するのに対し、このチオン系モノマーが貴金属合金に接着することから、歯科用合金に対する接着性レジンの応用分野は大きく拡大されたことになり、審美的歯冠修復の進歩に役立っている。

プライマーは、予め被着面を化学的に処理して、接着性モノマーとの濡れをよくする目的で使用する。プライマーは流動性がよく、被着面を万遍なく濡らすので、接着界面に欠陥部分ができない。また確実に接着層をつくるので、接着強さの向上に役立つ。エナメル質、象牙質の表面をよく濡らすために親水性のカルボキシル基、リン酸基、ハイドロキシ基をもったMMAモノマーが用いられている。

なお、田上、細田、増原は、メタクリロイルアミノサリチル酸を合成し、接着性の向上と歯髄の鎮静効果のあることを確認してプライマー

に用いた（クラレ）。

　最近のセルフエッチングプライマーにはリン酸基をもつ化合物MDPが用いられており、これがエナメル質、象牙質のアパタイトと結合する新しいタイプのプライマー（メガボンド）として脚光を浴びている[16,17]（参照：本書基礎編・山内著「接着性コンポジットレジンとプライマー」の項）。

4）生活歯髄に対する作用と保護性

　1951年にドイツのKulzer & Co社から世界で最初に発売された歯冠色の即時重合レジン「Palavit」を生活歯に充填すると、間もなく急性歯髄炎を発症し、これが大きな問題となった。この原因を究明するために、欧米では活発な研究が展開された。1967年にKulzer & Co社のDr. A. Grossは、デュッセルドルフ大学の保存学教授のC.-H. Fischerとともに、MMA-TBB系の接着性レジン「F1」を試作し、生活歯に充填して歯髄反応を検討することになった。この資料（F1）は、MMAモノマーに、ワセリンに溶解したTBBを加え、PMMA粉末（ガラスビーズ配合）と混練してペースト状にして、充填した。生活歯の窩洞434歯に充填したのち、1カ月毎にドライアイステストを実施して、歯髄の反応をテストした。1年後に425歯が活性を持続し、3歯が脱落、1歯が破折、9歯が失活した。この報告に対して、pHはどうかなどの質問が出たが、F教授は「この良好な成績は、pHによるものではなく、窩洞内での重合反応のメカニズムが生活歯髄の保護に適しており、刺激性物質がないことによる」と返答した[8]。この臨床試験では裏装材はまったく使用しておらず、MMA-TBBレジンには歯髄保護性（Pulpaverträglichkeit）があるとした。3年間の臨床試験の好成績をふまえて、このF1はKulzer & Co社により「Palakav®」として上市された。当時、歯科臨床行動学の権威であったDr. Kimmelは、このMMA-TBBレジンは歯科用レジンの第二の革命であると賞賛した。

　日本では1970年に、東京医科歯科大学歯学部の病理学教室（石川梧朗教授）の小守昭助教授と藤沢盛一郎、熱田充、堀田宏子らが、Kulzer & Co社の試作品F1を用いて成犬の歯髄に及ぼす影響を、病理組織学的に検討した。国産の即時重合レジン（BPO-DMPT系）と比較検討したが、F1は充填後14日後に象牙芽細胞にも歯髄組織に著変は認められず、術後3カ月には第二象牙質の形成が認められたが、歯髄組織には著変は認められなかったと報告している。これに対して、BPO-DMPT系の即時重合レジンでは、14日後に象牙芽細胞の配列の乱れと萎縮がみられた。3カ月後には、窩洞直下の象牙芽細胞層ならびに歯髄組織に軽度の炎症性細胞浸潤が認められた。以上の実験結果から、MMA-TBB系レジン自体による歯髄反応性がきわめて小さいことが判明した[9]。同時に、エナメル質との接着性の向上に役立つモノマー（2-HEMA）を併用したところ、窩洞封鎖性が一段と向上し、歯髄が外部刺激から確実に保護されて、安全性が増すことも確認された[9]。また、高木らにより急性毒性試験でも、安全性が認められた[18]。

　4-META/MMA-TBB接着性レジンが生活歯髄に対して安全でトラブルがほとんどないことは、すでに臨床経験から広く知られていたが、真坂信夫は東歯大・病理学教室下野正基教授、井上孝助教授とともに、ラットおよびヒトの歯を用いて病理学的に詳細に検討した。その結果、この接着性レジン自体が生活歯髄に対してほとんど作用を与えず、直接歯髄覆罩を行った例でも、炎症性変化はほとんど見られなかったという。この例からも、スーパーボンドは21世紀の歯冠修復、生活歯髄を確実に保存できるシステムであることを、再認識しておきたいと思う（参照：本書臨床編・真坂著「スーパーボンド

C＆Bの臨床応用」の項)。

5) 次世代の接着歯科医術に期待

メタクリル樹脂(ＰＭＭＡ)が歯科医療に応用されてからすでに65年を経過した。最初に導入されたＰＭＭＡは、義歯床材料(床用レジン)として現在まで主流を保ち続けて、他の追随を許していない。

次いで歯冠修復材料として開発されたのが、常温重合型のBis-GMA系複合材料(コンポジットレジン)と接着性レジンである。とくに接着性レジンは、わが国でオリジナルに開発された4-META/MMA-TBB系レジン(サンメディカル社)とリン酸基を有する各種の接着性レジン(クラレ社)である。前者は生活歯髄に対する保護作用があり、生活歯の保存にきわめて有用である。後者はエナメル質との接着強さが最高水準にあり、齲蝕予防用のフッ素徐放性シーラント、初期齲蝕の小窩洞への接着修復、またエナメル質、象牙質窩洞に対する接着性を高めたセルフエッチングプライマー(メガボンド、クラレ)の開発により、確実なコンポジットレジン修復ができるようになり、大きな効力を発揮している。

新世紀の歯科医療が生活歯の保存を主命題とする世界的潮流の中にあることを考えると、日本でこれまでに開発された優れた接着性レジンが世界中に広がり、これを応用する新しい臨床システムが広く拡散されていく可能性がある。これはまさに日本の誇るべき成果であるといえる。とくにこの接着歯科医術をＡＡ諸国にも広め、一層発展させていくことが、これからの日本の務めであると思われる。

最近パラジウムの高騰により、従来の歯科医療保険システムに混乱を生じ、疑問が寄せられている。この機会に現在の日本の歯科臨床のシステムを抜本的に考え直す必要がある。

即ち次世代は審美的歯冠修復の時代になることが予想されており、メタルに依存する在来のシステムから脱却して、エナメル質に対応する色調、物性をもったバイオ・ミメチックな新素材の開発に向うべきであると考えられる。

現在のコンポジットレジンの物性の向上には、最近のナノテクノロジーの応用により、分子レベルの無機・有機複合材料の開発を志向する必要がある。透明性があり、セラミックスとポリマー(PMMA)の中間の物性があり、強靭性、耐摩耗性に優れていて、インレー、クラウン、ブリッジの素材として使用できる新素材の合成を期待したい。現在のメタルクラウンやメタルブリッジに代わって、すべて歯冠色の新複合材料で製作されるようになり、これを接着性レジンで歯面に強固に接着できるようになれば、新しい審美的歯冠修復システムが確立されることになろう。

次に現行のインプラント歯科医療は、施術の単純化と迅速化(1回法)への進歩が志向されており、ますます普及発達していくと考えられているが、その上部構造体の構築には、前述の歯冠色新複合材料や接着性材料が重要不可欠な素材になる。強靭で破断しない歯冠色の新複合材料により、軽くて耐摩耗性のある上部構造体が人工歯根に接着装用できるようになれば、顎骨の負担が大いに軽減される。その新しいシステムの構築にも接着歯科医術の使用が不可欠であり、ますます重要になる。他方最近の生体組織の再生医術の研究は着々と進んでおり、歯科インプラントに関係のある骨組織再生術と皮膚再生術が、すでに実用化される方向にある。これによりインプラント医療と顎顔面形成外科などの関連分野は、さらに技術革新が進むと思われる。現在の有床義歯やメタルブリッジは学術的にも限界にあり、これを脱脚した審美的にも機能的にも、より快適な21世紀の歯科医術への進展が期待されるところである。

歯科用接着性レジンが日本でオリジナルに研

究開発されて、今や世界の最高水準にあることは、誠に感銘深いものがある。この成功は歯科医療の理想の実現に向けて多くの研究者が情熱をもって貢献しあってきた成果であり、お互いに深く感謝したい。

参考文献

1) ドイツ特許、粉液成型法による義歯の製法、Pat. 737058 (1935)
2) 皇紀二千六百年記念歯科医学会会誌、代表島峰徹、P.319 同学会発行、昭和16年12月 (1941)
3) 古川、鶴田、大西、三枝他：有機ホウ素化合物によるビニル重合-酸素および酸素化合物の助触媒作用、工代誌 61、728、1958
4) 増原、小嶋、木村：即硬性レジンの研究（第2報）メチルメタクリル酸、メチルの重合におけるアルキルボロンの触媒効果　歯材研報、2、4、358、1962
5) 増原、小嶋、平沢、樽見、木村：歯科用即硬性レジンの研究（第3報）　アルキルボロン触媒を用いたときの象牙および歯質への接着性、歯材研報、2、5、457、1963
6) 増原、小嶋、樽見、平沢、三条：歯科用即硬性レジンの研究（第4報）　アルキルボロンを重合開始剤とする即硬性レジンと歯質の接着性　歯材研報、2、5、511、1964
7) Fischer, C.-H., Gross, A., Masuhara, E.: Erste Erfahrungen mit einen neuen Kunststoff - Füllungsmaterial, Deut. Z.Z. 23, (2), 209, 1968
8) Fischer, C.-H.: Erfahrungen über drei Jahre mit einen neuen Kunststoff - Füllungsmaterial (Palakav) Vortragtext 1969
9) 藤沢盛一郎、藤沢宏子、熱田充、増原英一、子守昭、石川梧朗：歯科用即硬性レジンの研究（第12報）トリn-ブチルボロンを開始剤とする即硬性レジンF1の犬の歯髄に及ぼす影響について　医器材研報、4、P.129、1970
10) 斉藤季夫：増齢に伴う根面う蝕の処置と接着　歯界展望別冊、歯科臨床と接着　P.130、1983
11) Miura, F., Nakagawa, K. and Masuhara, E.: New direct bonding system for plastic brackets, Amer.J.Orthodont. 59, 350-361, 1971
12) 増原、小嶋、樽見、中林、堀田：歯科用即硬性レジンの研究（第9報）　モノマーリガンドによる歯質とレジンの接着性の向上、医器材研報 1、29～33、1967
13) 藤沢盛一郎、今井庸二、増原英一：歯科用即硬性レジンの研究（第11報）重合開始剤としての各種Tri-n-butylborane Complexの性質について　医器材研報　3、64、1969
14) 増原英一、中林宣男、古田恵一：2-ヒドロキシプロピルメタクリレート類の合成、有機合成化学 33、1、P.52～55、1975
15) 竹山守男、中林宣男、橿渕信郎、増原英一：歯科用即硬性レジンに関する研究（第17報）　歯質および歯科用金属に接着するレジン　歯科理工誌 19、47、179～185、1978
16) Omura I. and Yamauchi. J. Trans. ot Imt. Congr. on Dent. Mater. J. Abstn. 1989
17) Nishida. K. Yamauchi J. Wada T. and Hosoda H. J. Dent. Res. 72, 137, Abst. 267, 1993
18) 高木実、久田恵子、馬場正博、増原英一：Tri-n-butyl boraneを重合開始剤とするMMA-TBB系レジンの毒性に関する研究、特に急性の毒性について　日本口腔科学会誌 22、4、533～549、1973

歯質に対する高分子の接着

中林 宣男

東京医科歯科大学・生体材料工学研究所・素材部門
〒101-0062 東京都千代田区神田駿河台2-3-10

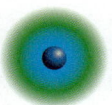

Bonding of Polymers to Tooth Substrates
Nobuo Nakabayashi

Tokyo Medical and Dental University
Institute of Biomaterials and Bioengineering
2-3-10 Kanda-Surugadai, Chiyoda-ku, Tokyo 101-0062

歯質に対する高分子の接着

中林　宣男

はじめに

　歯の硬組織は自己再生力を持たないために、いったん組織が喪失されると、歯科材料（バイオマテリアル・生体材料）により構造と機能の回復をはからなければならない。歯科材料を窩洞や支台歯に合着しようとする時に、健全な組織まで切削しなければならないことが多かった。またせっかく治療したものの、修復物が脱落するトラブルが少なくなかった。修復物に合わせて、歯を削る必要性も高かった。歯科治療成績の向上を目指して、各方面から努力は重ねられてきたが、期待したほどその効果は現われてこなかった。このような努力の中から、支台歯や窩洞に修復材料を接着できれば、治療成績は向上するとの考えが生まれ、接着剤の開発が叫ばれてきた。

　合着材の代表であるリン酸亜鉛セメントの硬化物が唾液に溶けることから、修復物の寿命が短いのではないかとの理解に応える形で、唾液に溶け難いセメントが開発された。酸の成分をポリアクリル酸に変えることにより生まれたのがカルボキシレートセメントであり、さらに粉の成分を改良したのがグラスアイオノマーセメントである。これらはリン酸亜鉛セメントに比べ歯髄への刺激が少ないといわれたが、支台歯や窩洞への影響についてはリン酸亜鉛セメントとあまり変化は認められなかった[1~3]。それよりも修復物の脱落を防止するには、修復物と歯質との接着が大切であるという考え方が、さらに強くなった。

1. 歯科治療法の進歩を目指して

　歯科医はこれまで、硬いエナメル質をうまく削る道具を開発しなければ、窩洞や支台歯形成がうまくできないと考え、このニーズに応えて高性能バーが開発された。その結果として、エナメル質まで容易に削れるようになり、これに伴い歯質の削去量が増大したが、治療のためとして誰も疑問を持たなかった。歯は削られると弱くなるという概念がなかったのではないかと、筆者は勝手に解釈している。

　丈夫な歯をきちんと削った後には、丈夫な材料で作られた修復物が求められ、金属を中心に鋳造法と耐蝕性の合金が研究されて、それなりに進歩をもたらした。鋳造物の性質にあわせて、窩洞や支台歯形成が行われ、切削に伴う患者の苦痛を和らげるために麻酔や抜髄が行われるようになった。術後疼痛を避けるには抜髄は一見有効な手段であるが、これは歯の神経支配を奪う行為であるということを理解すべきではなか

ったか。臓器移植にまつわる脳死の判定に対して日本の社会はどのように対応しているか。抜髄は医療行為として、避けたい行為であると筆者は考える。樹脂含浸象牙質の導入により、抜髄を避けられる可能性が近年増加している。生体と人工物の結合法の一例として、生体組織である象牙質への結合法を研究してきたが、これを可能にするには、高分子科学的に歯質との化学結合か、コラーゲン繊維と高分子鎖の絡み合いしかないと考え、樹脂含浸象牙質の創製にたどりついた。はじめは化学結合による接着を追求していたし、化学結合による接着を否定するつもりはなかった。

社会が豊かになり、審美修復への欲求が増大して、焼き付けポーセレンの開発につながった。これも歯質削去量の増大を産んだ可能性が高い。アマルガムの改良も行われたが、審美性の点で疑問が残った。そこに登場したのが前期レジン修復である。レジン修復は歯科医療にいろいろな問題を持ち込んだ結果、レジンを作る原料のモノマーは悪者にされてしまった。そして修復物の脱落、歯髄刺激のために、レジンは歯科医学の中で日影モノに転落させられてしまった。そしていつしかエナメル質より硬い耐摩耗性の材料で審美修復を行うことが、歯科治療として最高であるとの認識が強くなった。

2．エナメル質と象牙質

歯科医療ではエナメル質と象牙質を区別して治療してこなかったし、歯科は歯という組織を対象にするのであるから区別すべきでない、という論理もあろう。しかしそれらの間には根本的な違いのあることを理解して欲しい。歯髄の処置を除いて、歯科では組織の外側で治療を行うことが日常的であるため、エナメル質と象牙質を区別せずに取り扱ってきた可能性もある。しかし、エナメル支台歯の上にあるリン酸亜鉛セメントと、象牙質支台歯の上のそれとは、まったく挙動が異なる。すなわち前者では比較的長くシールできた。しかし象牙質支台歯上のリン酸亜鉛セメントは、比較的早く流亡する（図1）。これを修復物の適合が悪いからセメントが流亡すると考えて、歯科理工学を中心に材料の研究、修復物の適合精度や合着材の研究に力が注がれた。実はエナメル質はヒドロキシアパタイトを主成分とする無機物からなり、象牙質

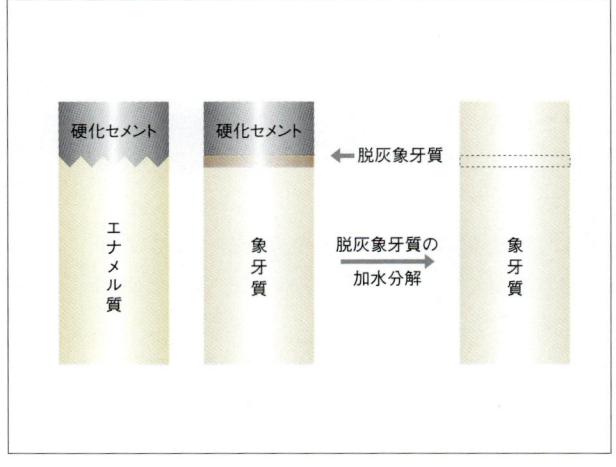

図1　硬化セメントとエナメル質・象牙質の関係
左；エナメル質上で硬化したセメント
中央；象牙質上で硬化したセメントは脱灰象牙質の上で硬化している。
右；中央の脱灰象牙質が加水分解により消失（2次カリエスの想像図）

はコラーゲンとヒドロキシアパタイトから構成されているという違いを、理解していなかった。エナメル質の上では、硬化前のリン酸亜鉛セメントペーストはエナメル質を脱灰するが、脱灰されたエナメル質表面に密着してセメントは硬化する。象牙質上では、セメントペーストはヒドロキシアパタイトを脱灰し、残されたコラーゲンの上で硬化する。硬化したセメントの下には多孔質のコラーゲン層[2, 3]があり、この層の中を水が往来すること、やがてコラーゲンは口腔内で加水分解され、それと共に硬化セメントも溶けていくこと等は、想像できなかった。

象牙質切削面の二次カリエスは、リン酸亜鉛セメントによる脱灰がセメント硬化前に象牙質切削面で進行し、セメントが硬化した時には、すでにスタートしており、象牙質表面はシールされていなかった[1]。筆者は、さらに一歩想像をたくましくして、エナメル質と象牙質の違いを考えてみた。エナメル質支台歯の上で、何をしてもその刺激は歯髄を刺激することはまずない。すなわち治療は大変上手く進行するのである。ところが、象牙質が露出すると、状況は一変する。何故であろうか。エナメル質はヒドロキシアパタイトの緻密な結晶でできている。すなわち、水の分子（分子量18）が拡散するにも時間がかかる。この水ですら通し難い性質を物質不透過性という。歯の治療をする医師はこのエナメル質が物質不透過性であることを理解しておくべきであった。治療の現場では、エナメル質をきれいに削れないため、高性能なバーが求められ、その結果として、エナメル質が除去されることになってしまった。できることなら、歯科治療は本来エナメル質の上で行うべきであったのだが、残念ながら、象牙質を含めて窩洞や支台歯とすることとなってしまった。

エナメル質と異なり、象牙質には象牙細管があり、露出した象牙質は歯髄を外界に曝すことになる。即ち患者は、切削に対する痛みを訴えることとなり、術後疼痛を訴える患者が激増した。対応策として、麻酔法の開発と抜髄法の教育が熱心に行われることとなった。またこれらは、エナメル質を削去するための正当な医療行為として受け入れられた。リン酸亜鉛セメントでシールできないのは、象牙質支台歯の場合である。エナメル質は刺激を通さない。その刺激を通さないエナメル質支台歯に有効であったセメントを、刺激を通す象牙質に適用しようとしたところに誤りがあった、とは誰も信じられなかった。当時はこれしか選択肢はなかったとすべきなのかもしれない。

エナメル質への接着剤は比較的早くから開発され、臨床でも利用され、それなりにその安定性も理解されてきた。象牙質への接着が明らかになって、新たに考え直してみると、エナメル質への接着においても、モノマーの拡散が重要である。エッチングして丈夫なタグを作れば接着剤は問わないように考えられてきたが、拡散性に優れたモノマーを使い樹脂含浸エナメル質を作ることができれば、エッチングによるエナメル質へのダメージも低減できることが、明らかになりつつある。

象牙質への接着は、1982年に中林らによりその接着法（樹脂含浸象牙質の作り方）が提案され[4]、今日ではこの考え方は広く採り入れられている。しかしながら、歯科にはそれなりの歴史があるために、残念ながら、十分に樹脂含浸象牙質の威力が理解され、臨床に利用されていない。特に象牙質への接着は、一般の接着と異なり、被着体の表層部の中で樹脂含浸象牙質の作成作業が行われ、その上にレジンを接着させるために、歴史的に行われてきた接着試験法では欠陥の検出ができない。すなわち接着試料の象牙質側表層部10μmくらいまでの精査可能な試験方法を駆使しなくては、象牙質の接着を十分理解できないところに問題点がある。

3. 象牙質への接着

象牙質への接着は、樹脂含浸象牙質の作り方が提案されて始めて可能性が高くなった。エナメル質への接着メカニズムから演繹された象牙細管を大きく拡大して、そこに丈夫なレジンタグを作る考え方や、湿潤した被着体表面にレジンを接着するには象牙質構成成分との化学反応に頼るべきであるとの仮説の中からは、解決策は見い出されなかった。

象牙質への接着と記したが、実は、この作業は二段階に分けて考えた方が、理解しやすい。まず、象牙質表層部にレジンとの親和性に富む樹脂含浸象牙質を新生させ、ついでその表面にレジン（修復用、合着用）を接着させる。樹脂含浸象牙質の形成のためには、スミヤー層の除去とモノマーを拡散させる必要がある。

スミヤー層は弱い構造物であり、その上からではレジンを強く接着することはできないため、これを予め除去すべきである[5]。しかし一方、スミヤーは、象牙質の保護層の役目をするので、歯髄炎を惹起させないために酸で除去してはならないとか、細菌感染層だから除去すべきだ、等いろいろな議論が行われた。象牙質への接着を行うには、スミヤー層の処置法、スミヤー層を除去した後に生成する脱灰象牙質の処置法について、十分に科学的に理解しなくてはならない。歯科では、脱灰された象牙質である齲蝕罹患象牙質を除去して治療を行ってきた。脱灰象牙質の理解が深まり、齲蝕罹患象牙質を被着体とした処置法も見い出されている[6]。

スミヤー層の除去法

スミヤー層は、象牙質を切削したときに生成してくる象牙質粉末を擦りつぶしたような組成物であり、簡単に水洗除去はできない。蛋白質や多糖で糊付けされた象牙質粉末ともいえよう。これを簡便に除去するには、そこに含まれているヒドロキシアパタイトを脱灰剤で溶解し、スミヤー層の有機成分を水に溶解、あるいは分散できるように加工する必要がある。コラーゲン繊維は切削中に短く切断されている。これがスミヤー層の弱い原因である。

スミヤー層除去剤の選択により、副生する脱灰象牙質の性質は変化する。樹脂含浸象牙質の生成には、モノマーを脱灰象牙質の中に十分拡散させるために、脱灰象牙質のモノマー透過性を高く保つ必要がある。あるいは脱灰象牙質の厚さを薄くできるエッチング剤の選択も、1つの考え方である。脱灰象牙質のモノマー透過性を高く保つには、乾燥するときに脱灰象牙質を収縮させない脱灰剤と、その条件の選択が有効であるとも考えられるが、多くの脱灰剤は脱灰象牙質の乾燥による収縮を回避できない。

象牙質への接着の考え方をスミヤー層の除去・改質法を元に大別すると[7]、
① 水洗後乾燥しても、脱灰象牙質を収縮させない：10-3、EDTA3-2の選択（例外的）
② 水洗後乾燥を避ける：収縮によるモノマー透過性の低下を避ける（ウェットボンディング）
③ 収縮した脱灰象牙質を酸性のHEMA水溶液のプライマーを使い、収縮を回復させる。
④ 脱灰象牙質を次亜塩素酸ナトリウムで除去する[8]
⑤ セルフエッチングプライマーの利用
に分類できよう。5通りの方法を眺めてみると、樹脂含浸象牙質を作るメカニズムと、レジンを象牙質に接着させるメカニズムは、1つに統一的に説明できることがわかる。

（1）樹脂含浸象牙質の生成

4-META/MMA-TBBレジンの研究の中から、鉄イオンを含むクエン酸（主に10％クエン酸と3％塩化第二鉄、10-3）かEDTA溶液で、スミ

ヤー層を除去した後乾燥しても、樹脂含浸象牙質が生成されるところから、脱灰象牙質のモノマー透過性が高いと理解されていた。しかし、最近の研究によると、10-3で脱灰された象牙質は、乾燥により収縮はするが、収縮率が小さかったり、4-META/MMA-TBBレジンで簡単に収縮が回復し、樹脂含浸象牙質ができやすいと考えた方が、データの解釈に矛盾が少ないことが明らかになりつつある。

(2) ウェットボンデング法

収縮した脱灰象牙質の中にモノマーを拡散させることは難しく、樹脂含浸象牙質の生成が期待できない。そのためにレジンの接着ができなかった。Kanca[9]，Gwinnett[10]らの研究の結果、脱灰象牙質を乾燥させなければ収縮が防げること、脱灰象牙質の中にある水をアセトンプライマーで置換すると、改質された脱灰象牙質にはモノマーが拡散し、重合すると樹脂含浸象牙質を介したレジンの接着が可能になること、が明らかにされた。これがいわゆるウェットボンディング法である。ウェットボンディング法は欧米では広く普及したが、日本では(5)に記すセルフエッチングプライマーの開発の影響で、あまり普及していない。筆者らもウェットボンディングによる接着メカニズムを理解することを目的に、エッチング剤のリン酸濃度を変化させたウェットボンディングの研究を行ったところ、いろいろ新しい知見がえられると共に、脱灰象牙質の性質を左右している因子の幾つかを明らかにする手掛かりを得た。即ち、薄い10％リン酸や、濃いが解離度の低い65％リン酸でエッチングされた象牙質に比べ、35％のように解離度の高いリン酸でエッチングされた象牙質の方が、樹脂含量の低い樹脂含浸象牙質がえられることが分かった[11]。この結果から、(1)で述べた10-3（リン酸よりは弱酸といえる）で脱灰された象牙質を乾燥させず、4-METAのアセトン溶液でプライミングして、4-META/MMA-TBBレジンを接着させる、いわゆる、ウェットボンディングで得られた樹脂含浸象牙質の方が、先の①で得られたものに比して樹脂含量が多いことがわかった。(1)の研究では10％クエン酸処理象牙質には4-META/MMA-TBBレジンを接着できなかったが、ウェットボンディング法を採用すると接着できることがわかった。10-3と10-0による湿潤脱灰象牙質のモノマー透過性は前者の方が高く、得られた樹脂含浸象牙質の樹脂含量も前者の方が高かった[12]。脱灰剤によって象牙質から溶け出す化合物が、湿潤脱灰象牙質（ウェットボンディングの被着体）のモノマー透過性を左右していることが想像される。リン酸エッチングに使ったと同じ光重合の接着システムを利用して、10-3脱灰象牙質にウェットボンディングを行ったところ、10-3処理象牙質へのウェットボンディングの方が、リン酸エッチングのそれよりはるかに優れていることがわかった[13]。これら最近の研究結果を総合的に判断すると、蛋白質を主成分とする脱灰象牙質が関係する被着体への接着には、乾燥するよりは湿潤状態の方が有利であると結論できそうである。これは良質の樹脂含浸象牙質の生成には湿潤脱灰象牙質の方が有利であり、その結果としてレジンの接着には湿潤脱灰象牙質が有利であるということなのであろう。

(3) 乾燥させた脱灰象牙質への接着

リン酸でスミヤー層を除去して乾燥させた象牙質にレジンを接着させるには、Phenyl-PのHEHA水溶液プライマーが有効であるとされたが、十分に接着メカニズムが解明されないまま、商品が変わってしまった。しかし多くの研究者らの努力により、リン酸エッチングされた象牙質は乾燥により収縮すること[14]、酸性のHEMA水溶液プライマーは収縮の回復に有効であり、ボンディング材の選択を誤らなければ、象牙質

への接着は可能であることが明らかになった[15,16]。残念なのは、HEMA水溶液が親水性の脱灰象牙質の表面を良く濡らすから、接着が可能であるという説明である[17]。筆者は酸性ＨＥＭＡ水溶液により収縮脱灰象牙質の回復が促進された結果、モノマー透過性が改善され、ボンディング材モノマーが拡散可能になり、拡散したモノマーを重合させると樹脂含浸象牙質が形成される、と理解したいのである。乾燥により収縮された10-0脱灰象牙質に30％ＨＥＭＡプライマーを使うと、プライミング時間は60分と長くかかるが、4-META/MMA-TBBレジンを接着できることは確認されている。プライミングに長時間要するのは、30％HEMA水溶液には収縮脱灰象牙質の回復力が酸性のそれに比して劣るためであると考えられる[18]。脱灰象牙質が乾燥により収縮するメカニズムは未解明ではあるが、脱灰時に溶出する化合物と関係する可能性が大きいと、筆者は考えている。

（4）収縮脱灰象牙質への接着

モノマー透過性を喪失した収縮脱灰象牙質で覆われた象牙質にレジンを接着するには、脱灰象牙質をNaOClで分解除去し、健全象牙質に近い象牙質を露出させ、そこに脱灰能のある酸性モノマーを溶かしたボンディング材（セルフエッチングプライマー）を適用すれば接着は可能となる[8]。これは機械的にスミヤー層を除去した象牙質への接着から考えて、可能性は理解できよう[20]。健全象牙質の切削、脱灰、脱灰象牙質の分解除去は、再生しない象牙質を喪失させる前処置を重ねることであり、この点に多少抵抗を感ずる。

（5）セルフエッチングプライマーの誕生[21]

スミヤー層の脱灰剤に酸性のモノマーを利用しているのが、これがいわゆるセルフエッチングプライマーである。酸によるエッチングでスミヤー層を除去する前処理後、脱灰象牙質で覆

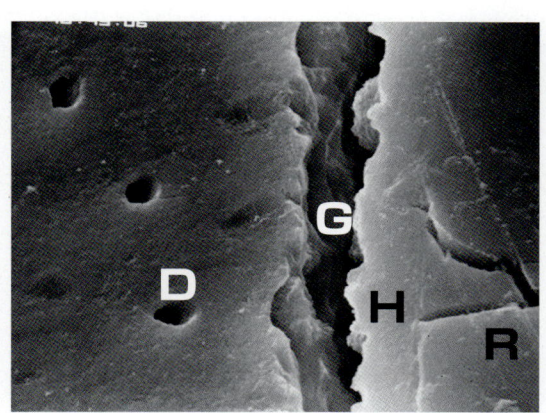

図2　5年間37℃水中に保存されていたウシ象牙質の接着試料の断面のＳＥＭ写真[19]（4-META/MMA-TBBレジンを30秒間３％塩化第二鉄入り10％クエン酸で脱灰されたウシ象牙質に接着）：健全象牙質（D）と樹脂含浸象牙質（H）の間にギャップ（G）が観察される。ギャップ（G）は接着直後には残留した脱灰象牙質（図3左を参照）であったが、５年間の水中浸漬の間に加水分解されギャップとして観察された。R：硬化4-META/ MMA-TBBレジン

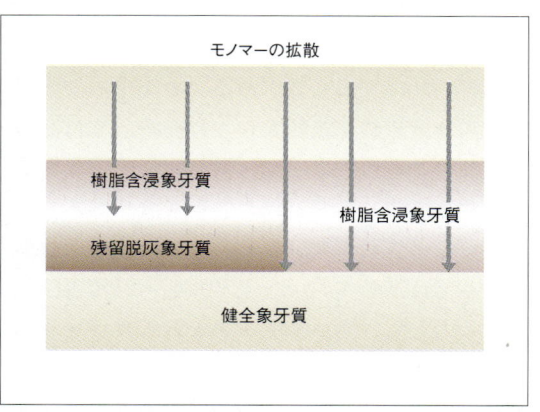

図3　脱灰象牙質が残留するメカニズム（左）と樹脂含浸象牙質を作る模式図（右）。図１の右の脱灰象牙質とこの図の左の残留脱灰象牙質が、長期的に水の中で、図2のギャップになる可能性が高い。

われた象牙質被着体に接着剤モノマーを拡散させ、そこで重合させて樹脂含浸象牙質を生成させたつもりでも、接着の安定性が得られないことがある[19]。つまりモノマーの拡散能不足、脱灰象牙質のモノマー透過性不足などの原因により、モノマーの拡散が不十分となり、樹脂含浸象牙質と健全象牙質の間に、スミヤー層を除去するために行ったエッチング処理中に作られる脱灰象牙質が残留している場合のあることが、明らかにされた。そしてこの残留脱灰象牙質が、象牙質接着の長期安定性を低下させることを突き止めたのである（図2、3）[19]。この残留脱灰象牙質の残留は、象牙質への接着剤の開発を要求したリン酸亜鉛セメントによる脱灰象牙質の形成（図1）が歯科医療にとってマイナスであったと同じ過ちを、臨床家に行わせる可能性が高いと筆者は考えた[1]。脱灰象牙質の残留への対策を誤ると、接着歯学が再び歯科医学に悪い影響を及ぼすことにつながる危険がある。脱灰象牙質の残留を解消するために、エッチング前処理を必要としない接着システムを開発する必要がある。その1つが脱灰とモノマーの拡散を同時に行わせるセルフエッチングプライマーの誕生であり[21,22]、もう1つは弱いスミヤー層を補強して丈夫な被着体に改良する工夫であった。後者は、いろいろな変遷を経て、象牙細管の透過性亢進による歯髄刺激（いわゆる知覚過敏象牙質）を解消させる材料の開発につながった。ここでは化学反応による象牙質接着剤の研究の経験が役にたった[23]。よく考えてみると、これは化学反応性のバーニッシュ（MSコート、サンメディカル）といえる。

4．象牙質接着の安定性

被着体がエナメル質と比較して不安定である象牙質を対象にしている以上、象牙質への接着の安定性は、象牙質が安定に存在していることを前提に議論する必要がある。象牙質の安定性は、エナメル質が象牙質の上に存在してはじめて確保されるのであって、何らかの理由でエナメル質を失った象牙質は、弱い組織である。このことを前提に象牙質への接着の安定性を議論しなくてはならない。エナメル質への接着は長持ちするから、当然象牙質のそれも長持ちするはずである、とするのは誤りである。象牙質への接着の安定性を議論する前に、象牙質を保護している安定なエナメル質を、切削除去しない歯科治療法の必要性を考えたい。象牙質への接着は、エナメル質を喪失した弱い組織である象牙質を、いかに長持ちさせるかという考え方で議論を進める。

ヒドロキシアパタイトのある部分が樹脂含浸象牙質の低部に存在することを確認できれば、その接着は安定していることが確認される[24]。しかしこれには接着試料のTEM観察（図4）が必要であり、TEM観察が困難である場合もある。TEM観察でも、直接超薄切片を切り出せない接着試料は、欠陥のある接着試料であると筆者は考えている。生物試料を超薄切するにはエポン包埋することが常識であるが、象牙質のエポン包埋は、エポキシ樹脂の樹脂含浸象牙質を長時間、温度をかけて作成することであり、接着剤で良質な樹脂含浸象牙質を完全に作れるならば、エポン包埋は不要である。接着試料の超薄切は、見方を変えるとダイアモンド刃によるせん断試験であり、直接超薄切試料の観察は優れた接着試験であると位置づけできる。露出コラーゲンが染色試料で観察されたら、染色条件を吟味する必要はあるが、染まりやすいコラーゲンの存在、すなわち接着の安定性を低下させる残留脱灰象牙質の存在を、疑ってみる必要がある（図2、3）。コラーゲンが染色されなけ

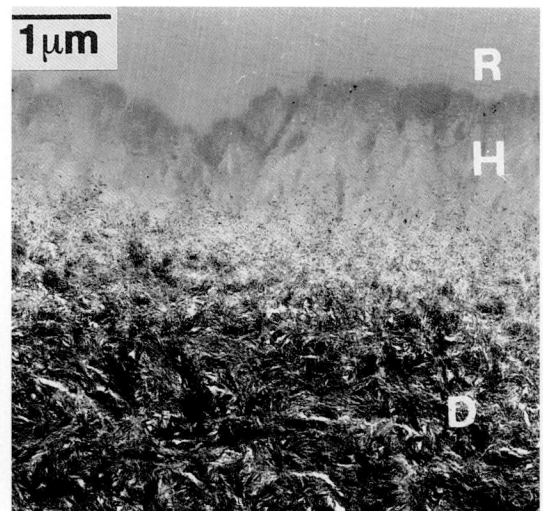
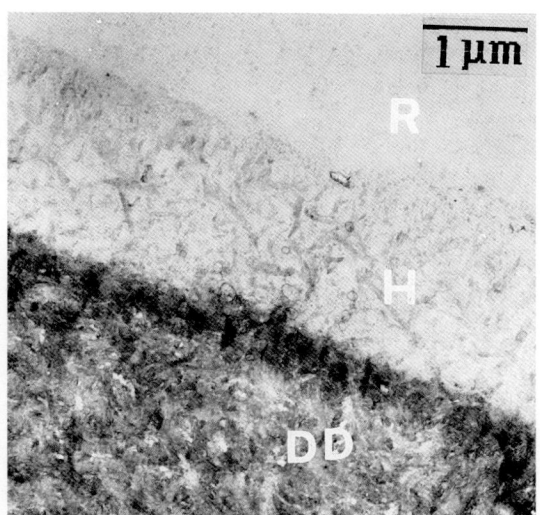

図4 ヒト生活歯象牙質（D）に口腔内で作られた樹脂含浸象牙質（H）のTEM写真[25]。4-META/MMA-TBBレジンを10秒間3％塩化第二鉄入り10％クエン酸で脱灰されたヒト象牙質に接着。樹脂含浸象牙質（H）の中にヒドロキシアパタイトの結晶（黒い点）が観察され、健全象牙質（D）に連続的に移行している。R：硬化4-META/MMA-TBBレジン

図5 図4と同時に作った超薄切片を、酢酸ウランとリンタングステン酸で電子染色後観察したTEM写真[25]。樹脂含浸象牙質の中の象牙質コラーゲンの特徴的な縞模様は観察されない。これはコラーゲンがレジンにより包埋されているため電子染色されなかったと考えられる。図4の象牙質は染色液により脱灰されコラーゲンが染色されていると考えられる。

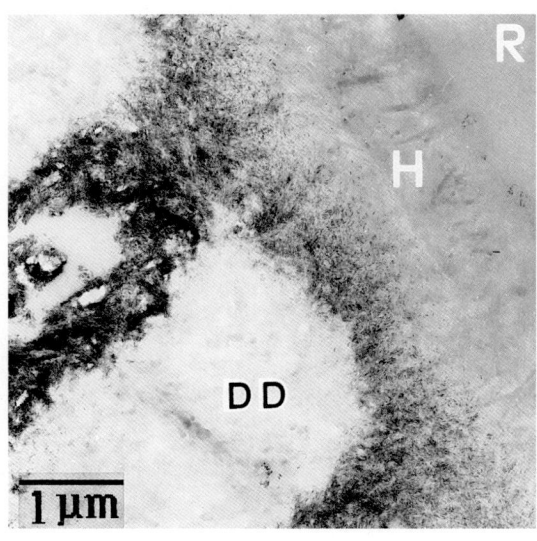

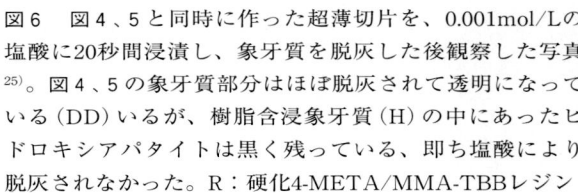

図6 図4、5と同時に作った超薄切片を、0.001mol/Lの塩酸に20秒間浸漬し、象牙質を脱灰した後観察した写真[25]。図4、5の象牙質部分はほぼ脱灰されて透明になっている（DD）いるが、樹脂含浸象牙質（H）の中にあったヒドロキシアパタイトは黒く残っている、即ち塩酸により脱灰されなかった。R：硬化4-META/MMA-TBBレジン

れば、コラーゲンはレジンでよく包み込まれていること（図3右、5）であり、さらに樹脂含浸象牙質の中に塩酸で脱灰されないレジンでカプセル化されたヒドロキシアパタイトの存在を確認できれば（図6）、脱灰象牙質の残留はないと結論できる[24, 25]。

　象牙質に対する接着の安定性を議論する場合にも、接着した象牙質に脱灰象牙質が存在しないことを保証する必要がある（図6）。すでに述べたように、歯科では硬化リン酸亜鉛セメントの下に生成されている脱灰象牙質の存在（図1の中央と右）を議論してこなかった。脱灰象牙質はコラーゲンを中心とした加水分解を受けやすい組成物であり、多孔質で物質（水）の透過性もある。セメントで合着された象牙質上での治療成績が予想に反して悪かったのは、脱灰象牙質そのものが加水分解されやすく（図1の右）、シール性がないためである。そのために歯髄炎や二次カリエス、さらには長期的に修復物の脱落にむすびついた可能性がある。術後疼痛の発生を避けるために、支台歯形成の前に抜髄を行い、これが予防的処置であるとされてきた可能性もある。治療がうまくいかないのは、合着材を含めて歯科材料が悪いと信じられてきた。

　シール性のよい接着材が登場すれば、歯科治療にまつわるトラブルは解決できると想像された。そして実際に接着性レジンが誕生しても、予想に反して接着材を生かした治療でトラブルは永解されていない。そして接着材が悪いからトラブルに見舞われる、と考える臨床家や研究者が後を絶たない。誰も接着の過程で象牙質の中に脱灰象牙質が残留するなどと考えが及ばない（図2、3）。樹脂含浸象牙質を介した象牙質へのレジンの接着が生まれても、接着は象牙質の表面で行われており、象牙質の中で行われている現象を十分理解していない研究者が、依然としているのではないかと筆者は考える。

　象牙質への接着が育ってきた過程を眺めると、接着された象牙質の中に脱灰象牙質が存在するなどと考える余地の無かったことも事実である。接着はあくまで表面での現象であり、脱灰象牙質の存在は予想外の事実であった。これを指摘する研究を正しく理解できる素地も少なく、どちらかというと脱灰象牙質の残留に対し、批判的な意見が強かった。脱灰象牙質の存在そのものを理解できないために、それを見分ける簡便な方法が報告されている[26, 27]にもかかわらず、普及しておらず、問題点の解決を難しくしている。さらに象牙質への接着は接着強さを比較し、少しでも簡便に臨床に使える接着システムが好まれる傾向が強いことも、問題点として指摘したい。商品の開発にあたっては、象牙質への接着のメカニズムを理解した上で、新規商品の開発に携わって欲しい。接着強さの高低だけで商品を評価してはならない。口腔内では溶けて無くなっていく露出蛋白質が主成分の脱灰象牙質を副生するメカニズムや、評価法にまで知識を展開して欲しい。正しい良い商品を臨床家に提供しなくては、接着性レジンを使っているにもかかわらず、過去のリン酸亜鉛セメントの臨床成績と同様な運命をたどる危険性のある、脱灰象牙質が残留している治療を臨床家に行わせることになる。これは、象牙質に対する接着の信頼性を失わせることにつながりかねない。脱灰象牙質がやがて加水分解されてなくなると、折角作ったつもりの樹脂含侵象牙質は、象牙質によって支えられていることにはならず、象牙質から脱落する運命が待っている。このような樹脂含侵象牙質は、除去するのが常識的であるフリーエナメル質と同じである。

　樹脂含浸象牙質は、エナメル質を喪失した象牙質の保護には大切な存在である。象牙質の保護という発想は、これまでの歯科医学にはなかった。樹脂含浸象牙質は象牙質の接着に大切であるというよりは、エナメル質を喪失した弱い象牙質の安定化とその中にある歯髄の保護に役

立つと考えたい。エナメル質は表面で再石灰化が可能であるが、象牙質の再石灰化は難しい。

5．残留脱灰象牙質の確実な検出法

材料の性質を知るにはダンベル型試料を利用した引張り試験データが基本となる。ISOや日本工業規格でも、材料に適したダンベル型試料の寸法、形状を規定している。この数値を基に機械や建造物の設計は行われる。象牙質への接着試験は、被着体の上に引張り試験用のハンドルを接着して引張り試験をしたり、フックを付けてせん断試験を行っている[28]。これは接着の過程で被着体の中に影響が及んでいなければ問題はないが、「樹脂含浸象牙質の生成と樹脂含浸象牙質の上にレジンを接着させる」象牙質への接着では、「象牙質の脱灰と樹脂含浸象牙質への転換」の間に起こる象牙質の変化を伴ない、単純にこれまでの歯の上での変化を基にセメント類の合着力を検査していた考え方では、正しく象牙質への接着を評価できない。特に4）で述べた残留脱灰象牙質の存在（象牙質接着試料の中にある欠陥）を正しく評価できない可能性が強い。

中林らは、材料試験と同じように、接着界面付近をダンベル中央に位置させたダンベル型試料（図7）を、象牙質接着試料から切りだし、接着界面が引張り荷重による応力集中点とならないように考えて、引張り試験をする方法を提案した[26, 27]。接着試験のように性質の異なる部材を組み合わせるダンベル型試験は望ましくはないが、レジンや象牙質より引張り強さが低い残留脱灰象牙質部分の断面積が、接着界面部より大きくならないことの方が、より大切と考える。これにより、残留脱灰象牙質（図7の左）、樹脂含浸スミヤー層（図7の右）等、レジン、象牙質、樹脂含浸象牙質よりも引張り強さが低い弱い部

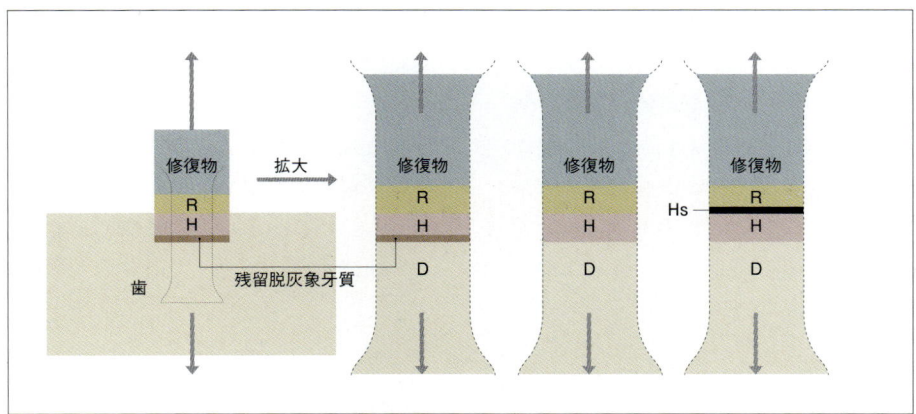

図7　ISO/TC-106:TR11405の模式図とダンベル型象牙質接着試験試料の中央部の拡大図
　　左のTR11405では脱灰象牙質を含む歯の断面積が接着面積より広く、脱灰象牙質部分では切れにくい。また脱灰象牙質は接着界面より歯質の中にあるため、せん断荷重を負荷しにくい。ダンベル型引張り試験では残留脱灰象牙質（右から2つ目）、樹脂含浸スミヤー層（右）の様に弱い部分があると、引張り荷重を負荷するとそこで破断させることができる。接着による欠陥部分がないとRやDで破断する。R：硬化レジン。H：樹脂含浸象牙質。Hs：樹脂含浸スミヤー層。D：健全象牙質

分が試料中に存在すると、ダンベル型を使った引張り試験で確実にその存在を確認できることを明らかにすることができた。ダンベル型象牙質試料を利用すると、たとえば10-3の処理時間を10秒以上に長くすると4-META/MMA-TBBレジンの接着強さは有意に低下し、しかも脱灰象牙質部分で破断することがわかった。また、10-3による影響はウシ象牙質の方がヒト象牙質より強く受けることがわかった[26、27]。このようにISO TR11405[28]では検出不可能であった接着にまつわる不都合を簡便に見い出せることが解った。脱灰剤の脱灰力不足・過剰、脱灰時間不足・過剰、モノマーの拡散能不足、あるいは重合速度による問題点の発生など、樹脂含侵象牙質の形成に不利になる条件で接着が行われたことを確実に見い出せる。さらにセルフエッチングプライマーの利用等、脱灰工程を省略して酸性モノマーをいきなりスミヤー層の上に適用するシステムでは、樹脂含浸スミヤー層の機械的性質が弱いためスミヤーの残留を問題視しなければならないこともわかった[29]。セルフエッチングプライマーを大量にスミヤー層の上にのせて、脱灰膨化されたスミヤー層を吹き飛ばすのも、1つの選択であろう。しかしモノマーの口腔粘膜への影響まで考慮したいと考える。

また近年ステップを短く簡略化した接着システムが普及し始めているが、脱灰象牙質の残留がない樹脂含浸象牙質を確実に生成させることを保証できない接着システムは、リン酸亜鉛セメントを象牙質支台歯に適用していた時代に歯科治療を引き戻す危険のあることを、強調しておきたい。

むすび

歯の組織が疾患に罹患すると自己治癒が難しく、治療するために組織の喪失につながることもある。そのために、歯を効率よく、きれいに切削する技術、バー、の開発に始まり、丈夫な歯科材料の開発が20世紀には重点的に展開された。筆者は科学の進歩にはチャレンジが必要であると考えるが、それの影響がいつも良い方向になるとは限らないことを、科学者は肝に命ずるべきであると考える。あるときには科学の進歩が自然に悪影響をもたらす可能性のあることも事実である。象牙質への接着の研究を通して、20世紀の歯科医学の進歩が正しかったか、もう一度考え直してみたい。再生可能な組織ですら、組織を再生するためにティッシュエンジニアリングの利用が叫ばれている今日、再生しない組織を無批判に削去する歯科医学の教育と治療が行われ続けてよいとは考え難い。21世紀にふさわしい組織を大切にする新しい歯科医学の台頭を期待する。

参考文献

1. 中林宣男：リン酸が象牙質に与える影響 —象牙質創面の保護層としての樹脂含浸象牙質．ザ・クインテッセンス 1985；4：16-27．
2. 阿部義人、水沼 徹、中村光夫、中林宣男：リン酸亜鉛セメントの象牙質に及ぼす影響．歯材器．1984；3：79-84．
3. 島田康史、近藤康代、庄野常一、後藤 洋、猪越重久、高津寿夫：歯科用セメントによる象牙質の脱灰様変化について．接着歯学．1995；13：1-7．
4. Nakabayashi N, Kojima K, Masuhara E.: The promotion of adhesion by the infiltration of monomers into tooth substrates. J Biomed Mater Res. 1982;16:264-73.
5. Tao L. Pashley DH, Boyd L.: The effect of different types of smear layers on dentin and enamel bond strenghts. Dent Mater. 1988;4:208-16.

6. Nakajima M, Ogata M, Okuda M, Tagami J, Sano H, Pashley DH : Bonding to caries-affected dentin using self-etching primers. Am J Dent 1999；12：309-14.
7. Nakabayashi N, Pashley DH.: "Hybridization of dental hard tissues." Quintessence Publishingr, Berlin, Tokyo, Chicago, 1998.
8. Wakabayashi Y, Kondou Y, Suzuki K, Yatani H, Yamashita A.: Effect of dissolution of collagen on adhesion to dentin. Int J Prosthodont. 1994;7: 302-6.
9. Kanca J.: Effect of resin primer solvents and surface wetness on resin composite bond strength to dentin. Am J Dent. 1992;5:213-5.
10. Gwinnett AJ.: Moist versus dry dentin: Its effect on shear bond strength. Am J Dent. 1992;5:127-9.
11. Kato G, Nakabayashi N.: Effect of phosphoric acid concentration on wet-bonding to etched dentin. Dent Mater. 1996;12:250-5.
12. 平沼克巳：クエン酸で脱灰された湿潤象牙質への接着．歯材器．1997；16：449－57．
13. Nakabayashi N, Hiranuma K.: Wet bonding of light cured adhesive to 10-3 demineralized dentin. J Dent Res. 1999;78(Spec Issu):474(abst#2949).
14. 猪越重久、細田裕康、ハニラッサイ　チョンタチャ、島田康史、巽哲二郎：樹脂含浸層に関する研究　1：脱灰薄切標本と未脱灰研磨標本における比較観察とアルゴンイオンビームエッチング法の応用．日歯保誌．1990；33：427-42.
15. Nishiyama N, Asakura T, Suzuki K, Horie K, Nemoto K.: Effect of a structural change in collagen upon binding to conditioned dentin studied by 13C NMR. J Biomed Mater Res. 1995;29:107-11.
16. 五十嵐賀世：リン酸でエッチングされた象牙質への接着－エッチング後の乾燥により収縮した脱灰象牙質へのプライマーの効果－．歯材器．1998；17：354-61．
17. Erickson RL.: Mechanism and clinical implication of bond formation for two dentin bonding agents. Am J Dent. 1989;2:117-23.
18. Nakabayashi N, Takarada K.: Effect of HEMA on bonding to dentin. Dent Mater. 1992;8:125-30.
19. 清村正弥：4-META/MMA-TBB系レジンのウシ象牙質への接着．－長期安定性と水の影響－歯材器．1987；6：860－72．
20. Nakabayashi N, Saimi Y.: Bonding to intact dentin. J Dent Res. 1996;75:1706-15.
21. 渡辺　功：二階堂　徹、中林宣男．：研削象牙質屑の接着－ボンディング剤の検討－．日歯保誌．1990；33：138－43．
22. 渡辺　功：研削象牙質に有効な光重合型ボンディング剤の研究．歯材器．1992；11：955－73．
23. 中林宣男、藤井弁次、堀井博、石井烈、須田英明、山本隆司、細美靖和、戸井田哲也：歯質反応性エマルジョンの象牙細管封鎖性－SEM観察によるin vitro評価－日歯保誌．1995；38：1538-48.
24. 宝田建二：接着耐久性に優れた象牙質への接着法　－EDTA3-2（NH4/Fe）前処理と2％4-META/MMA-TBBレジンの組み合わせ－．歯材器．1990；9：841-9．
25. Nakabayashi N, Ashizawa M, Nakamura M.: Identification of a resin-dentin hybrid in vital human dentin created in vivo: Durable bonding to vital dentin. Quintessence Int. 1992:23:135-41.
26. 荒尾武文、中林宣男：牛歯ダンベル型接着試料を用いた引張り試験の長所．歯材器．1997；16：175-81．
27. Nakabayashi N, Watanabe A, Arao T.: A tensile test to facilitate identification of defects in dentin bonded specimens. J Dent. 1998;26:379-85.
28. ISO/TC-106：TR11405、1994
29. Koibuchi H, Yasuda N, Nakabayashi N: Effect of smear layers on bonding to prepared human　dentin directly by using self-etching primer. Dent Mater.2001；17：122-6.

接着性コンポジットレジンとプライマー

山内 淳一

（株）クラレ メディカル事業本部
〒530-8611　大阪市北区梅田1-12-39

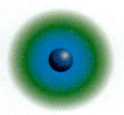

Adhesive Composite Resin and Primer

Junichi Yamauchi

Kuraray Co., Ltd., Medical Products Division
1-12-39, Umeda, Kita-ku, Osaka 530-8611

接着性コンポジットレジンとプライマー

山内　淳一

はじめに

　㈱クラレで歯科事業の参入のきっかけになったのは、1971～72年頃、米社より薬液によって齲蝕歯質を無痛、選択的に除去するGK101システムを技術導入し、充填材を含め歯科治療システムを導入しようとしたことが始まりである。本法をむし歯の治療法として確立するためには、選択的に除去したむし歯の部分だけの保持形態の無い窩洞に適用できる接着性の充填材が必要となった。歯質との接着性賦与は歯科界で待望されていた技術であり、本システムの完成のため、著者らは1975年頃からこの分野での先駆的研究の役割を果たしてきた東京医科歯科大学医用器材研究所の増原教授、中林助教授（当時）の指導を仰ぎながら、歯質接着性充填材料の開発に着手した。

1. 基礎研究

　まず、工業用（家庭用）接着剤で湿潤状態でよく接着するといわれているエポキシ系接着剤、シアノアクリレート系接着剤で象牙との接着性を調べた。当時、増原研究室では人歯象牙質の代替として天然象牙棒を用いて接着性の評価を行っていた。エポキシ系接着剤は、37℃水中浸漬1日後で接着強さはゼロ、シアノアクリレート系は、1日後では数10kg/cm²の接着強さを示したが、1カ月後にはゼロという、水中での接着耐久性にきわめて乏しいものであった。これは、歯の接着剤の開発の難しさを最初に経験した実験結果であった。
　そこで、独自の接着剤の開発を目指す方針をとることになり、増原研究室で過去に精力的にやられてきた接着性モノマー（官能性モノマー）の開発が重要であるとの認識から、この面からの探索的検討に着手した。古く、スイスDe Trey社製Sevritonのプライマーに用いられていた【グリセロリン酸ジメタクリレート】モノマー[1]や、米国Stanford Research Instituteで研究された【ビニルベンジルホスホン酸】モノマー[2]で代表されるように、リン酸モノマーに注目して探索を行った。そこで以前生体親和性材料（リン脂質類似モノマー）の基礎研究として合成して得た中間体【2－メタクリロイルオキシエチル－2'－ブロムエチルリン酸（ブロムエチルP）】モノマー[3]を、接着性モノマーとして応用したところ、象牙質に対して高い接着強さが得られることを見い出した。さらに、ブロムエチル基よりも疎水性の高いフェニル基でリン酸エステルを置換した【2－メタクリロイルオキシエチル　フェニルリン酸（フェニルP）】モ

表1 Sevriton液剤へのリン酸モノマーの添加効果

リン酸モノマー	象牙接着強さ （kg/cm²） （37℃水中浸漬1日後）
未添加	30.0
ブロムエチルP 5wt%添加	74.5
フェニルP 5wt%添加	144.0

粉剤はSevriton液剤を使用

表2 MMA/PMMA-TBB(O)レジンへのリン酸モノマー添加効果

プライマー	象牙接着強さ （kg/cm²） （37℃水中浸漬1日後）
未処理	42
HEMA	61
フェニルP/HEMA	133

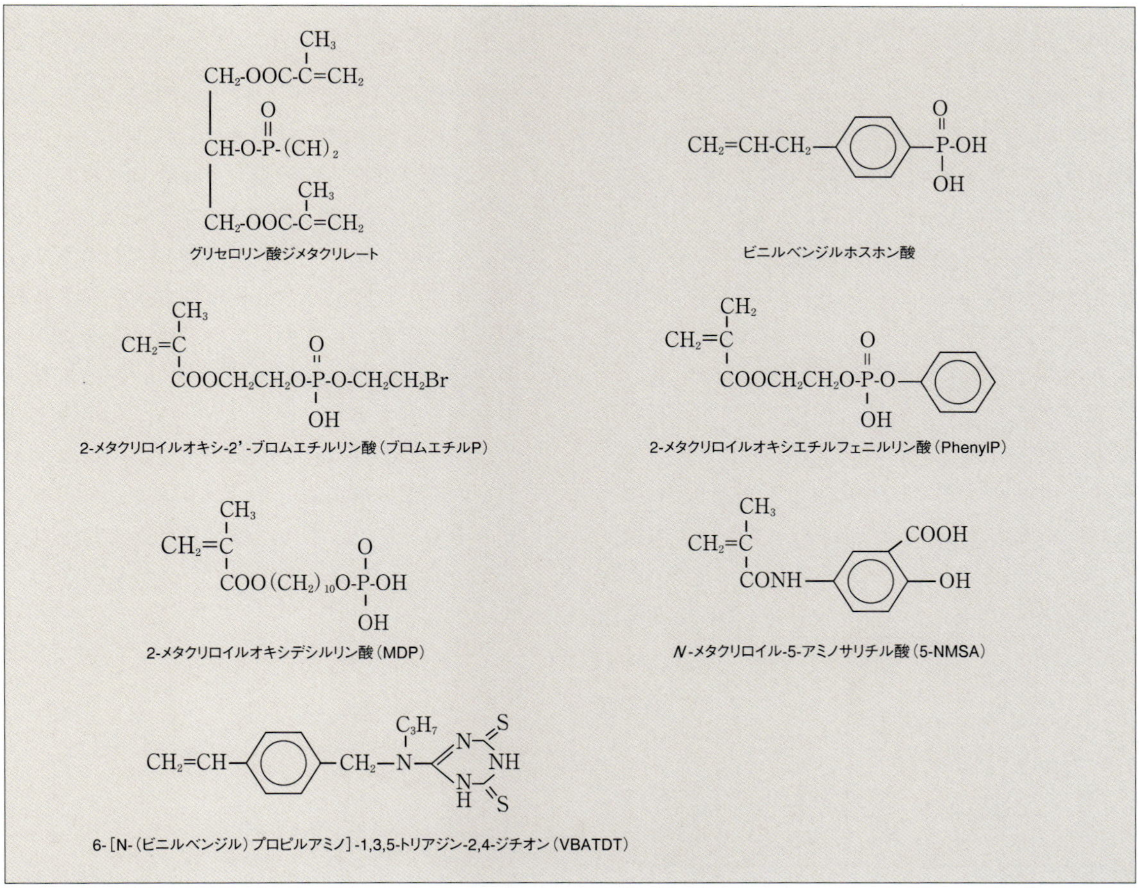

グリセロリン酸ジメタクリレート

ビニルベンジルホスホン酸

2-メタクリロイルオキシ-2'-ブロムエチルリン酸（ブロムエチルP）

2-メタクリロイルオキシエチルフェニルリン酸（PhenylP）

2-メタクリロイルオキシデシルリン酸（MDP）

N-メタクリロイル-5-アミノサリチル酸（5-NMSA）

6-[N-(ビニルベンジル)プロピルアミノ]-1,3,5-トリアジン-2,4-ジチオン（VBATDT）

図1 接着性モノマーの化学式

ノマー[4]は、一段と高い接着性を示すことがわかった。その結果を表1に示す。リン酸モノマーのように酸性モノマーは、通常のBPO－アミンシステムでは即時重合しないので、同様にリン酸モノマー【グリセロリン酸ジメタクリレート】をプライマーに用いているSevritonに試作リン酸モノマーを添加して、接着増強効果を調べた。接着性モノマーの化学式は、後で出てく

るものも含めて図1にまとめて示す。また酸性モノマーを即時硬化できる増原先生開発のTBB（O）を用いて、フェニルPの接着効果を調べた結果を表2に示す。HEMAプライマーベースにフェニルPを添加したものであるが、コントロールおよびHEMA単独プライマーに比べて、著しく高い接着強さの得られることを確認した。

フェニルPの接着性モノマーを見い出した後の課題は、酸性モノマー下、即時重合可能な保存安定性、作業性の良好な重合触媒の開発であった。Sevritonのスルフィン酸触媒をヒントに、保存安定性良好なBPO－アミン－スルフィン酸塩の3元系触媒を見い出し、接着剤の基本技術を確立した。

2．開発研究

多官能性メタクリレートベースにしたフェニルPおよび3元系触媒を含む接着性レジンは、親水性が大きいほど、初期の接着強さは高いが、水中保存による接着耐久性は悪くなることがわかった。親水性、疎水性の最適バランスを選定するとともに、コンポジットレジン自体に接着性を持たせるのでなく、ボンディング材として組み合わせて使用することに決定した。

酸処理は、エナメル質へのエッチングだけでなく、象牙質もエッチング処理することにより大幅に接着強さが増進されることを見い出し、東京医科歯科大学の総山教授（当時）による強い提唱から、トータルエッチング法を採用した。また、エッチング材は他の部分に垂れないようにリン酸水溶液に超微細シリカを加えて、チクソトロピー性を持たせたゲル状とした。コンポジットレジンは、審美性を考慮して石英粉を主要フィラーとし、重合収縮、温度変化による熱膨張を極力抑えるため、広い粒度分布を選択してフィラー含有量を高め、フィラー含有量77wt%を有するコンポジットレジン技術を完成した。このようにして、接着性コンポジットレジンの基礎技術を確立し、クリアフィルボンドシステム－Fとして1978年1月に上市した。そ

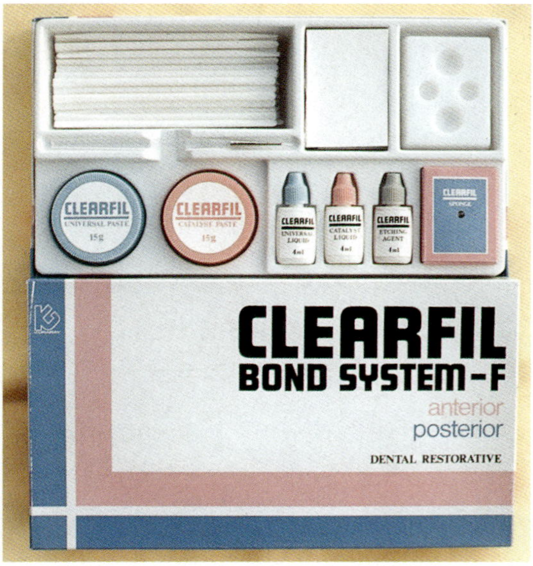

図2　クリアフィルボンドシステムFの製品パッケージ

表3　クリアフィルボンドシステムFの歯質接着性能

材料	接着強さ* （kg/cm^2）				
	象牙	人歯象牙質		人歯エナメル質	
	未処理	未処理	酸処理	未処理	酸処理
クリアフィルボンドシステムF	132	26	80	35	140
コンサイス エナメルボンド	16	8	14	0	120

*37℃水中浸漬1日後

の製品パッケージを図2に、接着性能のデータを当時のエナメルボンドと比較して表3に示す。

初期の象牙に対する接着試験では、エッチング処理なしで130kg/cm^{2}以上の高い接着強さが得られたので、エッチングの発想は無かった。しかし、人歯象牙質に対しては未処理で26kg/cm^{2}と低かったので、製品化には躊躇した。その後酸処理により80kg/cm^{2}の高い接着強さの得られることがわかり、それ以降は自信を持って製品化に向かうことができた。

当時はアダプチック（J&J）およびコンサイス（3M）の全盛時代であったが、クリアフィルボンドシステムFの上市後、多くの大学での研究サポートのもと、その歯質接着性が高く評価され、広く臨床に受け入れられるようになった。

3．その後の接着技術の発展

1）接着性モノマーの発展

接着性モノマー【フェニルP】の誕生に続き、その後、小村らにより精力的な接着性モノマーの研究がなされた。その研究結果の一端を表4に示す[5]。フェニルPのような1塩基酸（OH基1個）では、リン酸エステル基をMethoxyから、より疎水性の高いPhenoxyで置換すると、象牙質への接着性が高まるだけでなく、金属（Ni-Cr卑金属合金）に対する接着強さが増強されることがわかった。またメタクリル酸エステルのア

表4　接着性モノマーの分子構造と接着性能

重合性基	スペーサーとしての炭素数	官能基	接着強さ（MPa）	
			人歯象牙質	Ni-Cr合金
M	−（CH$_2$）$_2$−	−OPO(OH)(Methoxy)	5.4 (3.0)	0
M	−（CH$_2$）$_2$−	−OPO(OH)(Phenoxy)[1]	8.3 (1.1)	23.7 (13.2)
M	−（CH$_2$）$_6$−	−OPO(OH)(Methoxy)	7.0 (2.3)	23.9 (2.4)
M	−（CH$_2$）$_2$−	−OPO(OH)$_2$	5.7 (1.5)	26.4 (8.9)
M	−（CH$_2$）$_4$−	−OPO(OH)$_2$	8.6 (2.4)	36.1 (5.6)
M	−（CH$_2$）$_6$−	−OPO(OH)$_2$	9.2 (2.0)	40.9 (9.9)
M	−（CH$_2$）$_{10}$−	−OPO(OH)$_2$[2]	10.5 (2.9)	43.5 (5.2)
M	−（CH$_2$）$_{12}$−	−OPO(OH)$_2$	10.6 (2.2)	42.0 (6.3)

M：CH$_2$=C(CH$_3$)COO−　1）フェニルP　2）MDP　　　　（　）：標準偏差

ルキル基も−$(CH_2)_2$−から、より疎水性の−$(CH_2)_6$−に置換した場合も、同様な傾向が認められた。2塩基酸（OH基2個）ではメタクリル酸エステルのアルキル基が長くなると、きわめて象牙質との接着性が高まるとともに、金属に対する接着性もさらに増強されることがわかった。ほぼ炭素数10個の−$(CH_2)_{10}$−基で接着強さは飽和され、このモノマーを次期接着性モノマーとして採用することにした。これが【MDP】モノマー誕生の由縁である。全般的にMDPで代表される2塩基酸モノマーは、卑金属に対する接着性に優れていることがわかる。

【MDP】モノマーをベースにボンディング材の改良を進め、1984年にクリアフィルニューボンド（化学重合）、さらに1987年にクリアフィルフォトボンド（化学／光重合）を上市した。【MDP】モノマーの金属に対する接着性をいかし、ボンディング材分野だけでなく、【MDP】をコンポジットレジンのなかに組み込み、接着性レジンセメントとしてパナビアEXを、ほぼ同時期に開発した（1983年）。

2）プライマーの導入

象牙質との接着性をさらに高めるためには、一般的に接着剤（ボンディング材）は粘性が高く、象牙質へのモノマーの浸透という意味で限界があった。Bis-GMA系ボンディングシステムで最初にプライマーを導入したのは、Dr. Munksgaad & Asmussenによって開発された[6] Gluma（Bayer）のdentin primer（35%HEMA/GA水溶液）と思われる（1984年）。われわれも増原教授と東京医科歯科大学の細田教授（当時）との共同研究により、新規な接着性モノマー【5−NMSA（N-メタクリロイル−5−アミノサリチル酸）[7]】をベースにSAプライマーを開発し、1991年にクリアフィルライナーボンドとして上市した。また同時に、リン酸は象牙質に対しての変性を強く与え、よりマイルドなエッチング材が好ましいとの観点から、クエン酸系のCAエイジェント[8]（クエン酸10%／塩化カルシウム20%）に変更した。本接着システムは、CAエイジェント／SAプライマー／フォトボンドからなる3ステップではあるが、従来のフォトボンドよりはるかに接着性能に優れた接着修復システムを完成することができた。

3）セルフエッチングプライマーの導入

クリアフィルライナーボンドの導入により、ほぼ目標とする歯質接着性能は達成できたので、次の課題として操作性の簡略化に取り組んだ。クリアフィルボンドシステムFの開発当初は、酸処理なしでもある程度の象牙質接着強さが得られたので、リン酸モノマーの脱灰力を期待して、歯面処理（エッチング）と歯面改質（プライミング）を同時に兼ねるセルフエッチングプライマーの開発を目指すことにした。

当社は、クリアフィルボンドシステムF以来、エナメル質、象牙質トータルエッチングを基本コンセプトにしてきたので、セルフエッチングシステムでもエナメル質、象牙質同時処理のトータルセルフエッチングを踏襲して、開発を進めた。リン酸モノマーとしては【フェニルP】および【MDP】両者を比較検討したが、脱灰力で優る【フェニルP】を最終的に採用した。

1993年にクリアフィルライナーボンドⅡとして、世界ではじめてセルフエッチングプライマーシステムを導入した[9]。本システムは、リン酸モノマーにより歯質をマイルドに脱灰しながら、同時にモノマーを浸透・拡散させることから、1μm程度の非常に薄い樹脂含浸層が形成され、しかも象牙質との界面が不明瞭で移行的に推移していることが、TEM観察から確認されている[10]。

またクリアフィルライナーボンドⅡは、はじめ光重合専用であったが、デュアルキュアー化してマルチユースに対応させたクリアフィルラ

表5　各ボンディングシステムの歯質接着性能の比較

材料（上市時期）		接着強さ（MPa）		
		牛歯象牙質		牛歯エナメル質
		37℃1日後	TC4000回後	37℃1日後
クリアフィルニューボンド	(1984)	5.5(1.9)	4.0(1.1)	12.1(2.9)
クリアフィルフォトボンド	(1987)	6.6(1.7)	5.1(1.2)	16.0(5.7)
クリアフィルライナーボンド	(1991)	11.8(2.5)	10.0(2.6)	18.1(4.0)
クリアフィルライナーボンドⅡ	(1993)	17.6(4.6)	16.2(2.4)	18.9(5.3)
クリアフィルライナーボンドⅡΣ	(1998)	22.1(4.6)	23.3(3.6)	23.0(5.1)
クリアフィルメガボンド	(1999)	21.7(2.6)	20.3(3.3)	23.8(6.4)

（　）：標準偏差

イナーボンドⅡΣを1998年に上市した。その開発の段階で、再度リン酸モノマーの選択を検討し、安定性、接着耐久性の面から【MDP】モノマーの方が好ましいことが判明して、【フェニルP】モノマーからの変更を図った。

その後、臨床での使用頻度の高い光重合型コンポジット修復において、一層の簡便性を求めて、プライマーを従来の2液から1液にし、さらに操作時間の短縮を図ったクリアフィルメガボンドを、1999年に市場導入した。これにより、高性能と簡便性を併せ持った接着修復システムを完成することができた。このセルフエッチングシステムは、水洗不要が大きな特徴になっており、水洗・乾燥による刺激を解除し、歯髄保護効果を有するものとして、臨床家から大いに期待されている。

以上のように、㈱クラレでは1978年にクリアフィルボンドシステムFを市場に導入して以来、数々の改良を重ねてきたが、ここに、クリアフィルニューボンドから最新のクリアフィルメガボンドに至るまでの発展推移を、歯質接着性能の面から比較してみた。その結果を表5に示す。ボンディング材の改良とともに、象牙質、エナメル質に対する接着強さが一様に向上していることがわかる。特に象牙質に対しては、プライマーを導入したクリアフィルライナーボンドで10MPa以上の接着強さ、クリアフィルライナーボンドⅡΣで20MPa以上の接着強さが得られ、セルフエッチングプライマーシステムでは、象牙質、エナメル質ともにほぼ同程度の高い接着強さの得られるようになったことが注目される。

今後は接着強さの追求から、さらなる操作の簡便化、高機能化が求められると思われる。

4．クラレ製品のラインナップ

これまで接着技術の発展の立場から述べてきたが、代表的なクラレ製品に関して、その特徴と適用用途について以下に述べる。

1）接着・合着関係

①クリアフィルメガボンド（図3）

構成
- プライマー（1液）とボンド（1液）。

特徴
- 光重合専用に特化し、簡便性（簡単、早い）の追求。
    1液性プライマー。
    プライマー処理（20秒）とボンド光照射（10秒）の短時間処理。
- 歯質接着の高性能化。
    象牙質、エナメル質への高い接着性能の確保（20MPa）。接着耐久性の確保。

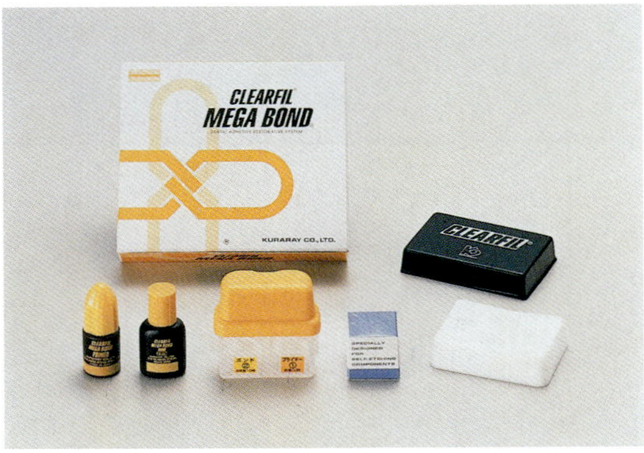

図3　クリアフィルメガボンド

適用用途
- 光重合型コンポジットレジン充塡修復。
- 窩洞シーリング（間接修復の前処理）。
- 前装冠等の修復（後述のクリアフィルポーセレンボンド アクティベーター、アロイプライマーとの併用）。

②クリアフィルライナーボンドⅡΣ（図4）

構成
- プライマー（A液、B液の2液）とボンド（A液、B液の2液）。

特徴
- デュアルキュアー化によるマルチユース機能の付与。
    光重合、化学重合、光/化学重合による幅広い臨床用途の達成。
- 歯質接着の高性能化。
    象牙質、エナメル質への高い接着性能の確保（20MPa）。
    接着耐久性の確保。

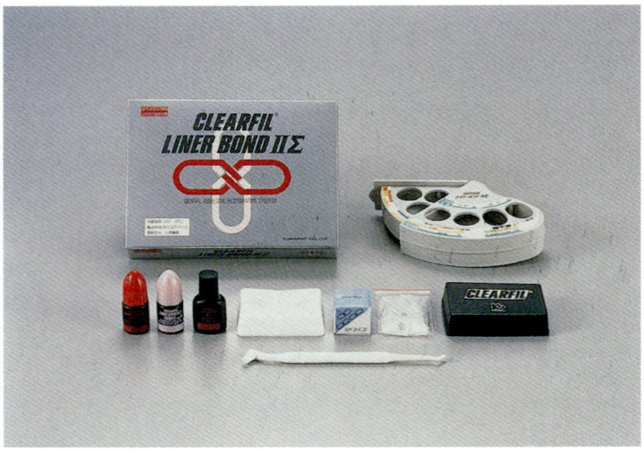

図4　クリアフィルライナーボンドⅡΣ

適用用途
- 光重合、化学重合によるコンポジットレジン充塡修復。
- コンポジットコアー（クリアフィルDCコアー等）による支台築造。
- 陶材等（後述のハイブリッドセラミックスを含む）インレー、アンレー、ラミネートベニアの合着（陶材等にはクリアフィルポーセレンアクティベーター併用）。

③クリアフィルメガボンド ポーセレンボンディングキット（図5）

構成
- クリアフィルメガボンドとクリアフィルポーセレンボンドアクティベーターの組み合わせ。

特徴
- 陶材等（ハイブリッドセラミックスを含む）に対する強固な接着強さの達成。

適用用途
- 陶材等（ハイブリッドセラミックスを含む）インレー、アンレー、ラミネート ベニアの合着。
- 前装冠等の修復。

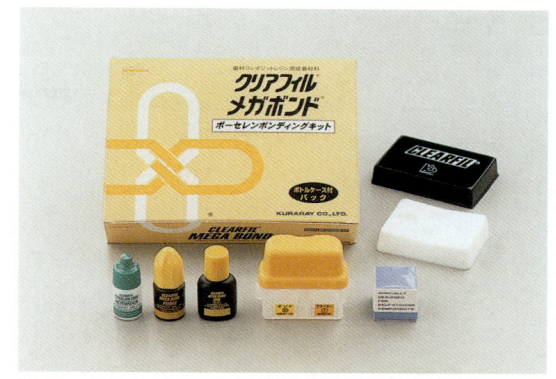

図5 クリアフィルメガボンドポーセレンボンディングキット

④アロイプライマー（図6）

構成
- プライマー（1液）

特徴
- 貴金属合金、卑金属合金に対する優れた接着性能の達成。
  チオン系接着性モノマー（VBATDT）とリン酸モノマー（MDP）の相乗作用により、貴金属および卑金属に対して高い接着強さを示す[11]。

適用用途（口腔内、口腔外）
- メタルインレー・アンレーおよびクラウン等の接着。
- 接着ブリッジ・接着スプリント等の接着。
- 金属ポストの接着。
- 前装冠等の修復。
- 硬質レジン前装冠のメタルフレームとオペーク材との接着。

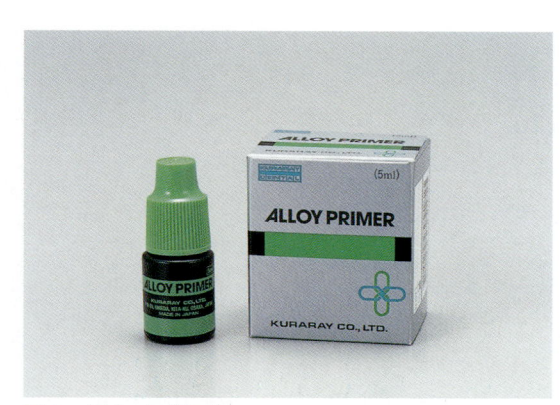

図6 アロイプライマー

- 義歯の修理（即時重合レジンと金属の接着）。
- 金属床・クラスプと床レジンの接着。

⑤パナビアフルオロセメント（図7）

構成
- EDプライマーⅡ（1液）、ペースト（AペーストとBペースト）およびオキシガードⅡ。

特徴
- デュアルキュアー機能の付与。
- フッ素徐放機能の付与。
- マルチ接着機能の付与（歯質にはEDプライマーⅡ、貴金属合金にはアロイプライマーを併用）。
- 操作の簡略化（光照射が有効に届く部位にはオキシガードⅡの適用不要）。
- 優れた機械的強度。

適用用途
- メタルインレー・アンレー、クラウンおよびブリッジの装着。
- 陶材等（ハイブリッドセラミックス、コンポジットレジン含む）のインレー・アンレー、クラウン）の装着。
- 金属ポストの接着。
- 接着ブリッジ・接着スプリントの装着。
- 金属コアーの合着。
- コンポジットコアーの築造。

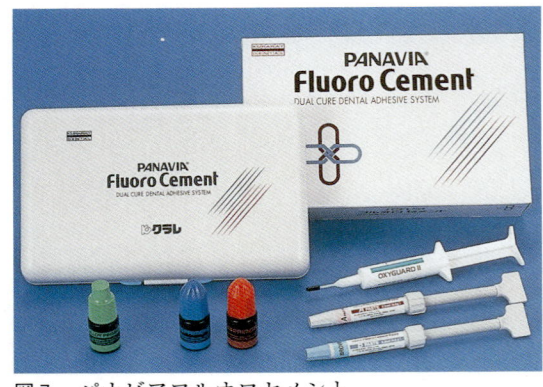

図7　パナビアフルオロセメント

2）シーラント関係

①ティースメイトF-1（図8）

構成
- Kエッチャントゲルとレジン填塞材（1液）——無色、赤色、黄色および白色の4色。

特徴
- フッ素徐放機能の付与。
  増原先生開発のフッ素徐放性ポリマー（MF-MMAコポリマー）[12]を採用。これにより、長期にわたってフッ素が徐放される。
- 優れた裂溝への封鎖性。
  適度な流動性と接着性モノマー（MDP）の配合により、優れた裂溝への封鎖性が得られる。

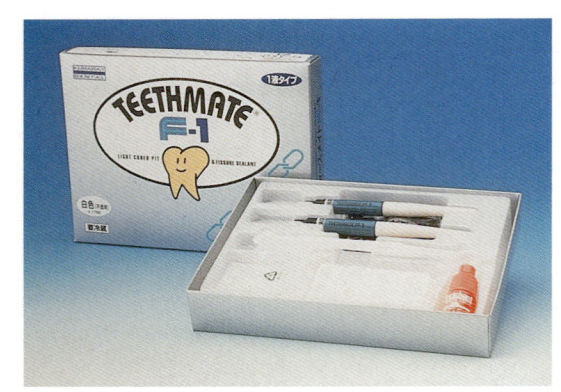

図8　ティースメイトF-1

適用用途
- 小窩裂溝の填塞。

②クリアシールF（図9）

構成
- Kエッチャントゲルとレジンコート材（1液）—赤色と歯冠色の2色。

特徴
- フッ素徐放機能の付与。
  フッ素徐放性ポリマー（MF-MMAコポリマー）とNaFを併用。
- 優れた耐摩耗性。
  多官能性メタクリルモノマーの採用により、優れた耐摩耗性から薄膜でも長期的な被覆効果が得られる。
- タレにくいペースト性状。

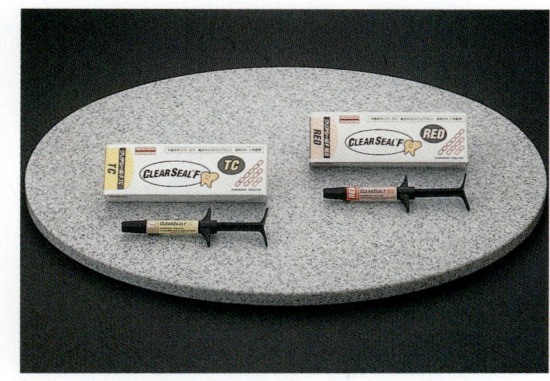

図9　クリアシールF

適用用途
- 隣接面・平滑面へのコート。

3）複合レジン充填材関係

①クリアフィルAP-X（図10）

構成
- VITAスタンダードシェード7色、サービカルシェード3色と透明色・不透明色2色からなる計12色

特徴
- 高い機械的強度。
  微細フィラーが高密度に充填（85wt%）されたセミハイブリッド型で、破折、摩耗が少なく、優れた耐久性を示す。
- 優れた色調適合性。
  天然歯の構造特性を考慮した適切な透明性の設定から、修復部位に応じて容易にカラーマッチングができる。
- 優れたペースト性状。
  臼歯部修復に要求されるペーストの形態

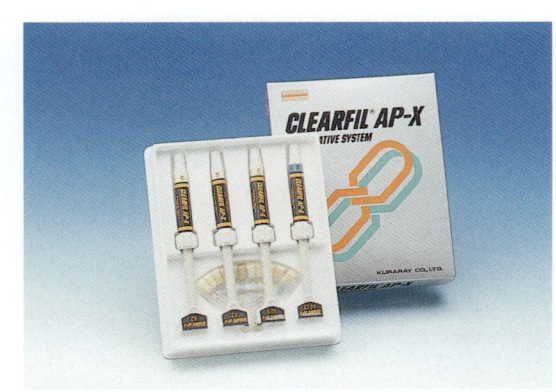

図10　クリアフィルAP-X

保持性と、前歯部修復で要求されるペーストの伸びを合わせ持っている。

適用用途
- 前臼歯へのコンポジットレジン充填。
- 前装冠等の修復。

②クリアフィルST（図11）
　構成
　・VITAシェード7色、オペークシェード4色に切端色1色からなる計12色。
　特徴
　・優れた色調適合性と豊富な色調バリエーション。
　　シェード毎に適切な透明性を設定し、天然歯にマッチした色調適合性を高めた。また多くの審美用途に対応できるよう、不透明色から高透明色に至るまで色調バリエーションが揃っている。
　・優れた研磨性。
　　多量の有機複合フィラー、マイクロフィラーを配合し、優れた研磨性を達成した。
　・優れたペースト性状。
　　前歯部修復に適した伸びのあるペースト性状を有しながら、インスツルメントに付着しないベタツキのないペースト性状を有する。

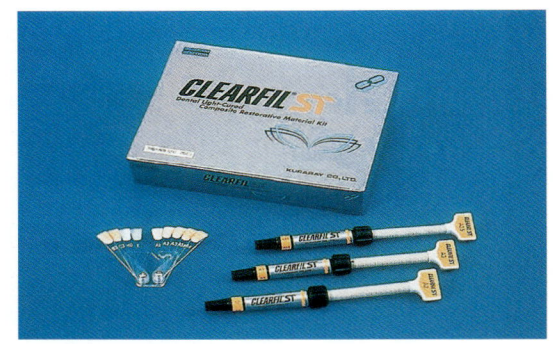

図11　クリアフィルST

　適用用途
　・前歯部のコンポジットレジン充塡修復。
　・前装冠等の修復。
　・ダイレクトベニア修復。
　・ブリーチング処置歯の修復。

4）歯冠材料関係
ハイブリッドセラミックスエステニア（図12）
　構成
　　デンチン（16色）、サービカル（7色）、エナメル（4色）、トランスペアレント（3色）、先端特殊色（2色）、サービカル特殊色（1色）およびボディーオペーク（16色）からなる。
　特徴
　・臼歯部咬合に耐えうる高強度と耐摩耗性。
　　無機フィラーを92wt%含有し、通常のコンポジットレジンの範疇を越えたハイブリッドセラミックス技術から生まれた高強度と耐摩耗性を達成。
　・高審美性と滑沢性。
　　天然歯の色調に近く、陶材に近い表面滑沢耐久性と耐変色性を備えている。
　・適度な硬さ。

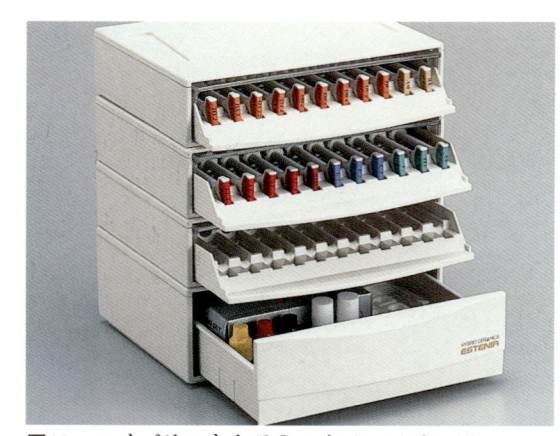

図12　ハイブリットセラミックスエステニア

　　陶材のように硬すぎることなく、金合金とほぼ同じ硬さを示す。
　・優れた操作性。
　　高価な装置を必要とせず、陶材のような高度の習熟技術がなくても作製可能で、

ラボワークに負担をかけない。

適用用途
・インレー、アンレー修復。
・クラウン・ジャケットクラウン修復。
・ブリッジ修復(メタルで裏装)。
・ラミネートベニア修復。

おわりに

増原先生をはじめ数々の諸先生のご指導を仰ぎながら20数年間、レジン系の修復材料を主体に開発をやってきた。とりわけ、接着技術は日本が世界をリードしているといっても過言でないほど、進歩してきたと言えよう。その結果、新しい歯科治療形態として接着修復法または接着歯冠修復法を生み出すことになった。近年、吉山ら[13]によりシールドレストレーションの可能性が提案されており、今後はさらなる歯質保存を求めて、齲蝕罹患象牙質に対する接着性および高齢化に伴い根面や硬化象牙質に対する接着性の向上が期待されるであろう。まだまだ困難な課題が待ち構えている。歯科医療の発展のために、夢を追い求めながら、今後ともさらにチャレンジしていきたい。

参考文献

1. Hagger, O.: Swiss Patent, No 278946 (1951)
2. Anbar, M. and Farley, E.P.: J Dent Res, 53, 879 (1974)
3. 門磨義則、中林宣男、増原英一、山内淳一:高分子論文集, 35, 423 (1978)
4. Yamauchi, J., Nakabayashi, N. and Masuhara, E.: ACS polymer preprints, 20, 594 (1979)
5. Omura, I. and Yamauchi, J.: Trans. of Internal. Congr. on Dent. Mater., Abstr. No.P40 (1989)
6. Munksgaad, E.C. and Asmussen, E.: J Dent Res, 63, 1087 (1984)
7. Tagami, J., Hosoda, H., Imai, Y. and Masuhara, E.: Dent Mater J, 6, 201(1987)
8. 細田裕康、平沢聖、冨士谷盛興:日歯保誌, 32, 656 (1989)
9. Nishida, K., Yamauchi, J. Wada, T. and Hosoda, H.: J Dent Res, 72, 137, Abstr. No.267(1993)
10. 山田敏元、童平、猪越重久、田上順次、冨士谷盛興、高津寿夫、細田裕康:歯科材料・器械, 12, Special Issue 22, 36 (1993)
11. 小島克則、門磨義則、山内淳一:歯科材料・器械, 16, 316 (1997)
12. 門磨義則、増原英一:口腔病学会雑誌, 49, 539 (1982)
13. 吉山昌宏、松尾敬志、尾崎和美:the Quintessence 18, 77(1999)

フッ素イオン徐放性ポリマーと貴金属接着性モノマー

門磨 義則

東京医科歯科大学生体材料工学研究所機能分子研究部門分子制御分野
〒101-0062 東京都千代田区神田駿河台2-3-10

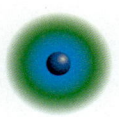

Fluoride-releasing Polymers and Adhesion Promoting Monomers for Precious Metal Alloys

Yoshinori Kadoma

Department of Applied Functional Molecules, Division of Biofunctional Molecules,
Institute of Biomaterials and Bioengineering, Tokyo Medical and Dental University
2-3-10, Kanda-Surugadai, Chiyoda-ku, Tokyo 101-0062

フッ素イオン徐放性ポリマーと貴金属接着性モノマー

門磨 義則

はじめに

　近年、歯科用高分子材料は著しい発展を遂げてきた。これは、一般産業界において確立された高分子の技術や概念を積極的に歯科材料に導入することにより、実現されたといっても過言ではない。とくに、世界に先駆けて我が国において開発され実用化された新奇材料の例として、フッ素イオン徐放性ポリマーや貴金属接着性モノマーをあげることができる。ここでは、これらの素材の特徴を述べるとともに、その開発の背景についても触れてみたい。

1. 薬剤徐放システムとしてのフッ素イオン徐放性ポリマー

　フッ素イオンが歯のエナメル質に作用して耐酸性に優れたフルオロアパタイトを生成し、齲蝕予防に役立つことは古くから知られている。また、フッ素イオンによる酵素阻害性や酸産生能の抑制、歯質の再石灰化の促進なども、齲蝕抑制に深く関与していると考えられている。このように、口腔内においてはフッ素イオンは、一種の薬剤としての役割を果たしていると見なすことができる。薬剤徐放システムは、図1に示すように高分子の主鎖を幹とし、その枝の部分に薬剤や機能性の置換基を導入して、全体として高度な機能を持たせたシステムである。図1において、Dが徐放されるべき薬剤、LはDとポリマーの幹を連結し反応によって切断されて

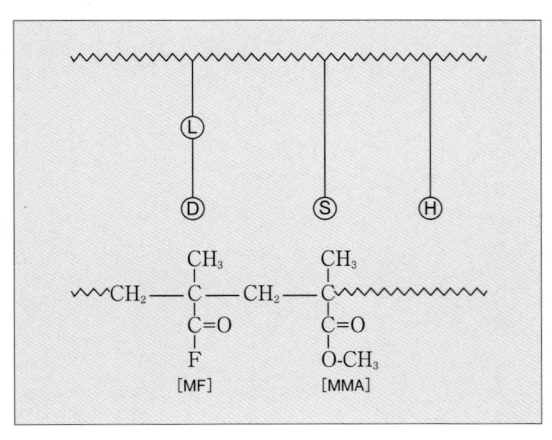

図1　薬剤徐放システムとMF-MMAコポリマー

表1　MF-MMAコポリマーの組成と性質[2]

略号	組成 (mol%) MF	MMA	フッ素含有率 (wt%)	数平均分子量 ($\times 10^4$)	引張強さ (MPa)
PMF-2	22.4	77.6	4.4	23	50.5
PMF-4	41.8	58.2	8.4	7.4	39.4
PMF-6	54.9	45.1	11.2	5.7	24.6
PMF-7	67.2	32.8	13.9	5.7	23.6
PMF-8	71.6	28.4	14.9	2.5	— a)

a) フィルムが脆弱のため測定不能

薬剤を放出できる結合、Sはポリマー全体の溶解性を調節する部分、Hは薬剤徐放性ポリマーを生体などの目標とする部位に集中させるための置換基であり、徐放性のみを目的とする場合には必要ではない。フッ素イオン徐放性ポリマーのMF-MMAコポリマーは、この薬剤徐放システムに基づいて分子設計されたものである[1]。図1の薬剤徐放システムにおいて、フッ素原子がDに相当し、酸フッ化物基がLに相当する。また、MMAはSに相当し、MF-MMAコポリマーのベースモノマーに対する溶解性を改善するとともに、MFとの比率を変えることによりフッ素イオンの放出速度の調節に役立つ。表1に様々な組成のMF-MMAコポリマーの諸物性を示す[2]。MF-MMAコポリマーにおいては、一般的にMFの割合が大きくなるほどフッ素イオンの放出速度の増大が期待されるが、一方では分子量や機械的強度（引張強さ）が低下し、ベースモノマーへの溶解性も悪くなる。MFの割合が70mol%を越えると機械的強度の低下が顕著になり、実用性が制限される。MF-MMAコポリマーは疎水性であり、有機溶媒に溶解するが、水には溶けない。湿気に注意を払って低温で保存すれば、数年間にわたって安定に貯蔵できる。

2．フッ素イオン徐放性ポリマーのフッ素イオン放出挙動

MF-MMAコポリマーは水分が存在すると、酸フッ化物基の加水分解反応によりフッ素イオ

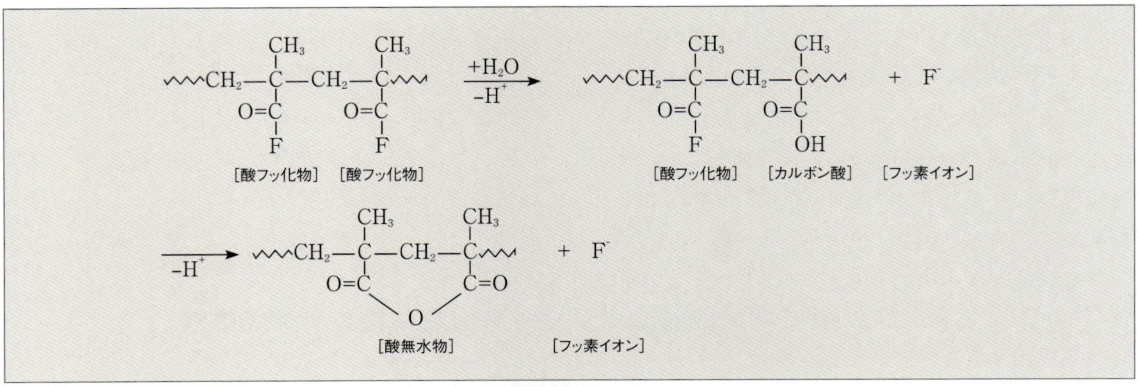

図2　MF-MMAコポリマーからのフッ素イオン放出機構[1]

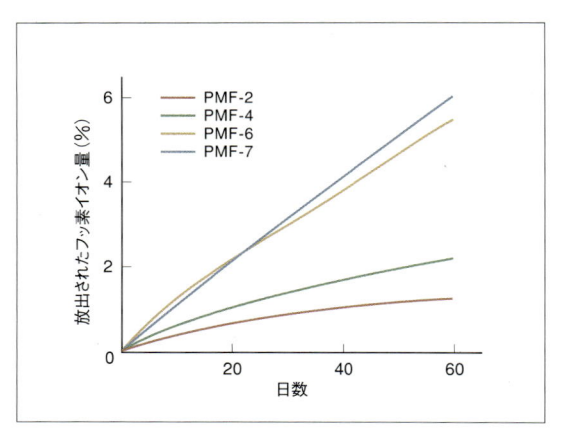

図3 MF-MMAコポリマーフィルムからのフッ素イオン放出挙動(リン酸緩衝液中 pH7, 37℃)[2]

ンが生成し、放出される(図2)[1]。歯科用材料にフッ化ナトリウム(NaF)などのフッ素イオン化合物を配合した従来の方法では、材料中のフッ素イオン化合物が水分子と置き換わることによりフッ素イオンが放出される結果、材料の吸水量が増大し、強度の低下を招くきらいがあった。また、有機質のMF-MMAコポリマーの場合と比較して、NaFなどの無機フッ素化合物はレジンのベースモノマーとは全く相溶性がないので、レジン硬化物の初期強度の低下も否めない。

図3には、表1中のMF-MMAコポリマーフィルムからのフッ素イオンの放出の様相を示す[2]。一般に、フッ素化合物分散配合体では、初期の段階で多量のフッ素イオンが放出された後、急激に放出速度が低下し、短期間でフッ素イオンの放出が終了してしまう。一方、MF-MMAコポリマーではMFのMMAに対する比率が大きくなるほど、フッ素イオンの放出速度も大きくなる傾向が認められるものの、全体的には比較的に少量のフッ素イオンが長期間にわたって持続的に放出され続けることが明らかである。要求されるフッ素イオンの放出速度や持続期間などに応じて、MF-MMAコポリマーの組成、構造、配合量を最適化することが望ましい。また、初期の段階で比較的に多くのフッ素イオンの放出を必要とする歯科用材料に対しては、NaFなどを併用することが効果的となる場合もある。

一般に、ポリマーは水中に浸漬すると強度が低下するが、MF-MMAコポリマーではMFの割合が増大するほど、強度の低下は小さくなり、MFの含有量が高い場合には、水中浸漬60日後にむしろ若干の強度の増大が認められた[2]。これは、図2に示されるように、フッ素イオンの放出時に酸無水物が形成されるために、MF-MMAコポリマーは疎水性を保ち、酸無水物が分子間で形成されると架橋構造が生まれることにより、浸漬前と比べて水中浸漬60日後の方が、強度が増大する現象が認められたと考えられる。このように、MF-MMAコポリマーには、化学反応によりフッ素イオンを産生させることで、フッ素イオン放出に伴う強度の低下を抑制する機構も組み込まれている。

3. フッ素イオン徐放性ポリマーを配合したレジンの性質

MMA-PMMA/TBBO系レジンの粉成分のPMMAにMF-MMAコポリマー(表1、PMF-6)

表2 MF-MMAコポリマーを配合したMMA-PMMA/TBBO系レジンの歯質接着性[3]

粉成分	液成分	接着強さ（MPa）	
		エナメル質	象牙質
PMMA	MMA	9.0 ± 1.8	10.4 ± 1.8
PMMA + PMF-6	MMA + 5% 4-META	8.6 ± 2.8	8.4 ± 1.7
PMMA	MMA	9.1 ± 2.9	14.7 ± 4.0
PMMA + PMF-6	MMA + 5% 4-META	8.3 ± 3.3	12.2 ± 3.4

酸処理：エナメル質（65%リン酸，1分間），
　　　　象牙質（10%クエン酸-3%塩化第二銅，30秒）

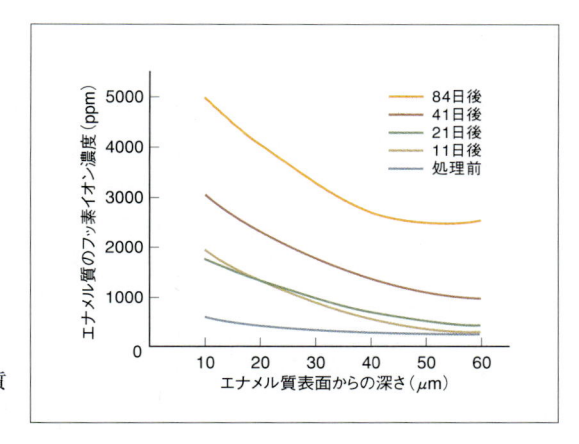

図4　フッ素イオン徐放性シーラントによるエナメル質のフッ素化[4]

を加えた場合のレジンの硬化時間は、PMF-6の配合量が増大するにつれて、硬化時間はやや短くなり、重量比でPMF-6/PMMA＝4/6において最短となり、さらに配合量を増やすと逆に硬化時間が長くなる傾向が認められた[3]。これは、MMAモノマーへの粉成分の溶解性の変化に基づいており、通常の配合量（0～60wt%）では硬化時間に及ぼす影響は小さいので、重合開始剤濃度を調節することで、最適の硬化時間を維持することは容易である。

　MMA-PMMA/TBBO系レジンを用いて、エナメル質や象牙質にアクリル棒を接着させた場合の水中浸漬1日後の接着強さを、粉成分に50wt%のMF-MMAコポリマー（表1、PMF-6）を配合した場合と比較したところ、いずれの場合にもMF-MMAコポリマーの配合による接着強さの統計的な有意差はなかった（表2）[3]。歯科用レジンのように硬化時間が短い場合には、ポリマー分子中の官能性基が接着に及ぼす影響はかなり限定的なものであり、接着性レジンに配合しても問題はないと考えられる。

　低濃度のフッ素イオンを長期間作用させると、ヒドロキシアパタイトの水酸イオンがフッ素イオンで置換されてフルオロアパタイトが徐々に形成され、歯質が強化される。シーラントにMF-MMAコポリマーを配合した場合に、フッ素イオンがエナメル質中に取り込まれる様子を、図4に示す[4]。これは、MMA-PMMA/TBBO系レジンにMF-MMAコポリマーを配合したシーラントをエナメル質表面に塗布し、硬化させて、37℃のリン酸緩衝液（pH7）中に浸漬した場合の結果である。84日に至るまで徐々にフッ素イオンがエナメル質に浸透しており、獲得されたフッ素イオンの大部分が耐酸性のフル

オロアパタイトとして存在することが明らかとなっている。

口腔内でフッ素イオンを必要以上に放出させることは、人体への為害性も懸念されることから、レジン中に配合してフッ素イオンを有効に活用するためには、必要量のフッ素イオンを長期間にわたって持続放出させることが望ましい。MF-MMAコポリマーは口腔内で長期間にわたって徐々にエナメル質をフッ素化するのに適しており、シーラント（ティースメイトF-1、クラレ）、隣接面・平滑面コート材（クリアシールF、クラレ）、ボンディング材（プロテクトライナーF、クラレ）や矯正用接着材（クラスパーF、クラレ）などに幅広く利用されている。臨床におけるさらなる活用を期待したい。

4．貴金属に対するレジン接着の背景

歯科用貴金属合金は一般的に不活性であることから、レジン接着の対象としては困難なものの一つである。貴金属合金に対しては表面を卑金属化する錫電析法が考案されて、広く臨床で利用されていた。一方、古くから含イオウ系ポリサルファイド・ラバー印象材などが、金、パラジウムなどの貴金属や金合金に強く付着することが知られており、増原の示唆によるスルフィド（-S-）系化合物やメルカプト基（-SH）を有する化合物を用いて金の表面に吸着して安定な単分子膜を形成すると考えられる接着性モノマーの合成が端緒となった。チオフェノール系のMPMAやチオール系のMDT（図5）を貴金属の表面処理剤に用いると、レジンの接着耐水性が著しく向上することが示された。これらの結果はメルカプト基の貴金属表面への化学吸着による接着機構を裏付ける根拠となり、ESCAによる貴金属の表面分析からも支持された。

しかしながら、メルカプト系のモノマーは化学的な活性も高く、二重結合とメルカプト基が反応しやすいことから安定性に劣り、硬化過程の重合反応にも連鎖移動反応など複雑に関与するために、使用方法が制限され、用途が限られるというきらいがあった。安定な汎用性の貴金属接着性モノマーが登場するには、さらに巧妙な分子設計が必要であった。

5．貴金属接着性モノマーの分子設計

歯科用レジンに用いる接着性モノマーの基本構造は、非貴金属合金用、貴金属合金用を問わず類似した分子設計に基づいている（図6）。重合性基は、レジン組成物中のベースモノマーと共重合して接着性モノマーとレジン間に共有結合を形成する役割を担い、官能性基は被着体合金と接着性モノマーを化学的に接合する部分であり、非貴金属合金用接着性モノマーでは、カルボキシル基、酸無水物基、リン酸基などがあげられるが、貴金属接着性モノマーでは化学吸着活性のある含イオウ系官能性基が、現在のところ唯一の選択肢となっている。スペーサ部分は重合性基と官能性基を連結することが主たる役割であるが、スペーサの化学構造がレジン－貴金属接着体の耐水安定性に及ぼす影響は、きわめて重要な接着因子となり得る。例えば、(1)分子に疎水性を付与し耐水性を増す、(2)スペーサ部分間の相互作用により吸着分子の配列が規則的になり凝集構造が生まれる、(3)被着体に吸着した分子の末端に位置する重合性基の可動範囲を拡げ、ベースモノマーと反応しやすくする、ことなどが考えられている。

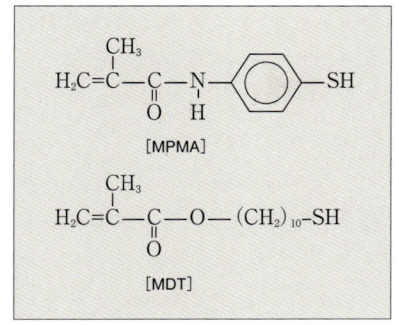

図5　MPMAとMDTの分子構造

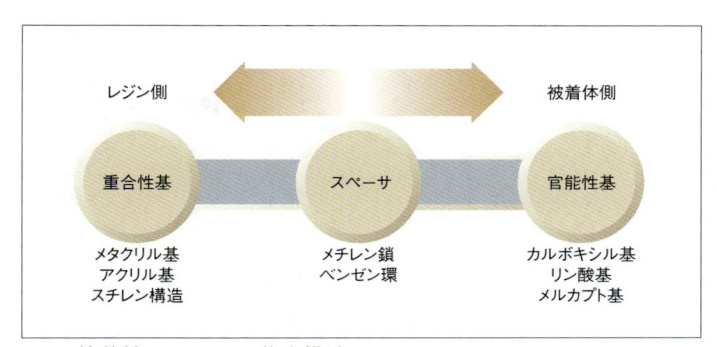

図6　接着性モノマーの基本構造

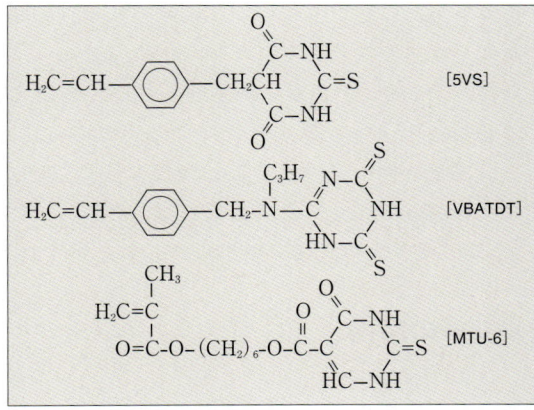

図7　チオバルビツル酸（5VS），トリアジンジチオン（VBATDT）およびチオウラシル誘導体モノマー（MTU-6）

図8　代表的なチイラン系，ジスルフィド系および1,2-ジチオラン系貴金属接着性モノマー

　貴金属接着性モノマーに要求される官能性基の性質としては、貴金属表面においてのみ化学的に活性であり、溶液中やレジン組成物中では不活性で安定であるという相反する性質が理想的である。この難題の解決策として現在二通りの手法で成功を収めている。一つはモノマーの互変異性化を利用したもので、チオバルビツル酸[5]、トリアジンジチオン[6]、チオウラシル[7]などの誘導体モノマーがあげられる（図7）。これらのモノマーでは通常の状態では安定な-NH-CS-となっているが、貴金属の表面では-N＝CSH-に互変異性化してメルカプト基と同様の活性構造となり、化学吸着すると考えられている。VBATDTはチオン-チオール型の互変異性を示し、前者が安定構造であり、後者が活性構造となる。NMR解析に基づいて、VBATDTは固体状態ではジチオン構造をとり、アセトン溶液中においてもジチオン構造を保つことが明らかにされている[8]。また、VBATDTを金コロイド表面に吸着させると、吸着時にVBATDTがジチオール構造に互変異性化し、プロトンを２つ失って金との間に化学結合様構造を形成することが、表面増感ラマン散乱分光法を用いた研究で示唆されている[9]。図7に見られるように、これらの貴金属接着性モノマーは類似した官能性基の構造を有することから、5VSや

MTU-6の溶液中での安定性と貴金属合金への吸着活性も、VBATDTと同様にチオン-チオール型の互変異性に基づくと推察できる。

　第二の解決策として、貴金属表面ではメルカプト基類似の吸着反応性を示すが、通常はメルカプト基の安定な前駆体のように存在するというもので、代表的なものにチイラン誘導体モノマーがある[10]。チイラン誘導体モノマーは中性の化合物であり、二重結合への付加も起こらない安定なモノマーである。貴金属合金に対する接着性はスルフィド系モノマーと比較して一段と向上しており[10]、表面処理剤以外にレジン組成物中に接着性モノマーとして配合することができる汎用性の貴金属接着性モノマーであることが示されている[11]。チイラン誘導体モノマーの貴金属への吸着の機構についてはほとんど知られていないが、チイランモデル化合物の金コロイドへの吸着では、チイランの三員環が開裂して、メルカプタンの金への吸着構造と類似した構造を保つことが明らかにされている[12]。このことがチイラン誘導体モノマーにも当てはまるとすると、チイランは溶液中では安定なスルフィドとして存在するが、金表面では開裂してメルカプト基と類似した吸着構造をとるために、貴金属に対して高い接着能を示すと解釈できる。同様に、溶液中ではメルカプト基とは異なった安定な官能性基であるが、吸着構造はメルカプト基と類似していると推察される官能性基に、ジスルフィド(-SS-)や環状のジスルフィドである1,2-ジチオランがあげられる。これらの誘導体モノマーは溶液状態でも安定であり、貴金属接着性モノマーとして著効を示す。図8に代表的なチイラン系、ジスルフィド系および1,2-ジチオラン系貴金属接着性モノマーを示す。

6．貴金属接着性モノマーの応用

　貴金属接着性モノマーは、モノマーの希薄溶液を貴金属表面に塗布するだけの簡単な操作で、著効を示す場合が多い。接着性モノマーを配合した表面処理剤を貴金属表面に塗布後、レジンの接着に先立って表面を溶媒で洗浄して余剰モノマーを除去すると、その表面は肉眼的には処理前と全く区別がつかない様相を示すが、その後、レジンを接着させれば、貴金属接着性モノマーとしての効果は完全に維持される。したがって、表面に吸着したモノマーは極微量であり、溶媒による洗浄でも脱落しないことがわかる。チオバルビツル酸系モノマー(5VS)を用いた実験では、表面処理剤中のモノマー濃度が0.57×10^{-3}wt%で効果が認められ、5.6×10^{-2}〜0.56wt%の範囲でほぼ最適となった[5]。実用的には0.5wt%程度のモノマー濃度が採用されている。また、溶媒の種類により効果が異なる場合があるので、注意を要する。図9に5VS表面処理剤を用いた場合のMMA-PMMA/TBBO系レジンの接着強さの溶媒依存性を示す[5]。

　一般的に、貴金属接着性モノマーは、被着体表面の汚染には敏感に影響を受けやすい。とくに、油状物質や唾液が付着していると効果が激減することもあるので、注意を要する。貴金属接着性モノマーはその接着機構から予想されるように、被着体の貴金属的な性質が強くなるほど効果が増大する。したがって、一部の酸性の接着性モノマーを除いて、非貴金属合金に対してはあまり効果がない。図10に、MPMAやVBATDT表面処理剤の場合の各種歯科用合金に対するMMA-PMMA/TBBO系レジンの接着強さの一例を示す[6]。貴金属接着性モノマーは、プライマー的に使用されるのが簡便で効果的であると考えられるが、ベースモノマーに可溶で安定に存在できる接着性モノマーであれば、レジン組成物中に貴金属接着性モノマー成分とし

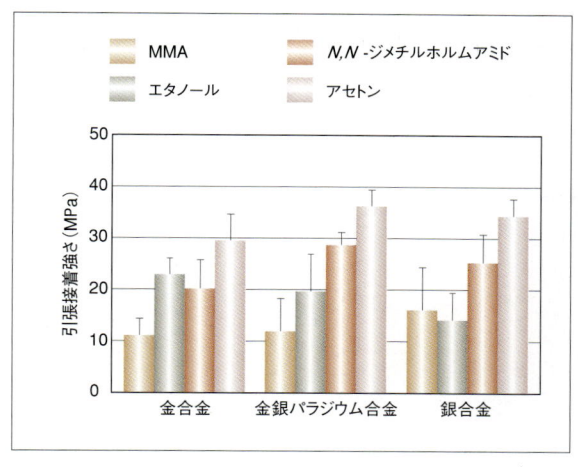

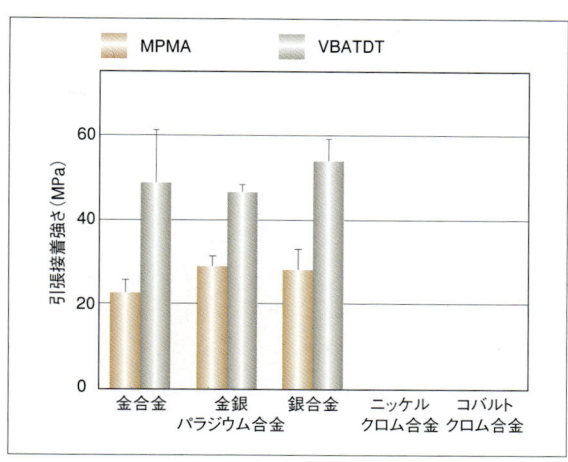

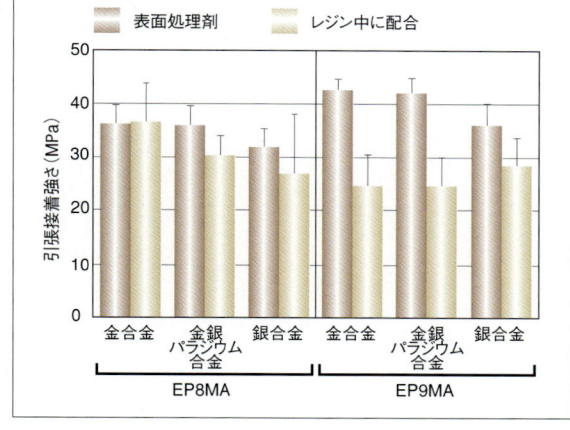

図9　5VSの溶媒がMMA-PMMA/TBBO系レジンの接着強さに及ぼす影響[5]
図10　MPMAあるいはVBATDTによる表面処理後のMMA-PMMA/TBBO系レジンの接着強さ[6]
図11　チイラン系接着性モノマーの使用法とレジンの接着強さ[11]

て、配合して用いることもできる。図11にチイラン誘導体モノマーを表面処理剤として用いた場合と、MMA-PMMA/TBBO系レジン中に配合した場合の比較を示す[11]。概して、表面処理剤として用いる方が効果的であるが、EP8MAのようにレジン中に配合しても、ほぼ表面処理剤に匹敵する効果を示す場合もある。しかしながら、レジン中に配合する場合は様々な共存成分の影響を受けるので、モノマーの化学構造や濃度などの条件を詳細に検討しておかなければならない。

7．実用化された貴金属接着性プライマー

　貴金属接着性モノマーを用いた表面処理剤は、貴金属接着性プライマーとして数種類の製品が市販されている（表3）。これらのプライマーは、サンドブラスト処理などを施した金属表面に、スポンジあるいは小筆などで塗布し、自然乾燥させるだけの簡便な処理で効果を発揮する。サンドブラストなどの表面粗造化処理は、貴金属接着性モノマーの吸着機構に及ぼす直接

表3 各種の貴金属接着性プライマー

製品名	製造会社	組成	対象金属
V-プライマー	サンメディカル	0.5%VBATDT／アセトン	貴金属
メタルタイト	トクヤマ	MTU-6／エタノール	貴金属
アロイプライマー	クラレ	VBATDT, MDP／アセトン	貴金属／卑金属
メタルプライマーⅡ	ジーシー	0.9%MEPS／MMA	貴金属／卑金属

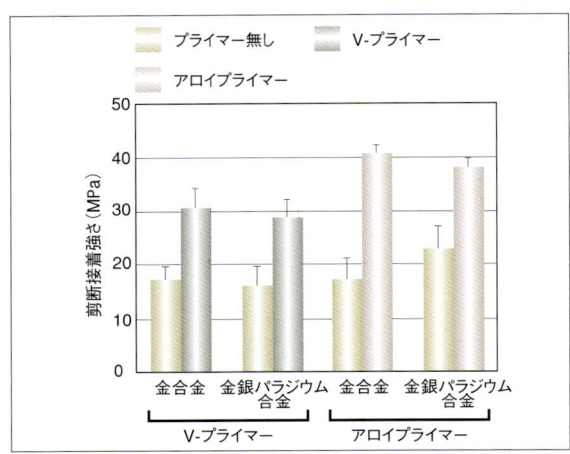

図12 サンドブラスト，プライマー処理後の貴金属合金に対する4-META／MMA系レジンの接着強さ[13, 14]

図13 MDPの分子構造

的な効果はあまり考えられないが、機械的な嵌合力による維持や金属-レジン界面の面積が増大することに基づく耐水安定性の改善など、間接的に金属-レジン接着体の耐久性の向上に役立つ。サンドブラスト処理面に市販プライマーを用いた場合のスーパーボンドC&Bオペークアイボリーの熱サイクル10万回後の接着強さを図12に示す[13, 14]。平滑面だけでなくサンドブラスト処理面に対しても貴金属接着性プライマーが有効であることが認められる。

貴金属接着性モノマーの性能の評価には、被着体の平滑面にMMA-PMMA系レジンが用いられることが多い。通常使用されるコンポジット系レジンとMMA-PMMA系レジンとはかなり性質が異なるために、レジンの種類により、プライマー処理の効果に差が現われるか否かが問題となる。プライマーにメタルタイトを用い、レジンにMMA-PMMA系のスーパーボンドとコンポジット系のビスタイトⅡを用いて、熱サイクル後の接着強さを比べると、両者に統計的な有意差はなかったと報告されている[7]。多官能性モノマーベースのコンポジット系レジンは、重合収縮に基づく応力の集中が接着強さ低下の一因となるが、サンドブラストした凹凸な表面では応力が分散するので、レジンの機械的強度に大差がない限り、本質的には両レジン間のプライマー処理効果の差異は顕著ではないと思われる。

貴金属、卑金属両用の接着性モノマーとしては、チオバルビツル酸誘導体モノマーなどの酸性の貴金属接着性モノマーに潜在的な可能性が認められるが、それぞれ専用の接着性モノマー

と比べると、その効果はやや低下する傾向にある。貴金属、卑金属両用の接着性プライマーとして、それぞれ専用の接着性モノマーを併用する方法が考えられるが、接着性モノマーの共存安定性、両接着機構の競合、各モノマー濃度の微妙なバランス[15]など、難題も多い。これらを克服した金属接着性プライマーに、アロイプライマーがある。これは、貴金属接着性モノマーのVBATDTと卑金属接着性モノマーのMDP（図13）を組み合わせたもので、MDPが共存しても金合金（Type Ⅳ）に対して予想以上に高い接着強さを示したこと（図12）[14]は、合金中の卑金属成分とMDPの相互作用が接着強さに寄与しているように思われる。この現象が解明できれば、さらに高性能な貴金属接着性プライマーへの道が拓かれると期待される。今後の展開を注意深く見守りたい。

参考文献

1. Yoshinori Kadoma, Eiichi Masuhara, James M. Anderson :Controlled release of fluoride ions from methacryloyl fluoride-methyl methacrylate copolymers. 2. Solution hydrolysis and release of fluoride ions. Macromolecules, 15(4):1119〜1123, 1982.
2. 増原英一, 小島克則, 門磨義則：メタクリル酸フッ化物-メタクリル酸メチルコポリマーフィルムからのフッ素イオン放出. 高分子論文集, 40(3):151〜156, 1983.
3. 小島克則, 門磨義則, 増原英一：メタクリル酸フッ化物とメタクリル酸メチル共重合体の歯科材料としての性質. 歯材器, 1(2):131〜137, 1982.
4. Kadoma, Y., Kojima, K., Masuhara, E. :Fluoridation of human enamel by fluoride-containing sealant. Biomaterials, 4:89〜93, 1983.
5. 門磨義則：チオバルビツル酸モノマーによる金属の表面処理とレジンの接着強さ. 歯材器, 12(5):630〜636, 1993.
6. 小島克則, 門磨義則, 今井庸二：トリアジンジチオン誘導体モノマーを利用した貴金属の接着. 歯材器, 6(5):702〜707, 1987.
7. 松村英雄, 熱田充, 中村光夫：チオウラシル系プライマーを応用した金銀パラジウム合金の接着. 接着歯学, 16(2):82〜87, 1998.
8. Akira Mizuno, Yoshihisa Toda, Masaaki Itoh, Katsunori Kojima, Yoshinori Kadoma :NMR analysis of thione-thiol tautomerization of a triazine derivative in the solid state and in acetone solution. J. Mol. Str., 441:149〜153, 1998.
9. Suzuki, M., Fujishima, A., Miyazaki, T., Hisamitsu, H., Kojima, K., Kadoma, Y. :A study on the adsorption structure of an adhesive monomer for precious metals by surface-enhanced Raman scattering spectroscopy. Biomaterials, 20:839〜845, 1999.
10. 門磨義則：長いアルキレン鎖を有するチイラン系モノマーによる歯科用貴金属合金の表面処理. 歯材器, 16(2):114〜121, 1997.
11. 門磨義則：チイラン系モノマーを添加したMMA-PMMA系レジンによる貴金属合金への接着. 歯材器, 17(3):200〜206, 1998.
12. Masako Suzuki, Takashi Miyazaki, Hisashi Hisamitsu, Yoshinori Kadoma, Yoshiyuki Morioka :Study on chemical reaction of methylthiirane on gold colloid by surface-enhanced Raman scattering. Langmuir, 15(21):7409〜7410, 1999.
13. Matsumura, H., Taira, Y., Atsuta, M. :Adhesive bonding of noble metal alloys with a triazine dithiol derivative primer and an adhesive resin. J. Oral Rehabil., 26:877〜882, 1999.
14. Matsumura, H., Kamada, K., Tanoue, N., Atsuta, M. :Effect of thione primers on bonding of noble metal alloys with an adhesive resin. J. Dent., 28:287〜293, 2000.
15. 小島克則, 門磨義則, 山内淳一：コンポジット系レジンセメントに適した歯科用金属接着性プライマーの研究. 歯材器, 16(4):316〜321, 1997.

イソプレン系エラストマーを応用した義歯床用軟質裏装材の特性

山口 里志

(株)クラレ メディカル事業本部
〒530-8611 大阪市北区梅田1-12-39

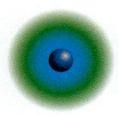

Characteristics of Isoprene-Type-Elastomer-Based Soft Lining Material for Removable Denture

Satoshi Yamaguchi

Kuraray Co., Ltd., Medical Products Division
1-12-39, Umeda, Kita-ku, Osaka 530-8611

イソプレン系エラストマーを応用した義歯床用軟質裏装材の特性

山口　里志

はじめに

軟質裏装材は床下粘膜のクッション性を補い、咬合時の衝撃を吸収緩和して、疼痛を軽減する材料として、義歯の粘膜面に裏装して使用される。

ガッタパーチャポイントが生体内で長期間安定的に機能していることに着目した増原先生から、類似構造を有するポリイソプレンを軟質裏装材として応用する提案を受けた。ここでは、この提案によりクラレのイソプレン技術を加えて共同開発した軟質裏装材について、その構造とクッション性を中心に概説する。

1．構成

イソプレン系エラストマー（クラレ製）を主原料とした軟質裏装材料「クリアフィットLC」は、表1のとおり(1)ペースト、(2)プライマー、(3)コーティング材からなる。

表1　「クリアフィットLC」の構成

構成品名	組　成	性　能
ペースト	イソプレン系エラストマー メタクリル酸エステル 光重合触媒	無味無臭で、温度によって軟らかさの調節が可能なペースト 光照射により重合硬化する衝撃吸収性の軟質裏装材
プライマー	イソプレン系エラストマー メタクリル酸エステル 光重合触媒 ジクロロメタン	義歯床（アクリル、ポリスルホン、ポリカーボネート床）または本材の硬化物に対して接着力を発揮 （金属床の場合は予め金属接着性プライマー「アロイプライマー」で表面処理）
コーティング材	アクリル系軟質ポリマー メタクリル酸エステル 光重合触媒 アセトン	本材の耐汚染性を向上

2．特徴

1）クッション性
（1）クッション性の発現機構
ペーストの主剤として配合しているイソプレン系エラストマーは3つのポリマーブロックから構成されている（図1）。

このエラストマーは、固体状態ではハードセグメントとソフトセグメントが均一に混ざることはなく、ソフトセグメントの中にハードセグメントが存在した海島構造を形成している（図2）。ハードセグメントが凝集したドメインはセグメント間の化学的な結合を持たないが、架橋点のような機能を持つため、本稿では物理的架橋と表現する。

中央のビニルイソプレン構造を基本骨格とするソフトセグメントが、エラストマーの軟らかさを担い、物理的架橋を形成する両末端のハードセグメントが、材料の形態安定性を高める役割を果たしている。

「クリアフィットLC」のペーストは、上記イソプレン系エラストマーにメタクリル酸エステルと光重合触媒を配合したものである。配合したメタクリル酸エステルは、ソフトセグメントとハードセグメントの両ポリマーブロックに対して溶解性を有するが、両セグメントは均一に混合することはなく、海島構造を維持していると推察される。

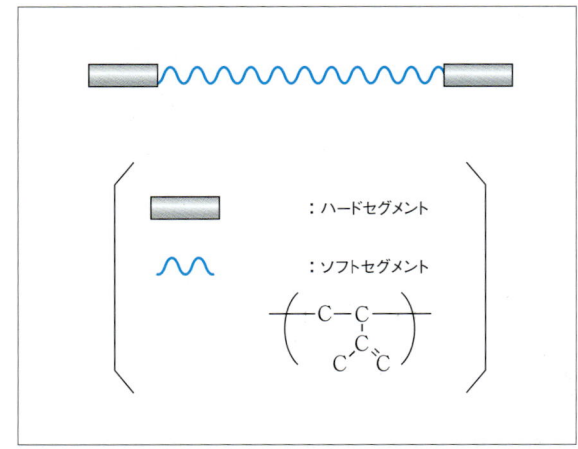

図1　イソプレン系エラストマーの分子構造モデル

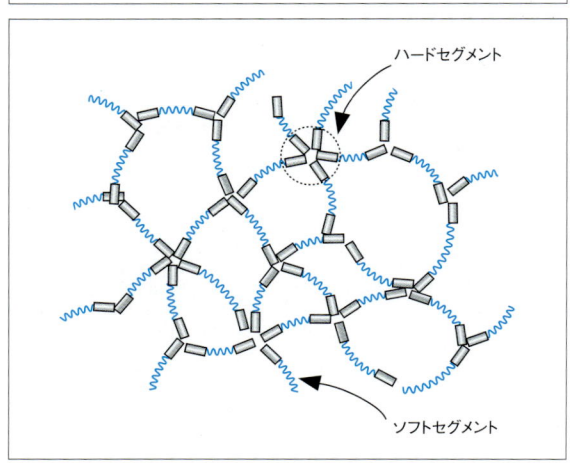

図2　イソプレン系エラストマーの構造モデル

重合したメタクリル酸エステル

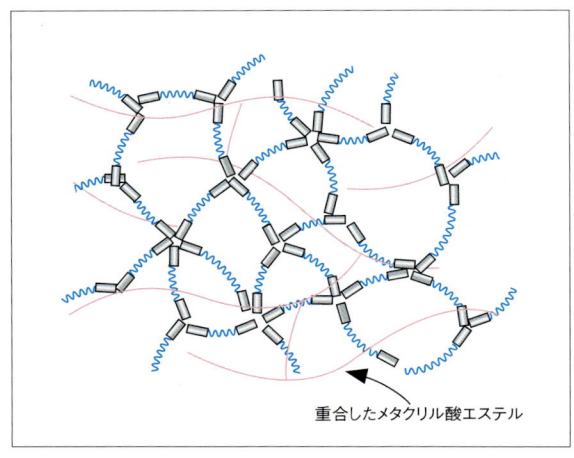

図3　クリアフィットLC硬化物の構造モデル

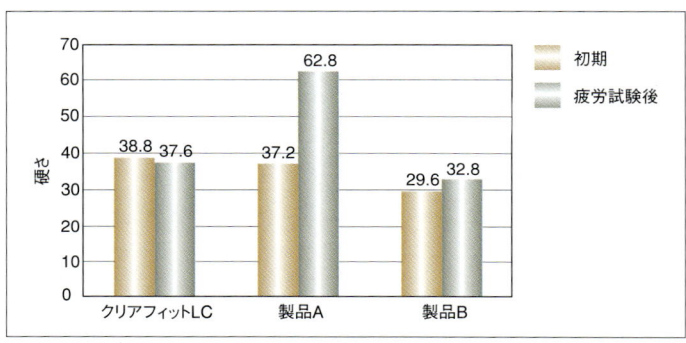

図4　デュロメーター硬さ

このペーストを光照射することにより、メタクリル酸エステルが重合硬化し、IPN（Interpenetrating Polymer Network：相互侵入高分子網目）[1]を形成する（図3）。

メタクリル酸エステルの重合によりペースト全体に緩やかな架橋構造が形成されるが、イソプレン系エラストマーのソフトセグメントに起因するクッション性を妨げることはない。

(2) クッション性の評価

軟質裏装材のクッション性の評価方法として、デュロメーター硬さ試験（JIS K 6253）が最も一般的に行われている。デュロメーター硬さ試験は、バネ仕掛けの圧子が材料にどの程度食い込むかを数値化したもので、まさにゴム質材料の「かたさ」を示す数値である。

37℃の環境下で初期の硬さは約40であり、疲労後もその性状は安定している。材料の特性を理解しやすくするためにアクリル系の軟質裏装材（製品A）と、シリコーン系の軟質裏装材（製品B）を加えてその特性を記載しているが、初期の製品Aと同程度の硬さを維持している（図4）。

イソプレン系エラストマーを配合した本材はメタクリル酸エステルを重合硬化させるタイプであることから、材料の分類は製品Aと同様にアクリル系に該当する。従来のアクリル系軟質裏装材には可塑剤が配合してあるといわれており[2]、疲労試験によって可塑剤が溶出し、製品Aは硬さが増したものと推察される。本材は可塑剤を配合していないため疲労試験を行っても、クッション性を担う成分、すなわちイソプ

表2 疲労試験の条件

設定項目	条 件	条件設定の背景
温 度	37℃（水中）	口腔内環境
負 荷	最大2 kgf/cm^2（圧縮応力）	高齢者の咬合力[3]
周波数	2 Hz（サイン波）	咀嚼のリズム[4]
回 数	50万回	

表3 針入試験のタイプ、クラス分類（ISO 10139-2：1999）

タイプ		針入深さ（P）
A	: 硬い	$0.20 \leq P < 0.40$
B	: 中程度	$0.40 \leq P < 0.80$
C	: 軟らかい	$0.80 \leq P < 2.50$

クラス		針入深さ比（R）
I	: フローに対する抵抗が大	$R \leq 1.10$
II	: フローに対する抵抗が小	$1.10 < R \leq 1.7$

表4 動的粘弾性試験の測定項目

測定項目	説 明
貯蔵弾性率 （G'）	材料の弾性要素に関する弾性率
損失弾性率 （G"）	材料の粘性要素に関する弾性率
損失正接 （tan δ）	$\tan \delta = G'' / G'$

レン系エラストマーが水中に溶出することがないため、硬さが安定している。

　ここで行っている疲労試験は、軟質裏装材の使用環境を想定して日常的な咬合を模倣した条件で行っている（表2）。1日の咬合回数を1500～2500回と仮定すると、今回の疲労試験は約6カ月～1年間の咬合回数に相当する。

　上記のデュロメーター硬さ試験は、軟質裏装材のクッション性を評価するために重要な試験項目の一つである。しかしその一方で、義歯装着者の評価では軟質裏装材の疼痛緩和性能は硬さとは必ずしも一致していないことも報告されており[5]、軟らかさの「質」の違いが軟質裏装材の性能として重要であることを示唆している。

　国際規格（ISO 10139-2：1999）では、軟質裏装材のクッション性を評価する方法として、タイプとクラスの分類で行うように定められている。タイプは材料の硬さの分類、クラスは材料の流動性の分類である（表3）。また、初期と28日間水中に浸漬したサンプルの針入深さの差異が20％以下であることが要求されている。

　本材はタイプB、クラスIIに該当し、針入深さの変化率は20％以下であることから、上記のISO規格を満足しており、中程度の硬さで、フローに対する抵抗が小さい材料と位置づけされる。

　軟らかさの「質」についてさらに詳細に検討する方法として粘弾性試験があげられる。ここでは、振動的な変形に対する材料の力学的特性を調

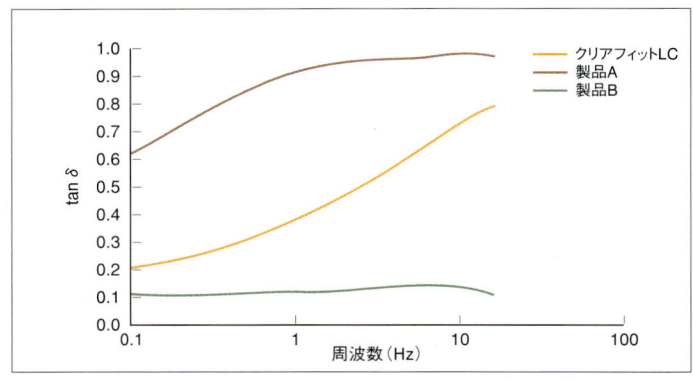

図5　損失正接（tan δ）

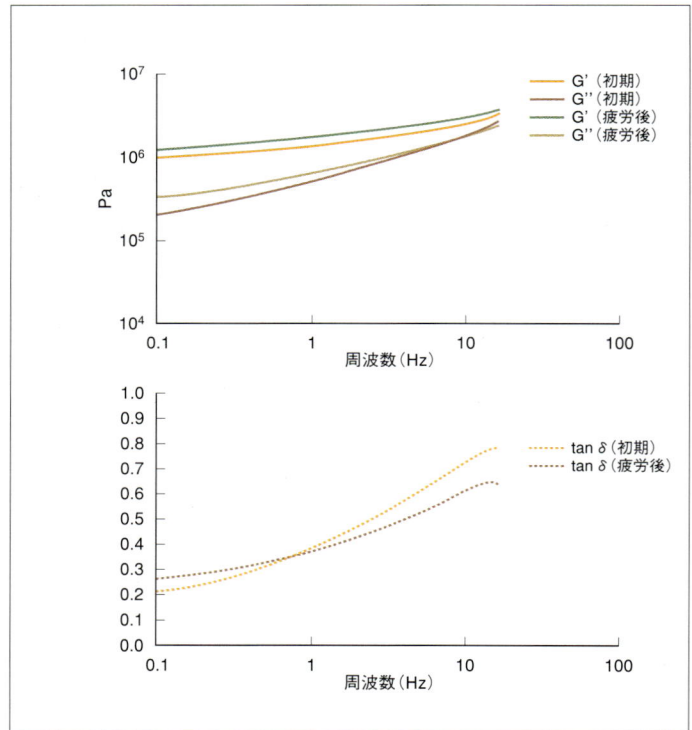

図6　クリアフィットLCの動的粘弾性

べる動的粘弾性試験（表4）について記載する。
　損失正接（tan δ）は、衝撃吸収性の指標となる項目であり、値が大きいほど衝撃吸収性が高まる。これらの特性は温度や周波数により大きく影響を受けるため、実際に使用される環境を反映した条件で試験を行うことが重要である。そこで、今回は口腔内での使用環境を考慮して、温度37℃、周波数0.1～16Hzの条件で動的粘弾性測定を行っている。この周波数範囲において、本材は製品Aと製品Bの中間的なtan δの値を有するが、周波数が低い場合は製品Bに近い値を、周波数が高まるにつれて数値が大きくなり製品Aに近い値を示す（図5）。
　今回の測定では変形量を常に一定に保つ条件で測定を行っており、周波数が高いことは変形速度が速く衝撃的な負荷状態になる。よって、衝撃的な力が加わるほど粘性特性が高まり、衝撃力を吸収しやすいことを示している。また、

図7 硬さ、tan δ による材料の比較

表5 反発弾性値

商品名	落下後の反発による高さ	反発弾性
クリアフィットLC	1.83	0.06
製品A	2.33	0.08
製品B	8.67	0.29

反発弾性値＝反発後の最大高さ／落下前の高さ（30cm）

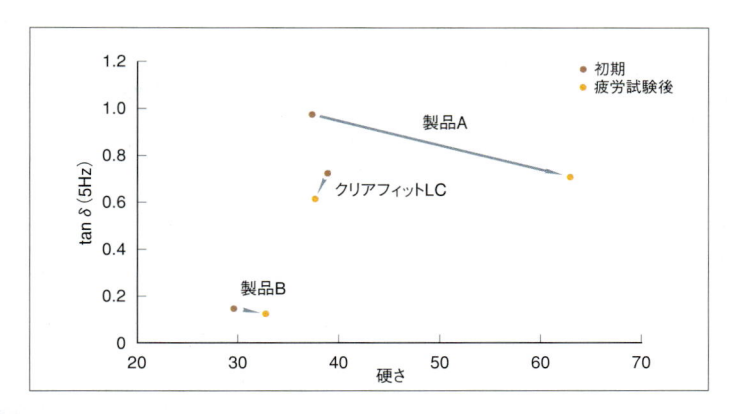

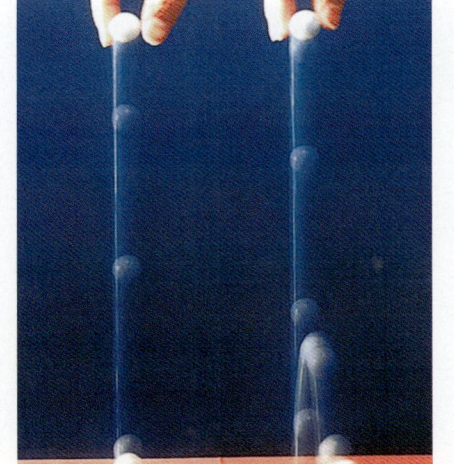

図8 ガラス球落下時の連続写真

衝撃的な力が加わるほど弾性率（G'、G"）が高まり、変形を抑制する（図6）。また、硬さ試験の場合と同様の疲労試験を行った後も、これらの特性は安定している。クリープ測定による臨床的な評価からも安定した性状であることが報告されている[6]。

硬さの指標となるデュロメーター硬さ、衝撃吸収性の指標となるtan δ で軟質材料のクッション性を表すと、アクリル系製品A（初期）とシリコーン系製品Bの中間的な衝撃吸収性と、製品A（初期）と同程度の軟らかさを長期間維持している（図7）。

軟質裏装材の使用環境とは全く異なるが、衝撃吸収性を理解しやすくするために、ここでは厚さ約2mmの軟質裏装材上に37℃条件下でガラス玉を自由落下させた際の反発弾性値とその連続写真を挙げる（図8、表5）。

粘性要素が高い材料は反発が少なく、衝撃力を吸収していることがわかる。

(3) 永久変形とクッション性

粘膜調整材は経時的な流動性を利用する材料であるのに対して、軟質裏装材は安定した（永久変形の少ない）性状が求められている。これまで粘性要素を持つことの有効性について、衝撃吸収性やエネルギー吸収性の観点から述べてきたが、安定性の観点から見ると、粘性要素は加えられた力によって材料が永久変形してしまい、義歯の高径を変えてしまうといったマイナス要因もはらんでいる。

これらのことを考慮して、軟質裏装材は貯蔵弾性率が高く、損失正接が高いものが理想的であるとする報告もある[7]。

本材は先に記載したように、弱い咬合圧の状

表6 圧縮疲労試験による変形量

	変形量％（変形量／元の形状×100）		変化率[*]
	80回負荷時	50万回負荷時	
クリアフィットLC	9.3	12.0	2.7
アクリル系製品A	8.8	59.4	50.6
シリコーン系製品B	9.4	12.0	2.6

[*]変化率＝（50万回負荷時の変形量－80回負荷時の変形量）／元のサンプル厚さ×100

態では弾性的な変形が主体で、形状を回復しやすく、衝撃的な負荷が加わった際には粘性的な特性を示す材料であるといえる。このこのように通常の咬合状態では粘性的な要素が比較的少なく、永久変形が少ないことが予想される。実際に、先に記載した疲労試験を行った際の変形量は、弾性要素が強いシリコーン系軟質裏装材である製品Bと同様に少ない（表6）。

(4) まとめ

イソプレン系エラストマーは衝撃的な負荷が加わった場合は、粘性的な要素が高まり衝撃吸収性材料として働き、通常の緩やかな負荷が加わった場合は、弾性的要素が高まり永久変形しにくい特性を有する。

本材は、咬合時の圧力のかかりかたにより特徴的なクッション性を示す。

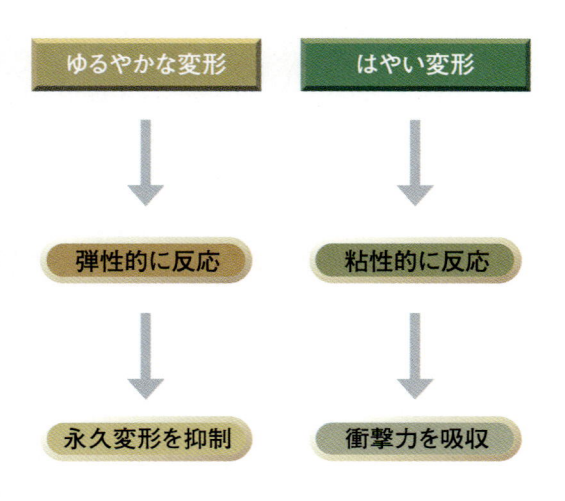

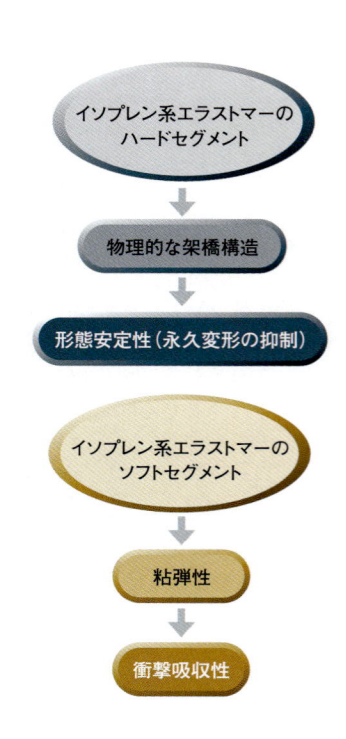

このような特性は、イソプレン系エラストマーがミクロ相分離した構造を形成していることに起因していると考察している。

咬合負担圧の分散効果にもイソプレン系エラストマーを配合した軟質裏装材が寄与している可能性が報告[8)9)]されているが、このことも粘弾性に大きく関わっていると推察される。

床下粘膜は粘弾性体であり、軟質裏装材もそのような性質を持たせることが理想とされている[10)]。イソプレン系エラストマーは長期間粘弾性を維持する素材であり、類似した機能が発揮される可能性が高いと考えている。

2）床との接着性

（1）構造モデル

　義歯の裏装を行う場合、義歯裏装面に予めプライマーを塗布することが一般的に行われている。プライマーには床用レジンの表面一層を溶解するためジクロロメタンが配合されていることが多く、「クリアフィットLC」も50％以上配合している。弾性率の異なる材料の境界面には応力が集中しやすいため、本材は接着界面での応力の分散を図る目的で、接着材層の硬化物が軟質裏装材と床用レジンの中間的な弾性率になるように設定されている。

（2）接着強さの評価

　引張り剪断接着試験から、本材は様々な床用材料および本材の硬化物に対しても接着性を有する（図9）。ここで、金属材料に対しては、事前に「アロイプライマー」（クラレ製）を塗布している。

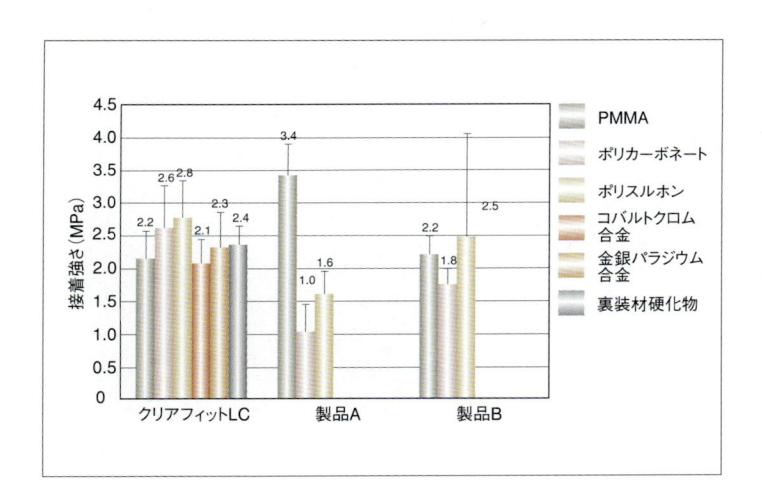

図9　各種床用材料に対する接着強さ

3）耐汚染性

　軟質裏装材はゴム質の材料であり、床用レジンなどの硬質ポリマーと比較して分子間の隙間が大きく、低分子量の物質が侵入しやすい。

　口腔内で使用される軟質裏装材は、唾液、食物、細菌などに日常的に接触する。親水性の素材の場合は、吸水性が高まり材料内に取り込まれた水分のために、細菌が繁殖したり腐敗臭が発生したりする可能性がある。一方、親油性の素材の場合は、食物中の色素など油性成分が浸入し、変色劣化する可能性がある。

　イソプレン系エラストマーは親油性の素材であるため、油性成分による着色劣化を抑制するため、アクリル系軟質ポリマーを主成分としたコーティング層を形成するシステムを採用している。耐水性に優れた素材をベースにしているので、吸水や溶解性が少ない（図10）。

　食物中の油性成分等による着色試験[11]から、本材は食物中の油性成分であるニンジンなどに含まれる色素であるβ-カロチン、コーヒーなどによる着色が少ないことがわかる（図11）。

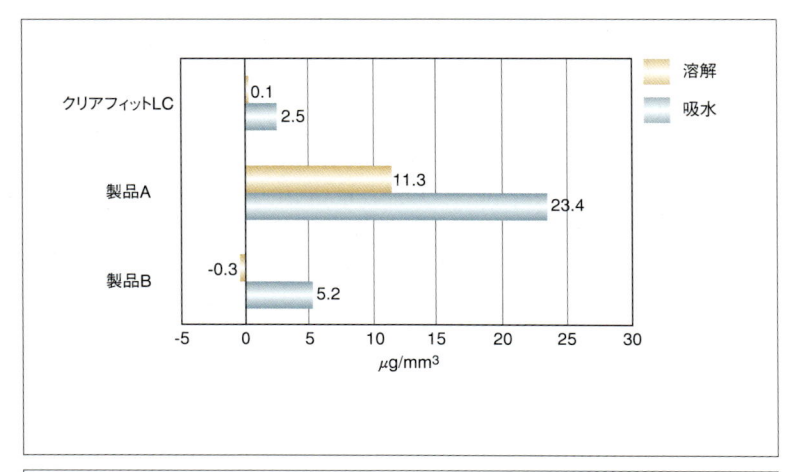

図10　吸水・溶解性

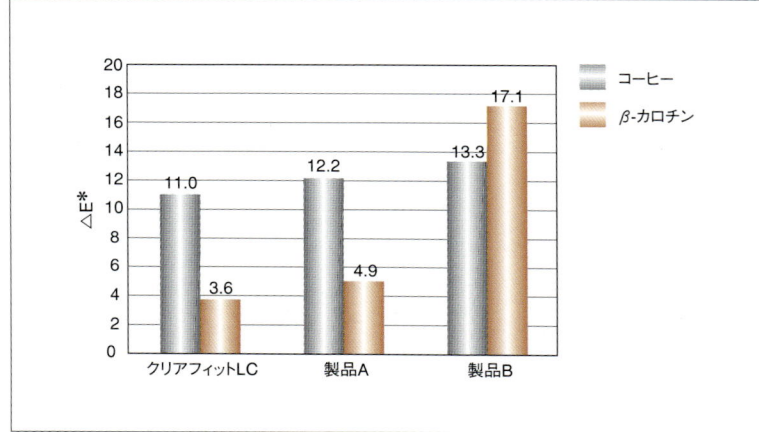

図11　着色性

4）ペースト性状

　下図のように、重合前のペーストはメタクリル酸エステルが滑剤のように働く。つまり、ハードセグメントの凝集（物理的な架橋）をほぐし、小さな力によって自由にずれ動くことができるようになる（図12）。このずれ動く特性は、温度により極めて敏感で、高温になるほどずれ動きやすく、低温になるほどずれ動きにくくなる。

　ペースト性状は印象性能を評価する上で極めて重要である。義歯床用暫間弾性裏装材のISO規格（ISO 10139-1：1991）では、印象性の評価として稠度を設定している。本材は餅状の高粘度ペーストであるが、この試験方法による稠度は、本規格に適合する（表7）。

　さらに、ペースト性状を詳細に評価するためには、先程硬化物の測定で行った動的粘弾性試験が適している。本材は周波数が低い状態では損失正接が大きく粘性が強いのに対して、周波数が高くなるにつれて、弾性的になる。つまり、遅い変形に対しては変形しやすいが、速い変形に対しては抵抗する性質を持っている（図13）。印象操作は数十秒から数分間咬合圧を加えた速度の遅い変形である。したがって、周波数の低い領域での特性が印象性に重要である。

　このような特性は温度によっても大きく影響

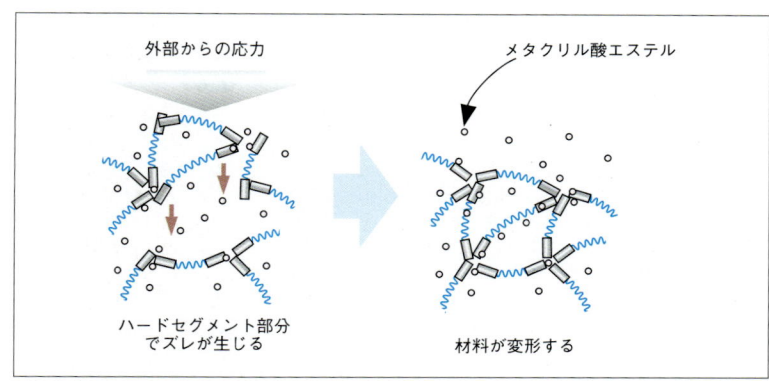

図12　ペーストの構造モデル

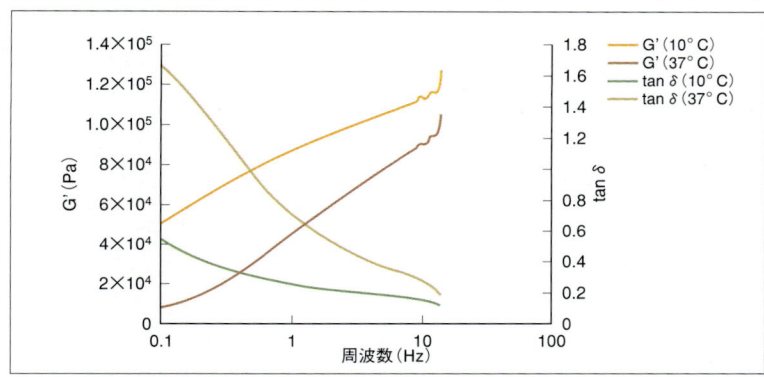

図13　ペーストの動的粘弾性

表7　稠度（ISO 10139-1：1991）

項　目	規格値	測定値
稠　度	25 mm ～ 75 mm	46.6

を受け、低温であるほど変形に対する抵抗が強くなる。この性質は、口腔内で印象操作を行った後、口腔外に撤去する際の変形を防止するために有効であると思われる。

まとめ

軟質裏装材に応用したイソプレン系エラストマーの特性について、クッション性を中心に概説した。理工学的な特性の測定方法、結果は参考文献[12,13,14]を参考にしていただきたい。

衝撃吸収性を特徴としたイソプレン系エラストマーをベースにした本材が、これまでの軟質裏装材に加わり、歯科診療の一助となることを期待している。

参考文献

1. 秋山三郎，井上隆，西敏夫：ポリマーブレンド，シーエムシー，1979
2. 村田比呂司，貞森紳丞，浜田泰三（広島大・補綴二）：アクリル系弾性裏装材の組成と物性について，補綴誌，38（92回特別号），54，1994
3. 鈴木哲也，熊谷宏，内田達郎，吉富信幸，渡邉竜登美，石鍋聡，水口俊介，関田俊明，平野滋三，宮下健吾，小林賢一，長尾正憲：高齢者の咬合支持状態に関する研究，補綴誌，38，476-484，1993
4. 天野仁一朗，安藤俊介ほか：成人の咀嚼リズムの経時的変化および味覚刺激による影響について，補綴誌，33，270-282，1989
5. 村田比呂司，浜田泰三：軟質義歯裏装材（難症例への適用），Dental Diamond（増刊号），23（320），1998
6. 守澤正幸，村岡学，平野滋三，小林章二，高橋保樹，早川巌：新しい軟質リライニング材の臨床評価—粘弾性の経時的変化について—，補綴誌，43（102回特別号），135，1999
7. Murata, H., Taguchi, N., Hamada, T., McCabe, J. F.: Dynamic viscoelastic properties and the age changes of long-term soft denture liners, Biomaterials, 21, 1421-1427, 2000
8. 鷹股哲也，落合公昭，倉澤郁文ほか：最近の軟質裏装材3種類の変色について，補綴誌，35，542-555，1991
9. 東條敏明，米山喜一，大貫昌理，鈴木恭典，細井紀雄：軟質裏装材が義歯機能及び義歯使用感に及ぼす影響，補綴誌44（103回特別号），2000
10. Hayakawa, I., et. al.: The Creep behavior of denture-supporting tissues and soft lining materials. Int. J. Prosthodont., 7: 339-347, 1994
11. 米山喜一，細井紀雄，東條敏明，服部克彦：試作軟質裏装材SR-100が局所負担圧分布に及ぼす影響，補綴誌，43（102回特別号），1999
12. 守澤正幸，早川巌，山口里志，畑中憲司，増原英一：新しい軟質リライニング材の開発，歯材器，18（33回特別号），67，1999
13. 畑中憲司，山口里志：新しい軟質裏装材「クリアフィットLC」の理工学的特性，歯材器，19（35回特別号），86，2000
14. 守澤正幸，平野滋三，小林章二，平野圭，藤森拓人，早川巌，山口里志，畑中憲司，増原英一：新しい軟質リライニング材の性質，補綴誌，43（101回特別号），124，1999

歯科用接着性レジンと新臨床の展開

［臨床編］

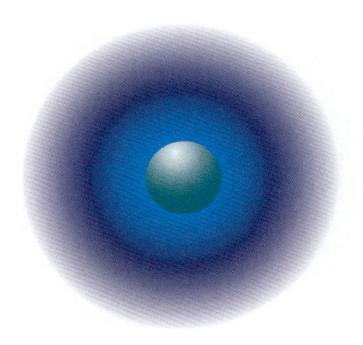

- 矯正用接着剤"オルソマイト"改変の軌跡
- フッ素徐放性シーラントとレジンコート材
- スーパーボンドC&Bの臨床応用
- 接着が可能にした歯質保存的審美修復
- 接着修復の臨床観察
  ──最新の接着技術による接着性審美修復と補修修復──
- 再石灰化と耐酸性層形成による歯質の強化
- 歯冠色修復における接着技術
- 失活歯の接着歯冠修復
- 接着ブリッジの技法と臨床
- 新しく開発された床用軟質裏装材の性質と使用法

矯正用接着剤
"オルソマイト"改変の軌跡

三浦 不二夫

東京医科歯科大学名誉教授
〒113-8549　東京都文京区湯島1-5-45

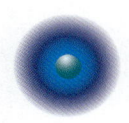

The History of Orthodontic Adhesive "ORTHOMITE"

Fujio Miura

Professor Emeritus Tokyo Medical and Dental University
1-5-45, Yushima, Bunkyo-ku, Tokyo 113-8549

矯正用接着剤 "オルソマイト" 改変の軌跡

三浦　不二夫

はじめに

　歯科矯正学を学んで半世紀を過ごしてきた私に、"矯正臨床で、何が一番変わったか"と問われたら、"BandがBondに変わったこと"と即座に答えるだろう。それも偏に増原先生はじめ一門の永年に亘るご支援の賜物であるから、この度の投稿要請を快くお引き受けすることとした。

　話は40年前に遡る。私は1960～61年にかけて、恩師高橋教授の友人、シカゴ大学の歯科人類学教室のDahlberg教授の下で、アメリカ原住民の歯と歯列弓に関する研究の補佐をした。その折、幸いにも当時、最先端の矯正法の1つといわれたlight wire differential forces techniqueをロヨラ大学のJarabak教授から習う機会を得た。この方法はAngleによって創始され、Tweedによって改良後、さらにJarabakよってlight forceを用いるedgewise法へと改変された最新の、いわゆる"full band technique"であって、その頃の日本には未だ使用されていない新しい矯正治療法であった。当然、私が帰国してからは、教室あげてこの方法の習得に励み、その数年後には数十例の治験例を得るに至った。そして、その総括として、Jarabak法の従来にない有効性を認知する反面、この種の矯正装置の基本となるメタル・バンドのもたらす為害性も数多く経験した。すなわち、上下の全歯にバンドを適合する労力は納得しても、歯間分離の患者に与える苦痛をはじめ、動的治療終了に伴うバンド撤去後の歯間スペース、白斑、齲蝕の発生などには許し難いものがある。いつとはなしに、"矯正用ブラケットを、バンドを使用することなく直接歯に着けることができないだろうか……かくすれば、これらの為害性は一挙に解決できるであろう"という夢を抱くようになった。幸いにも1966年、Fischer教授と接着性レジンについて共同研究された本学歯科材料研究所（後に医用器材研究所となる）の増原教授が帰国されたことからその夢を伝えたところ"TBB（Tri-n-butyl-borane）を触媒とするMMAレジンは象牙質に強固に接着するようだから、エナメル質に対してもその可能性はなくはない"という返事であった。早速、教室の中川助手を派遣することに決め、増原教室との共同研究が開始されたわけである。

1. 矯正用接着剤 "オルソマイト" の誕生

　矯正用接着剤の開発には、充填を目的に象牙質への接着を対象として検討するものではなく、あくまでブラケットとエナメル質の両者に強固に接着するものを求めなければならない。

しかも、動的矯正治療の終了時にはエナメル質を傷つけることなく、接着剤を容易に撤去できることも必要である。そこで、中川[1～3]は、矯正用ブラケットを将来プラスチック製にすることを念頭に入れて、アクリル・ブロックを牛歯のエナメル質に接着する実験系を計画し、2種の触媒と24種の処理剤を用いて研究を開始した。そして、1年半を終えた頃には、エナメル質を65％のリン酸で30秒エッチングした後、そこへMMA－TBBレジンを塗布してアクリル・ブロックを接着すると、半年後でも定荷重水中経時試験や引っ張り試験の値は、40kg/cm^{2}を越しているという結果を得た。65％リン酸を30秒作用させる理由は、リン酸濃度とCa溶解度の関係から個々のエナメル小柱表面に明瞭な凹凸を与えながらも、Caの溶解を最小限に押さえ、かつ効果的な接着力が得られるという実験成績からである。

中川は以上の成果を踏まえ、臨床応用のために接着手順を次のように組み立てた。

1）歯面の清掃：歯面に付着する汚物の排除とエナメル質を覆うcuticleの除去のため、各歯をブラシ・コーンで10～15秒磨く。
2）歯面のエッチング：65％リン酸を30秒作用させ、直ちに水洗する。
3）シラン処理：歯面を十分に乾燥させてから、シランをエッチングした歯面に塗布し、エアー・シリンジでシランを吹き飛ばして、シランの被膜をつくる。
4）接着液の調整：カプセルに封入されたTBBをMMA（液）に添加する。
5）筆ずみ法による接着剤の歯面への塗布：筆を接着液に浸してから、PMMA（粉）を筆先に採取して、ビード状の小球をつくり、それを歯面に塗る。
6）プラスチック・ブラケットの圧接：ブラケットを所定の位置に、軽く数秒間圧接する。
7）接着剤の硬化の確認：接着剤の硬化を待って、余剰の接着剤を削除して完了。

なお、用いるプラスチック・ブラケットについては、当時、米国製の金属板で保持するものが発売されていたので、それを入手して、金属板を外して使用することとした。

以上の手順で20余の矯正症例に適用したところ、接着されたプラスチック・ブラケットは、ブラケット・ウィングの破損はあっても、動的治療終了時までほとんど離脱することはなかった。

そこで、1970年、日本矯正歯科学会が広島で開催された折、プラスチック・ブラケット接着の原理と方法を症例を添えて発表したところ、その反響は誠に大きく、はるか米国矯正歯科学会から、機関誌Am. J. Ortho.への投稿[4]と、翌年の年次学会での講演と示説の要請が届いた。

それには早急に接着剤とプラスチック・ブラケットの製品化を計らねばならない。前者についてはTBBを製造する持田製薬が担当し、後者については苦労しながらも大・中・小の3種を製造したモリタ商店が分担することとなった。かくて、出来上がった接着剤の製品名を"オルソマイト"と名付け、それを使って歯に直接ブラケットを接着して矯正する方法をダイレクト・ボンディング・システム（D.B.S.）とよぶことにした（図1）。そして1971年ニューオリンズで開催された米国矯正歯科学会年次学会では"New Direct Bonding System for Plastic Brackets"と題して、講演に加えて、中川助手による示説を行ったところ、座長のSalzmann先生より"バンドを使わずに矯正治療できる方法が、ついに日本で開発された。近い将来、バンドが矯正臨床から消え失せることになろう"というコメントをいただき、絶賛を博したものだった。

このニュースは、アマルガムに代えるべく充填用接着性レジンとしてBis-GMAを扱っていた研究者に強い衝撃を与え、その矛先を急遽、

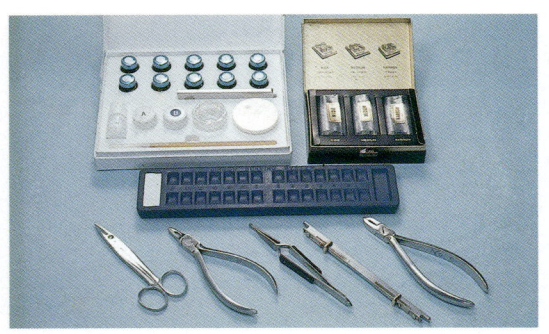

図1A　オルソマイトとプラスチック・ブラケット及びDBSに用いる器具

図1B　オルソマイトの内容

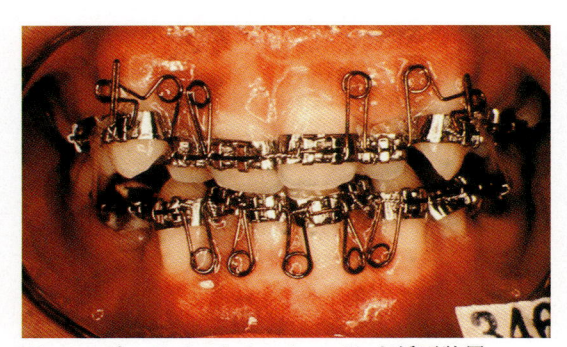

図1C　ジャラバックのフル・バンド矯正装置

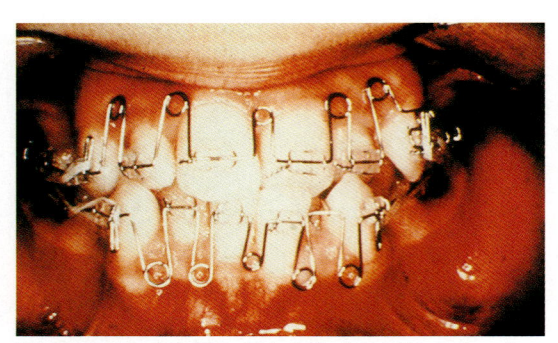

図1D　バンドを用いることなく、プラスチック・ブラケットが直接接着された症例

象牙質からエナメル質への接着へと向けてきた。即ち、光重合による矯正接着剤が矯正界に台頭し始めたのである。しかしながら、これらはもともと充塡用として開発されたもので、フィラーが混入されており、硬化すれば極めて硬い接着剤となる。いま、この種の接着剤のブリネルに硬度を計ってみると50に近い値を示す。一方、オルソマイトの基材であるMMAレジンのそれは、その半分にも及ばない値であった。したがって、前者はやがてブラケット撤去時の、いわゆるディ・ボンディング問題——接着剤が硬いためブラケット撤去時に歯面に傷をつけること——を起こす結果となるが、オルソマイトはエナメル質を傷つけることなく、容易に撤去できることから、全く心配がない。ただ、エナメル質をエッチングするという行為に対して、発表当初はかなり強い抵抗があった。幸い私どもの矯正分野では、しばしば抜歯症例に遭遇する。教室の石崎ら[5]は患者の了解を得て、抜去予定の歯面に所定の手順に従いブラケットを接着し、再びそれをリムーバーで撤去して、残った接着剤をスケーラーで掻き取ってから、ブラシ・コーンで10〜15秒研磨してそのまま放置した。写真で示すように、研磨は1日後で白斑がエナメル表面にわずかに現われ、1週間後でその白斑は全面に出現し、1月も経てばそれがエナメル質のほぼ全面に覆うようになる。つまり、cuticuleが再成され、健全歯のエナメル表面と全く変らぬ状態になることを捉えた。この事実と、すでに中川によって指摘された65％リン酸、30秒のエッチングによるわずかなCaの容出量とを踏まえて、エナメル質のエッチングは

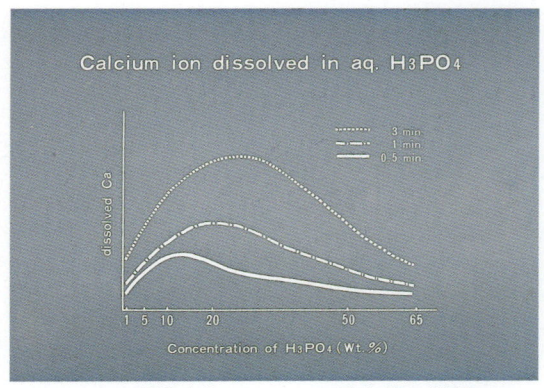

図2A　リン酸濃度とカルシウム溶出量の関係

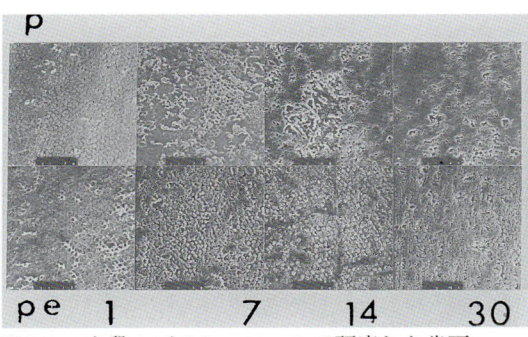

図2B　上段：ブラシ・コーンで研磨した歯面
　　　下段：研磨後にエッチングした歯面
　　　左端から1日目、7日目、14日目、30日目

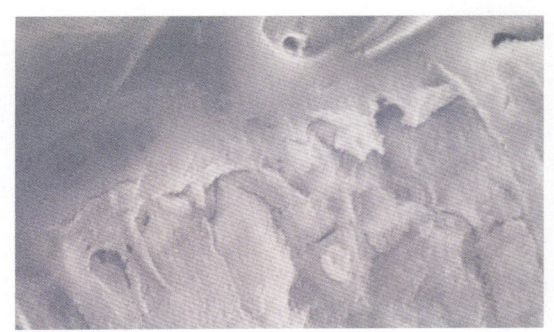

図3A　接着剤とエナメル質の境界部

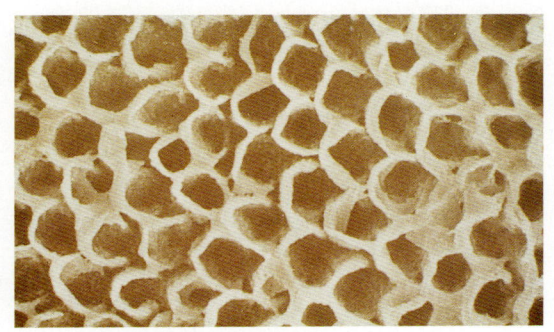

図3B　接着剤境界部の裏面像

negligible（無視してよい）という見解が下されるようになった（図2）。

一方、接着剤が塗布された歯について接着剤とエナメル質との境界を検鏡してみると、MMA-TBBレジンはエッチングされたエナメル小柱に密接し、小柱間隙に深く足（Tag）を延ばしている様相が捉えられた。そして、その状態のまま、小柱を塩酸で溶かして接着剤との境界面を観察すると、接着剤はあたかも蜂の巣様の像を示し、個々の小柱を確実に捉えてアンカーを形成していることが知られた（図3）。つまり、オルソマイトは、エナメル質への投錨効果により、強い接着力を示すことが証明されたわけである。

2．オルソマイトⅡsへの改良

オルソマイトの強い接着力が投錨効果に由来するのであれば、その効果の増強を計ることがオルソマイトの改良に継がる。折しも増原教室の中林助教授（増原教授の後継者）は、機能性モノマーの研究に没頭していた頃であった。MMA-TBBレジンのエナメル小柱への浸透を促して確固たるTagを得るには、疎水性と親水性の両面を持つ機能性モノマー；2-hydroxy 3-b-naphthoxy-propyl methacrylate（HNPM）の使用を提案してくれた。早速、石崎[6,7]はこれをMMAに加えて接着してみると、シランを塗布することなくオルソマイトの約1.5倍ほどの

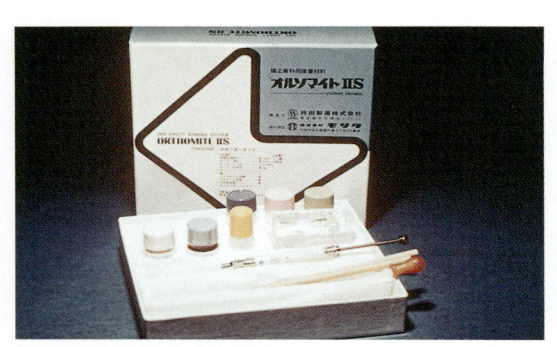

図4A　オルソマイトIIs

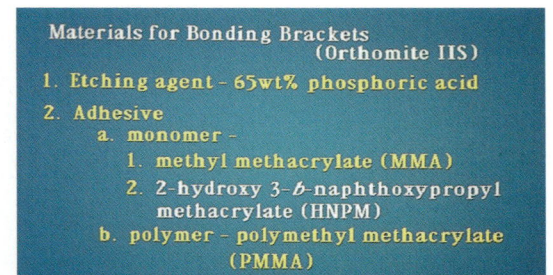

図4B　オルソマイトIIsの内容

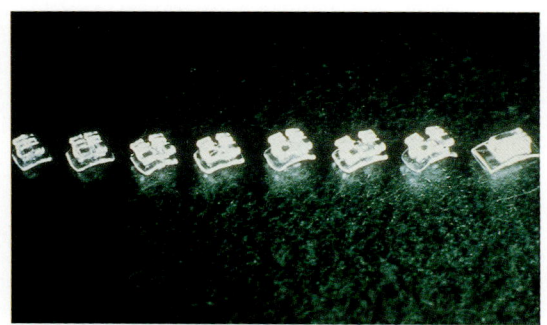

図4C　プラスチック・エッヂワイズ・ブラケット

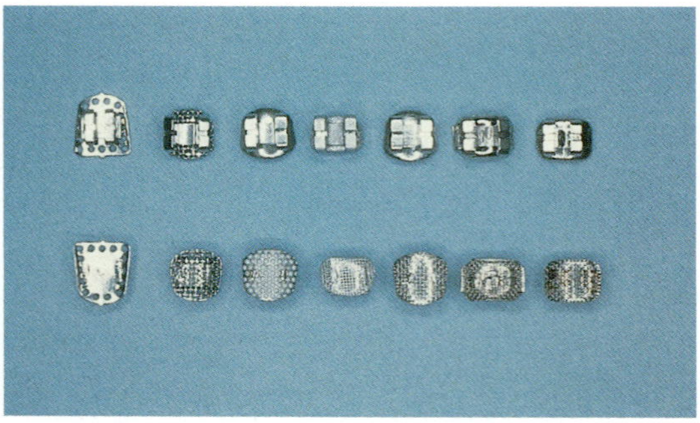

図4D　メッシュや小孔を施した金属ブラケット

接着力を示すことが認められた。このことから、HNPMのMMAへの添加（HNPM/MMA-TBBレジン）によって、接着力の増強が得られ、かつオルソマイトからシランが取り除かれる結果となった。これが改良の第一点である。

　次いで、TBBの取り扱であるが、この物質は酸化しやすく、1滴でも綿花などに触れると直ちに発火の恐れがある。そこで、オルソマイトでは、これをカプセルに封入して小ビンの裏側にセットし、使用時にカプセルを開放して小ビン内のMMAにこれを添加する方法を採用していた。石崎はこの不便さを指摘し、TBBに酸素を付加して発火するのを抑え、かつそれを適量採取できるように持田製薬（後にサンメディカル社に移管）に提案した。その結果、従来のTBBをTBB-Oにして発火を防ぎ、それをシリンジに封入することに成功した。したがって、このシリンジによって接着液の分量をいかようにも調製することができることから、接着歯数に応じた接着剤を簡単に用意することが可能になった。これが改良の第二点である。

　オルソマイトはすでに述べたとおり、D.B.S.に用いる接着剤であることから、プラスチック・ブラケットも矯正臨床の需要に応じる必要がある。そこで、エッジワイズ・タイプのブラケット各種を製作することとした。ところで、この頃には、Bis-GMA系の接着剤が数種類発売されており、金属ブラケットのベースに機械的保持形態を作って接着する方式を採用していたため、それに対抗して私達もプラスチック・ブラケットと共にブラケットベースにメッシュを施したり、小孔をあけた金属ブラケットも用意した。それに伴い、PMMA、すなわちレジンの粉末を極微細にして、レジンの自体の硬さ

を増強させると共に硬化時間も短縮させることを計った。いわば、これが第三の改良点である。

かくして、1974年、米国矯正歯科学会がヒューストンで開催された折、改良した新矯正用接着剤をオルソマイトⅡsと名付け、Simplified and Improved Direct Bonding System with New Adhesive "OrthomiteⅡs" と題してプラスチック・エッジワイズ・ブラケット並びに機械的保持形態をもつ金属ブラケットを添えて発表することとした（図4）。

1978年、ミシガン大学のFaustら[8]は、当時発売されていた13種の矯正用接着剤について、プラスチック並びに金属ブラケットに対する接着力を調査し、発表した。それによれば、フィラーの混入されているBis-GMA系のAnto-Tachが、金属のそれに対して757 lb/m^{2}の最高値を示すが、プラスチックのそれに対しては0、すなわち接着しない。しかし、オルソマイトⅡsは、金属に対して630 lb/m^{2}と、フィラーの混入されている別のBis-GMA系のものより高い値で5位を示し、プラスチックのそれに対しては飛び抜けて高い870 lb/m^{2}という値を示して1位であった。オルソマイトⅡsの性能を世に示す情報として内心、ほくそ笑んだ次第である。

3．スーパーボンドへの飛躍

HNPMによって親水性と疎水性を兼ね備えた機能性モノマーがエナメル質への接着に有効であることから、中林助教授はさらにこの方面の研究を親展させ、4-methacryloxyethyl trimellitate anhydride(4-META)を見い出した。そこで教室の茂木[9~11]は早速この4-METAをMMAに混入して、オルソマイトと同様にTBBを触媒としてレジン（4-META/MMA-TBBレジン）を重合させてみると、エナメル質に対して何と150kg/cm^{2}以上の高い接着力を示していた。したがって、エナメル質に対する接着性は文句ない。問題はブラケットである。できれば金属ブラケットも機械的保持に頼らず接着させたい。そこで、茂木は0.9mmの矯正用ニッケル・クローム線にこの4-META/MMA-TBBレジンを塗布し、アクリル・ブロックに埋め込んで、引き抜き試験をしてみたところ、塗布しないものは1kg程度で簡単に引き抜けるのに対し、塗布したものは70kg前後の値を示した。ステンレスワイヤーについてもほとんど同様な値を示すことから、ブラケットを含む金属製の矯正用アタッチメントは全て接着可能ということを知った。これは矯正臨床にとって大変な飛躍である。早速1981年、米国矯正歯科学会の年次学会がサンフランシスコで開催された折、この4-META/MMA-TBBレジンによる接着剤をスーパー・ボンドと名付けて発表することとした（図5、図6）。

しかしながら、残念なことにスーパーボンドは、金、白金、銀、パラジウム等には接着性を示さない。この頃には成人の矯正治療も増えてきたことから、できれば金や白金化金の補綴物にも接着したい症例がある。そこで、これら貴金属に対する接着の試みが始まった。茂木・吉野ら[12]は貴金属にスズ・メッキを施す方法を、また、大野らはガリウム塗布の方法を考案し、それなりの有用な成果を得てはいたが、小島、門磨、今井ら[13]が開発したV-プライマー（6-(4-Vinyl-benzyl-n-propyl) animo-1.3.5-triazine-2.4-dithione）を塗布してスーパーボンドを使えば、容易に前者らと同等、あるいはそれ以上の結果が得られることから、増原先生を通じて彼らの了承を得、D.B.S.の手法の中にこれを採用することとした。つまり、これによってスーパーボンドは全ての金属に接着可能となったわけである（図7）。

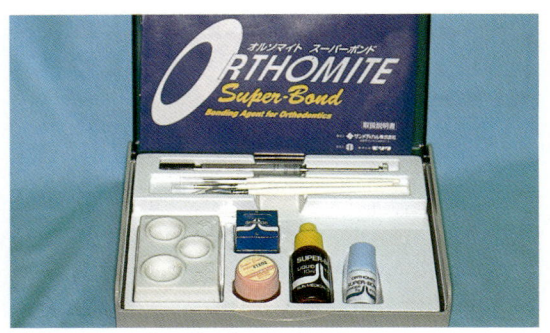

図5A　スーパーボンド

図5B　スーパーボンドの内容

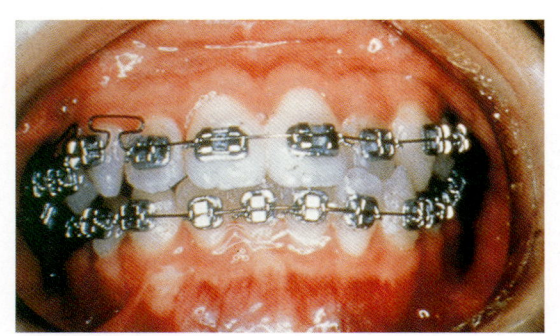

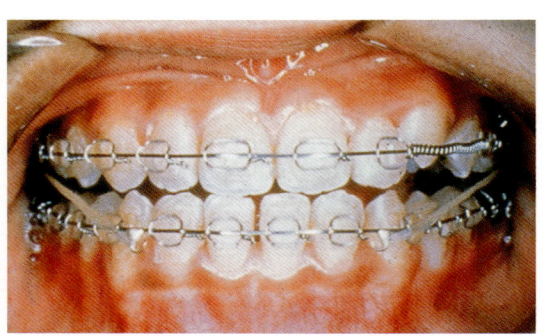

図6A、B　スーパーボンドにより、プラスチック・ブラケットおよび金属ブラケットの両者が接着できるようになった。

　ところで、スーパーボンドも基材はMMAであるから、プラスチックに対する接着性はオルソマイトⅡsと変わりない。しかし、このⅡs発表時に紹介したプラスチック・エッヂワイズ・ブラケットは、ウィングが破損しやすいという批判があった。そこで、一方では、ワイヤー結紮時の応力がウィングの1点に集中する欠点を除くために、応力がウィング全体に分布するような形態に改善することとした(図8)。しかし、他方では、ウィング破損の解決策としてセラミック製のブラケットの製作も検討され始めた。つまり、陶材に対する接着法も確立する必要がある。幸いなことに、初代オルソマイトでは、カップリング剤としてシランを使用したことから、前田ら[14〜16]はこれを陶材に塗布してからスーパーボンドでそれを接着してみると、金属への接着力にも優る数値を示した。したがって、Ⅱsでは抹消されたシランが、ポーセレン・ライナー・Mという製品名で再登場することとなった(図9)。つまり、スーパーボンドの性能を補足するV-プライマーとポーセレン・ライナー・Mがあれば、矯正材料のみならず、広く歯科材料のほとんどに接着可能となり、かくして矯正界はもはや、"BandがBondに変った"時代を迎えたのである。他方、スーパーボンドは歯冠修復の領域のために、特にスーパーボンド・クラウン＆ブリッジ（C・B）の名称で追加発売されるようになった。これがやがては接着性ブリッジ誕生に繋がり、ついには接着歯学会の創設にも貢献する結果となった。

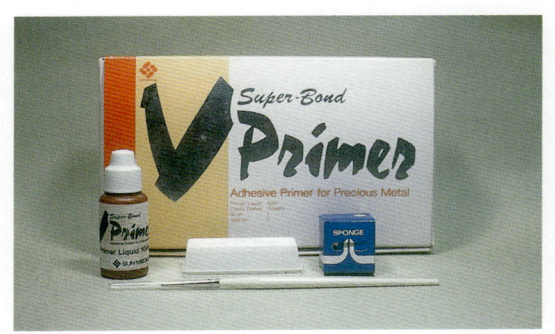

図7A　V-プライマー

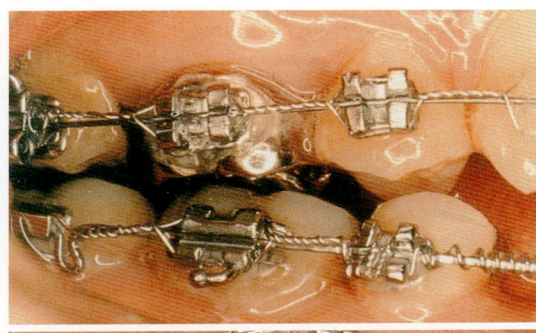

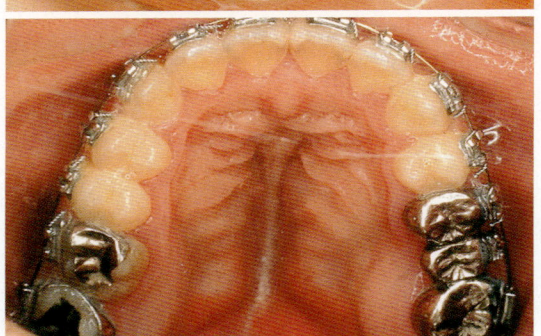

図7B
上段：ゴールド・クラウンに金属ブラケットを接着した症例
下段：白金化金製ブリッヂに金属ブラケットおよびチューブを接着した症例

図8A
左：プラスチック・エッヂワイズ・ブラケット
　　結紮時に応力がウイングの1点に集中するため、破損しやすい。
右：改良型プラスチック・エッヂワイズ・ブラケット
　　結紮時の応力はウイング全体で受け止めるように改良された。

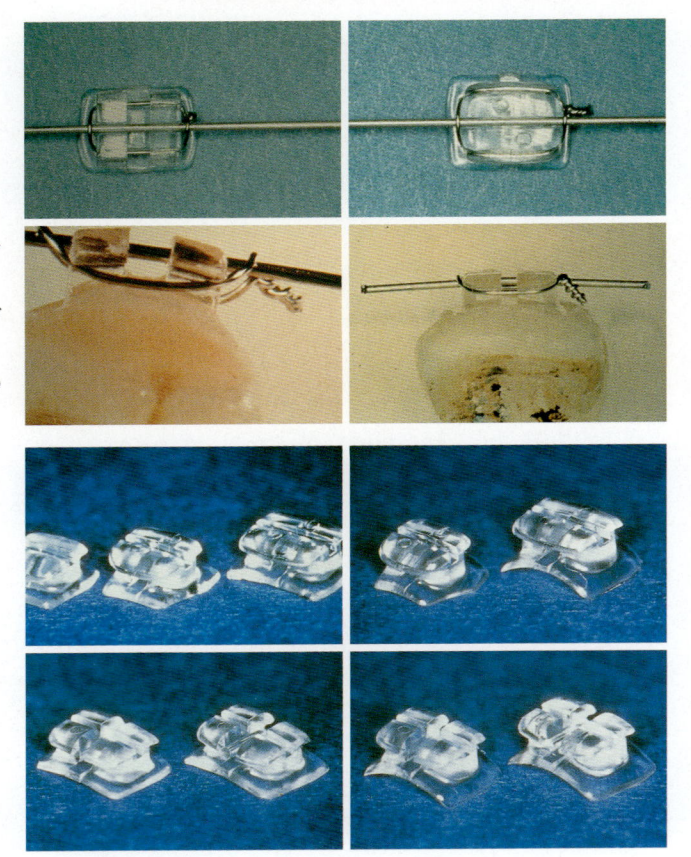

図8B　改良型プラスチック・エッヂワイズ・ブラケット各種

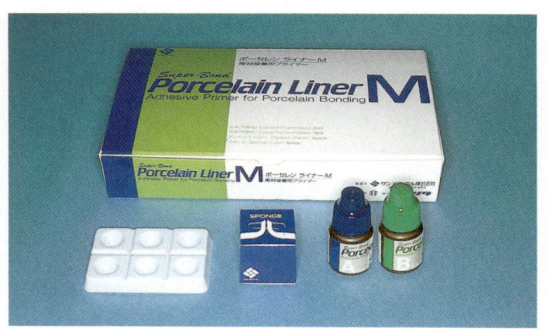

図9A　ポーセレン・ライナーM

図9B　ポーセレン・ブラケットを接着した症例
上段：マルチ・フォース・アーチ・ワイヤー装着時
下段：その8カ月後

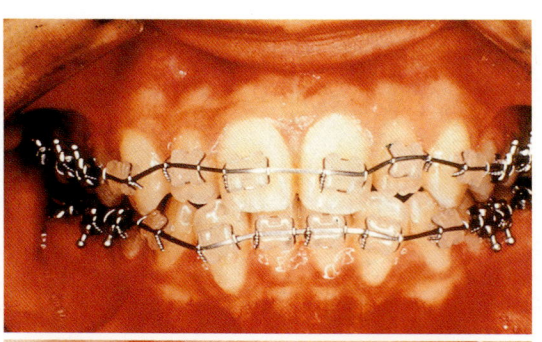

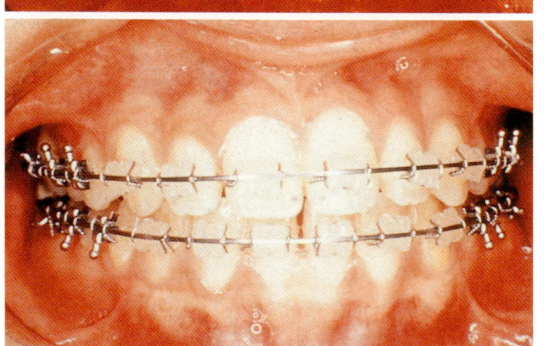

4．MCPボンドの登場

　機能性モノマー4-METAの採用によりオルソマイトの性能が飛躍的に進歩したことから、4-METAの持つ2つのCOにそれぞれOH基を添加して4-METにすれば、さらなる発展が得られるかもしれないという中林教授のアドバイスから、教室の堀田らは、4-MET/MMAレジンの接着性について検討した結果、initiatorとして高価なTBBを使う代わりにBPO-amineを用いても、スーパーボンドとほとんど変わらない接着性を示すという知見を得た。これによって、TBBのシリンジは接着剤のセットから除去できるばかりでなく、4-MET/MMAの液とBPO-amineの液とを1対1の割合で調合すれば、簡単に接着液ができることになる。加えて接着剤の硬化時間も短縮される結果となった。

　オルソマイトが発表されてから20年目を迎えた1990年、東京においてD.B.S.20周年記念会が催された折、この4-MET/MMA-BPO-amineレジンを採用した新接着剤、MCPボンド[17]が登場した（図10）。Mとはメタル、Cとはセラミック、Pとはプラスチック、その頭文字を取ってMCPと命名したもので、それらのいずれにも接着可能という意味からである。

　かくして、矯正用接着剤"オルソマイト"は、IIs、スーパーボンドを経てMCPボンドにまで改変されて、現在に至っている。その軌跡を表1にまとめてみた。そして、それらの性能を接着力の面から捉えたのが表2である。これら2つの表に教室員の永年に亘る努力が集約されていると思うと、私には感無量なものがある。

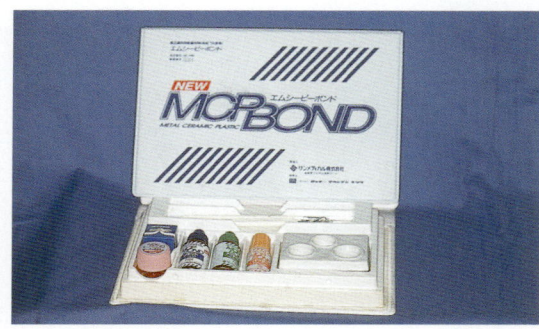

図10A　MCPボンド

図10B　MCPボンドの内容

Materials for Bonding Brackets (MCP Bond)

1. Etching agent - 65wt% phosphoric acid
2. Adhesive
   a. monomer -
     1. methyl methacrylate (MMA)
     2. 4-methacryloxyethyl trimellitate (4-MET)
   b. polymer - polymethyl methacrylate (PMMA)
   c. initiator - benzoyl peroxide (BPO)
     N,N-dimethyl p-toluidine (DMPT)

	(1971) Orthomite	(1974) Ortho. IIs	(1981) Super Bond	(1990) MCP Bond
Etchant	Phosphoric Acid 65%30Sec	→	→	→
Components	MMA/PMMA	→	→	→
Initiator	TBB	→	→	BPO-Amine
Wetting agent	Silane	×	×	×
Adhesion Promoting Monomer	×	HNPM	4-META	4-MET

表1　矯正用接着剤"オルソマイト"改変の軌跡

Tensile bond strength (MPa) after thermocycled (4 - 60°C) 60 times

	(1971) Orthomite	(1974) Ortho. IIs	(1981) Super Bond	(1990) MCP Bond
Enamel	3.7	5.5	12.8	12.3
Plastic	12.2	12.5	13.3	12.7
Metal I	0	0	20.9	18.8
Metal II	0	0	14.2 (V- Primer)	11.2 (V- Primer)
Ceramic	0	0	16.6 (Porcelain liner M)	15.3 (Porcelain liner M)

* Metal I: Stainless steel
* Metal II: Cast well (12% Au-Ag-Pd)

表2　改変に伴う接着力の推移

おわりに

　矯正用接着剤オルソマイトはMCPボンドにまで改変されてきたが、それに伴って接着方法もより簡便になった。従来は、接着液に筆先を浸してからポリマーを採取し、小球を作って歯面に塗布する、いわゆる筆積法（brush on technique）を採用していたが、プレプライムド・ブラケット（Preprimed bracket）[18]の出現によって、液に浸して着けるだけの方法（dip-bond technique）に進展した。ここでいうプレプライムド・ブラケットとは、ブラケット・ベースの裏面に予めポリマーを一定量積相に盛り上げたもので、これを接着液に浸せば一定量の液を吸い取るため、術者の技量に関係なく誰でも巧みに接着できる（図11）。

　吉増ら[19]は口腔外科用ブラケットを開発し、これをプレプライムド化することによって、顎骨骨折に対する復位固定の応急処置が簡便かつ適確に行われるようになったと報告している。矯正用接着剤が口腔外科方面にも寄与していることは誠に喜ばしい次第である。

　しかしながら、ブラケットを着ける歯面は依然としてエッチングした状態である。65％リン酸で30秒エッチングすることにより、Caの脱灰量を最小限に止めているとはいえ、21世紀の矯正臨床にはエッチングを全く必要としない接着剤が出現して欲しいものである。

　以上、オルソマイト改変の軌跡をしたためてきたが、それはまさに増原名誉教授をはじめ、増原教室一門の先生方のご指導ご支援の歴史でもある。稿を結ぶにあたり矯正学教室を代表して心からお礼を申し上げる。

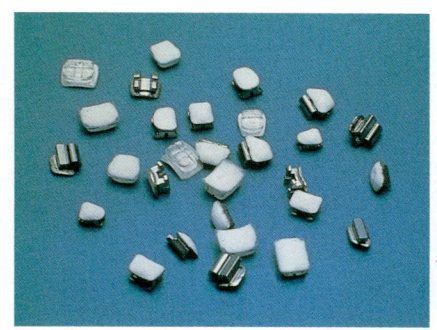

図11A　プレプライムド・ブラケット。

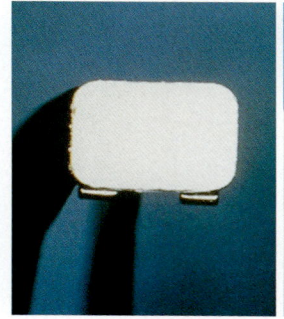

図11B　接着液にブラケット・ベースを浸す。

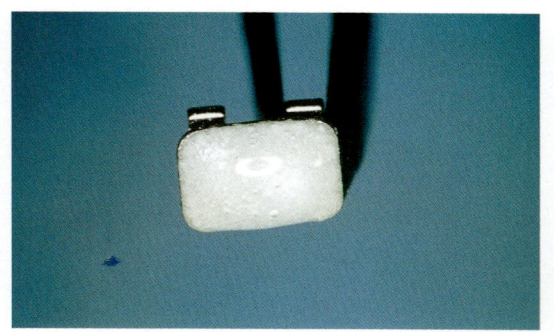

図11C　2〜3秒でポリマーは液を一定量吸収する。

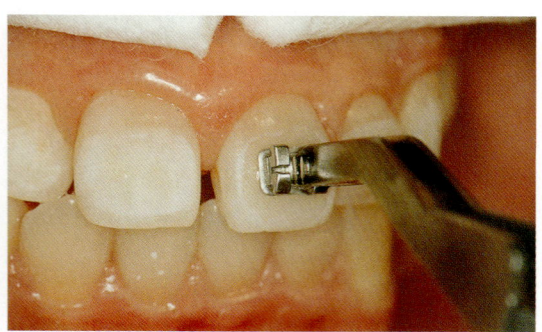

図11D　エッチングされた歯面に圧接すれば完了。

参考文献

1. 中川一彦：レジン製矯正用ブラケットとエナメル質との接着に関する研究（第1報）即硬性眼メタクリルレジンとエナメル質との接着方法について，歯理工誌，9：203-209, 1968.
2. 中川一彦：レジン製矯正用ブラケットとエナメル質との接着に関する研究（第2報）エナメル質の前処理硬化について，日矯歯誌，28：278-285, 1969.
3. 中川一彦：レジン製矯正用ブラケットとエナメル質との接着に関する研究（第3報）臨床応用について，日矯歯誌，30：39-51, 1971.
4. Miura, F., Nakagawa, K. and Masuhara,E.:New direct bonding system for plastic brackets, Amer. J. Orthodont. 59: 350-361, 1971.
5. 石崎 正：Direct Bonding Systemに関する研究，第1報:走査電子顕微鏡による接着機構ならびに為害性の検討，日矯歯誌，32：227-237, 1973.
6. 石崎 正：Direct Bonding Systemに関する研究，第2報:前処理効果について，日矯歯誌，34：214-228, 1973.
7. 三浦不二夫，石崎 正：Direct Bonding Systemに使われる新しい接着剤"Orthomite IIs"について，日本歯科評論，388：135-143, 1975.
8. Faust, J. B., Grego, G. N., Odont, Sc., Fan, P. L. and Powers. J. M.:Penetration coefficient, tensile strength, and bond strength of thirteen direct bonding orthodontic cements, Amer. J. Orthodont. 73: 512-525, 1978.
9. 茂木正邦：4-META/MMA-TBBレジンの歯科矯正学的研究（I）エナメル質に対する接着性について，日矯歯誌，41：260-271, 1982.
10. 茂木正邦：4-META/MMA-TBBレジンの歯科矯正学的研究（II）メタルに対する接着性について，日矯歯誌，41：272-282, 1982.
11. 三浦不二夫，石崎 正，茂木正邦：新しい接着剤"オルソマイト・スーパーボンド"の矯正臨床への応用，歯界展望，59:871-879, 1982.
12. 吉野一雄，茂木正邦，三浦不二夫：口腔内スズ電析処理を利用した矯正用アタッチメントの貴金属歯冠補綴物への接着法について，接着歯学，6：243-250, 1988.
13. 小島克則，門磨義則，今井庸二：トリアジンジチオン誘導体モノマーを利用した貴金属の接着，歯材器，6 (5)：702-707, 1987.
14. 前田真琴，茂木正邦，三浦不二夫，本田成道，中村光夫，中林宣男：ポーセレン歯に対するダイレクトボンディング法の検討，接着歯学，4 (1)：11-12, 1986.
15. 前田真琴，茂木正邦，三浦不二夫，中林宣男：ポーセレンおよびセラミックブラケットに対するダイレクトボンディング法の検討，日矯歯誌，46：370-379, 1987.
16. 前田真琴，茂木正邦，三浦不二夫，中林宣男：ポーセレンおよびセラミックブラケットに対する試作接着用ライナーについて，接着歯学，6:47-56, 1988.
17. 三浦不二夫，掘田邦孝：新矯正用接着剤 MCP BOND, JOP, 5：77-84, 1992.
18. 茂木正邦，石崎 正，三浦不二夫：プレプライムドブラケット，接着歯学，2：23-33, 1985.
19. 吉増秀實，塩田重利，鹿島健司，橋本賢二，三浦不二夫：口腔外科用ブラケットの開発，第3報プレプライムド・ブラケットについて、日本口腔外科学会雑誌，31 (9)：131-134, 1985

フッ素徐放性シーラントとレジンコート材

大森 郁朗

鶴見大学歯学部小児歯科学講座
〒230-8501　神奈川県横浜市鶴見区鶴見2-1-3

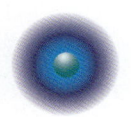

Fluoride Releasing Resin Sealant and Fluoride Releasing Resin Coating Material

Ikuo Ohmori

Department of Pediatric Dentistry, Tsurumi University, School of Dental Medicine
2-1-3, Tsurumi, Tsurumi-ku, Yokohama, Kanagawa 230-8501

フッ素徐放性シーラントとレジンコート材

大森　郁朗

緒　言

　1972年に私は、当時東京医科歯科大学材料研究所の所長をされていた増原英一教授からお誘いを受けて、増原先生と中林宣男先生たちが開発（1968）し、持田製薬が発売することになったエナマイトというシーラントの共同研究を開始した。接着性レジンについての基礎知識もなく、臨床試験を計画することとなったので、はじめは持田製薬の研究員で共同研究者の田中晋介さんから、MMA-TBB系レジンの化学性状やエナメル質との接着機構などを教えていただき、文字通りの付け焼刃をして、この共同研究に参加した。

　エナマイトもはじめから発売に適した製品が生まれたわけではなく、まずMMAと2-ヒドロキシ-3-フェノキシプロピールメタクリレート（HPPM）のブレンドモノマーが試作された。さらにシーラントにフィラーを入れたものと入れないものが試作され、最初の臨床試験は乳歯を対象として実施された。幼稚園児の乳歯を対象とした最初の臨床試験の結果（1973）は、シーラントにフィラーは入れないほうがよいこと、そして歯冠全体を覆うのは好ましくない、という教訓を、われわれに与えた。

　そして、エナメル質との接着力を強化するためにMMAと2-ヒドロキシ-3-ナフトキシプロピールメタクリレート（HNPM）をモノマーとするシーラントが開発され、粉末にMMAポリマー、そして触媒にトリn-ブチルボラン（TBB）を用いる小窩裂溝填塞材エナマイトが一般臨床で使用されることになった。すなわち、エナマイトは粉液型、化学重合型のシーラントであった（図1）。このエナマイトを使用したフィールド研究は小学生（6～8歳）の第一大臼歯を対象に実施した。健全歯ばかりでなく、C_0と診断した初期齲蝕罹患歯もシーラント填塞の対象とした。初期齲蝕罹患小窩裂溝もシーラント填塞の対象としたのは、初期齲蝕の進行抑制効果が期待できるかどうかを評価するためであった。

　このフィールド研究の結果（1976）[1]は、その後、新たに開発されたシーラントの臨床試験を行うための基礎となり、エナマイト以降の臨床試験は本学歯学部附属病院の診療室で行うことが可能となった。すなわち、片側に被験新材料を、対側にエナマイトを填塞して、医療倫理上問題なく新しいシーラントの臨床試験を進めることができるようになった。

　次の被験材料はデルトン（ジョンソン＆ジョンソン）であった。片側にデルトン、コントロール側にエナマイトを填塞して、第一大臼歯の小窩裂溝齲蝕の抑制効果を検討した。この研究報告（1978）[2]を証拠として、日本小児歯科学会理事会の支持を受け、これら二種のシーラントが健康保険医療に取り込まれたのは1978年であった。このようにして、シーラント材の進歩と

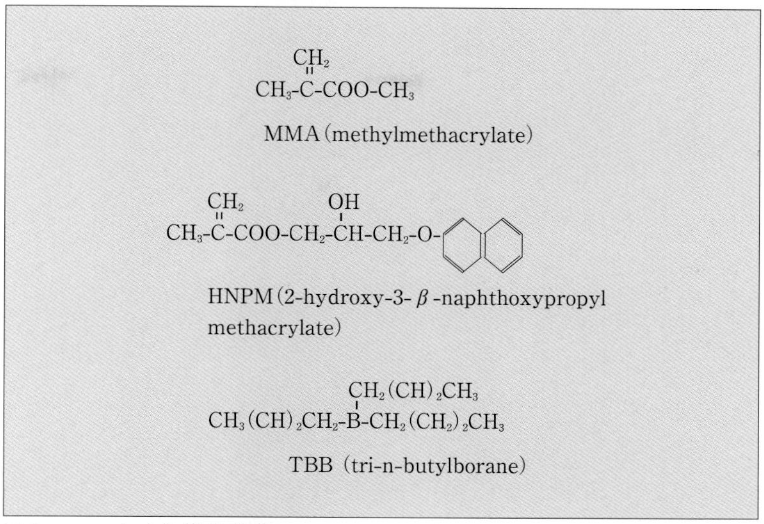

```
          CH₂
          ‖
    CH₃-C-COO-CH₃

    MMA (methylmethacrylate)

       CH₂      OH
       ‖         |
    CH₃-C-COO-CH₂-CH-CH₂-O-[naphthyl]

    HNPM (2-hydroxy-3-β-naphthoxypropyl
    methacrylate)

             CH₂(CH)₂CH₃
              |
    CH₃(CH)₂CH₂-B-CH₂(CH)₂CH₃

    TBB (tri-n-butylborane)
```

図1　エマナイト構成成分

共に、私のシーラント研究は続けられたが、最近は、接着性レジンによる隣接面齲蝕の進行抑制法も確立され、臨床に用いられるようになった。

本稿では、歯冠の原型保持に効果を発揮している、これらの接着性材料の特性と、その臨床応用について述べることとする。

1. シーラントの開発

シーラントにとって最も重要な性質の1つは、歯質、特に酸処理を施したエナメル質に対して大きな接着力を持っていることである。材料自体の物理的性質を考えても、エナメル質と同じような性質を持つ材料の開発は難しく、例えば口腔内の温度変化による材料の膨張、収縮はエナメル質と材料の間に間隙を生ずる原因となることは明らかである。シーラントの開発における重要なポイントの1つも、この難点をいかに克服するかにあった。そして、シーラントとして歯科臨床の場で用いられるようになった材料は、少なくともこの膨張、収縮の差に堪えうる強い接着力を持っているものばかりである。

コンポジットレジンでは、審美性や対磨耗性に配慮がなされているのと対照的である。

一方、小児歯科医の立場からシーラント開発の重要性を考える動機づけとなったものは、その当時の小児の齲蝕罹患率、とりわけ第一大臼歯の齲蝕罹患歯面率であった。

図2は1971～2年に鶴見大学歯学部附属病院小児歯科に来院した初診患児の第一大臼歯の齲蝕罹患歯面率を示している。咬合面の小窩裂溝齲蝕、そして上顎ではそれにつながる舌側面溝、下顎では頬側面溝の齲蝕増加曲線が際立っているのに気づく。

われわれがこれらの齲蝕、すなわち小窩裂溝齲蝕を、何らかの手段によって抑制することができるならば、萌出後間もない時期に急速な罹患が目立つ第一大臼歯の齲蝕も、それら以外の

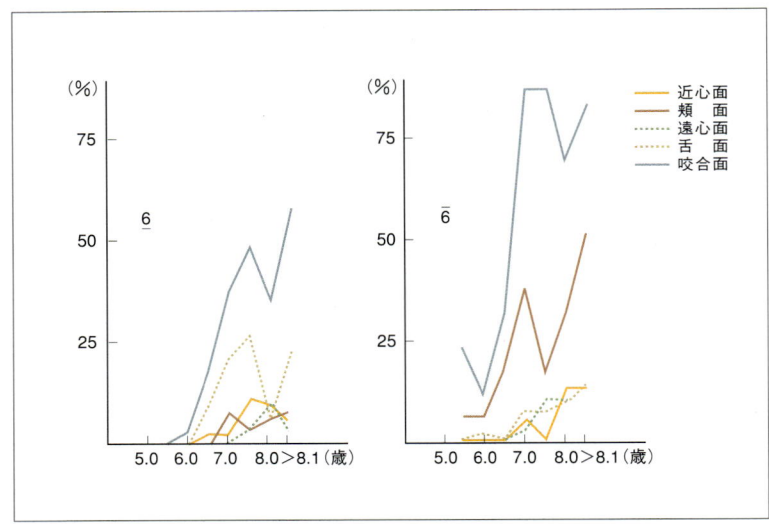

図2　第一大臼歯歯面別年齢別DF率（鶴見大小児歯科、1972）

表1　エマナイトおよびデルトン塡塞歯の齲蝕進行状態（Caries meter使用）（1978）

塡塞時＼検査時	塡塞歯数	≦600kΩ	600＞250kΩ	250≧	保持率
In.C0	222	206	5	11	92.8
C1	104	99	1	4	95.2
C2	5	5	0	0	100
計	331	310	6	15	93.7

歯面に見られる齲蝕増加曲線の程度に抑えられるのではないかと考えたのである。幸いにして、シーラント材の改良と重合機構の進歩は、乳歯や幼若永久歯の小窩裂溝齲蝕の抑制手段としての効果的なシーラント塡塞法を確立させた。今や、シーラントの利用は小児歯科保健医療にとって、非常に重要な齲蝕抑制手段に発展した。

1978年に、2種のシーラントが歯科医療手段として、健康保険医療の対象となったことは先に触れたが、歯を削らなくてもよい手段であるシーラント塡塞が、初期小窩裂溝齲蝕の進行抑制処置として保険医療に組み込まれたことは、歯の原形（integrity）を守ることの重要性を考えた時、子供たちの歯科保健のために意義あることであった。

この研究では、齲蝕診査時に小窩裂溝のインピーダンスを計測して、それとシーラントの保持率の関連性も検討した（表1）。表1に見られるように、250kΩ以上のインピーダンスを示すもの、すなわちエナメル質齲蝕と判断されるものは、シーラント塡塞の対象とし得ることを示している。

2．裂溝内洗浄填塞法

　シーラントは小窩裂溝齲蝕の予防手段だけでなく、初期齲蝕の進行抑制手段として応用し得ることとなったが、そのために開発したのが裂溝内洗浄填塞法（Irrigation Sealing System）である。これはシーラント填塞に先立って、GK-101液とスクラッチポイントを用いて小窩裂溝内を物理化学的に清掃する方法である。

　フッ素徐放性シーラントが臨床に用いられるようになった現在では、シーラントを填塞した際の、周辺歯質の再石灰化がより確実に期待できることを考え合わせると、裂溝内の歯質を積極的に洗浄することを目的とした、裂溝内洗浄填塞法の利用価値は大きいと考えられる。

　GK-101液は図3に示すように、0.1Mグリシンと0.014M次亜塩素酸ソーダ（NaOCl）を混合して生成される0.007MN-モノクロログリシンが主成分であって、pHは11である。変性コラーゲンを溶解する性質を持っていることから、感染象牙質の溶解剤として注目されていたが、結局、この目的にはあまり使用されないままでいたものである。

　われわれが考案したスクラッチポイント（図4）と共にGK-101液を試用したところ、図5-1、2に示すような小窩裂溝の清掃効果が見られた。この清掃効果に関する基礎研究結果（1983）[3]はGK-101液とスクラッチポイントを用いて小窩裂溝内を清掃すると、小窩裂溝内は物理化学的に清掃されるので、小窩裂溝を形成している歯

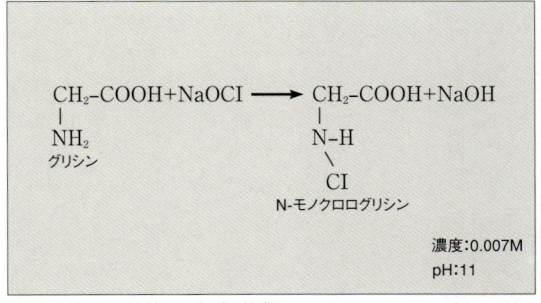

図3　GK-101液の生成過程

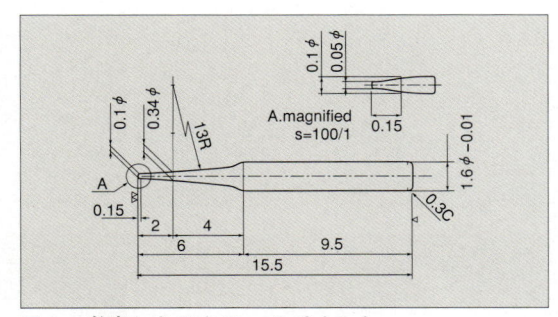

図4　考案したスクラッチポイント

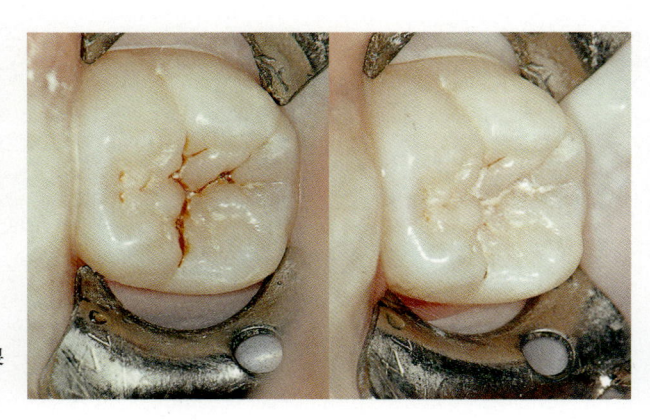

図5-1（左）　初期齲蝕罹患小窩裂溝（￤6）
図5-2（右）　GK-101液とスクラッチポイントで裂溝内を洗浄した直後の所見（￤6）

表2 裂構内洗浄填塞法

ラバーダム防湿
↓
ブラシコーンと注水による歯面清掃
↓
視診・触診による小窩別齲蝕診断
↓
GK-101液とスクラッチポイントによる小窩裂溝清掃（C_0、C_1の場合）
↓
水洗・エッチング・水洗・乾燥
↓
シーラント填塞
↓
定期検診

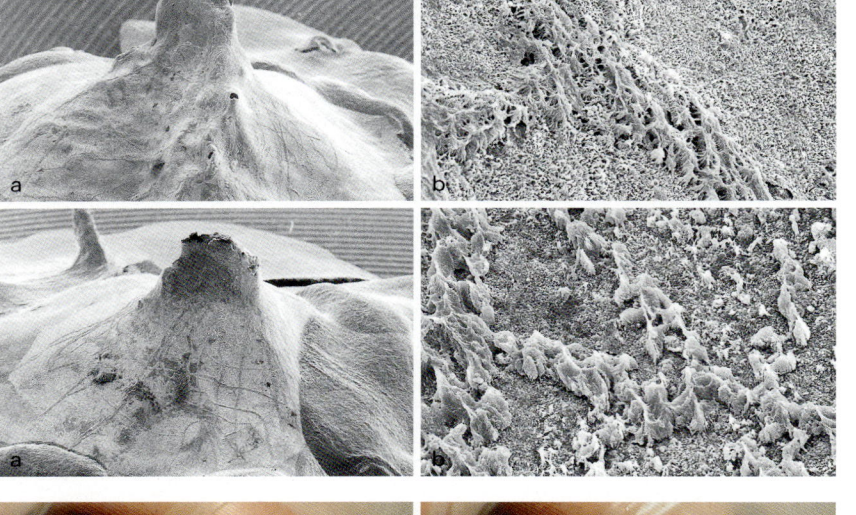

図6-1 GK-101液とスクラッチポイントで洗浄した後に填塞したシーラントと裂溝内面との界面を示すSEM所見
（a：×30、b：×1,000）

図6-2 蒸留水とスクラッチポイントで洗浄した後に填塞したシーラントと裂溝内面との界面を示すSEM所見
（a：×30、b：×1,000）

図7-1（左） 5 4|の小窩裂溝はC1と診断された
図7-2（右） 小窩裂溝をGK-101液とスクラッチポイントで洗浄した直後の所見

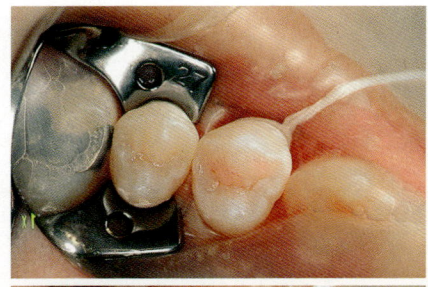

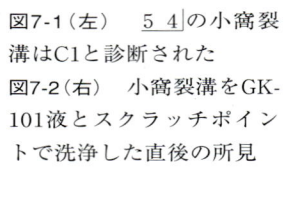

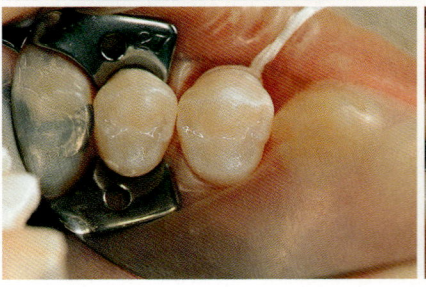

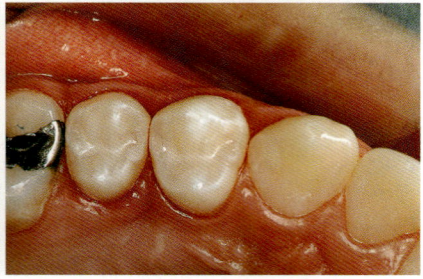

図7-3（左） 表2の術式に従ってF-シーラント（オペーク）を填塞、硬化させた所見
図7-4（右） ラバーダム撤去後の所見。咬合面の審美性も良好である。

表面の酸処理効果を高め、填塞されたシーラントのタグ形成を効果的にすることを明らかにしている。

図6-1はGK-101液とスクラッチポイントによって清掃した後に、シーラントを填塞して、その後に歯質を溶解させて、シーラントと小窩裂溝の界面をSEM観察した所見である。GK-101液の代わりに蒸留水とスクラッチポイントによって清掃したもの（図6-2）に比べて、小窩裂溝を形成している歯表面へのタグ形成は明らかに緻密となっている。

表2は裂溝内清掃填塞法のフローチャートであり、図7-1〜4はこの方法を用いてシーラント填塞を実施した症例の所見である。

現在では、GK-101液は製造されていないので、われわれは代わりにADゲル（次亜塩素酸ソーダゲル）を用いて、填塞前の小窩裂溝の清掃を行っている。

3．フッ素徐放性シーラント

最近では、歯面に塗布したシーラントからフッ素を徐々に放出する能力を持ったシーラントが開発され、臨床に用いられるようになった。現在市販されているフッ素徐放性シーラントにはフッ素徐放性ポリマーを含有するもの（ティースメイトF-1、クラレ）とグラスアイオノマー系フィラーを含有するもの（フルオロシーラント、松風）がある。

ティースメイトF（現在市販されているティースメイトF-1の前駆製品）は物理的な小窩裂溝填塞効果があるばかりでなく、図8に示すように、ポリマーにフッ素が結合しており、このポ

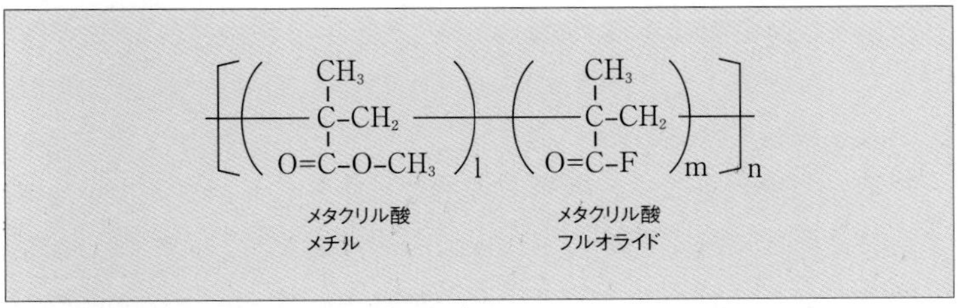

図8　フッ素徐放性ポリマーの化学構造式

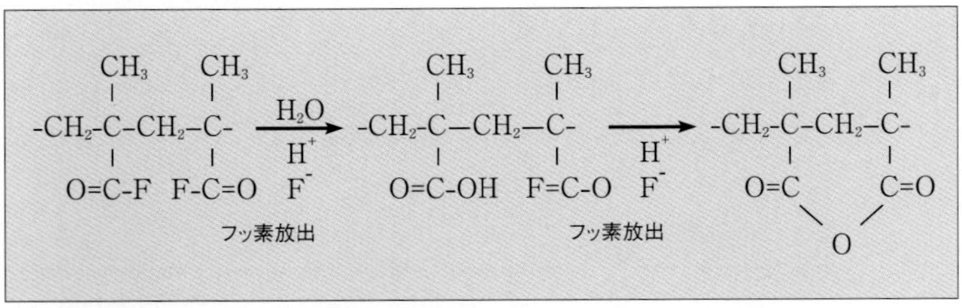

図9　フッ素徐放機構

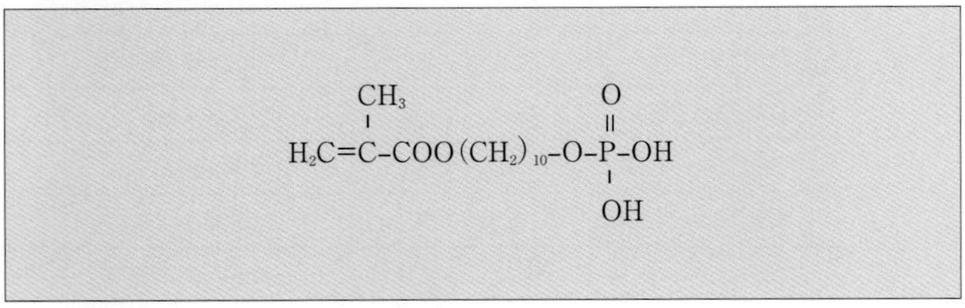

図10　接着性モノマーMDPの化学構造式

リマーが図9に示すような化学反応によってフッ素イオンを徐々に放出し、周囲のエナメル質にフッ素を供給する能力もある。なお、ティースメイトFの接着性モノマーはMDP（図10）であり、ティースメイトAと同じ接着耐久性をもっている。ティースメイトFから徐々に放出されたフッ素は脱灰エナメル質に取り込まれて、エナメル質の耐酸性を高めることも確かめられている[4]。

一方、フルオロシーラントはウレタン系レジンに、接着性モノマーは4-AETが用いられていて、優れた接着性を示す。また、シーラントから徐々に放出されるフッ素が周辺エナメル質に取り込まれ、歯質の強化に役立っていることも確認されている。

ティースメイトF-1を来院患児の大臼歯と小臼歯418歯の咬合面小窩裂溝に填塞して、平均観察期間1年1カ月の経過観察（1998）を行ったところ、表3に示す通り、シーラントの完全保持歯は349歯（83.5％）、一部脱落歯は54歯（12.9％）、完全脱落歯は15歯（3.6％）であった。そして、シーラント填塞部位の齲蝕が進行していたものは皆無であった[5]。

日本人の幼若永久歯の齲蝕罹患率は依然として高率であり、しかもその主役を咬合面小窩裂溝齲蝕が演じていることを考え合わせると、シーラントF-1は従来の光重合型シーラントと同じように咬合面小窩裂溝齲蝕の予防と進行抑制に大きな役割を果たし得るものと考えている。

それに加えて、シーラントF-1の周辺歯質へのフッ素供給も、酸処理エナメル質の耐酸性を高める役割を果たしていると考えている。

第35回日本小児歯科学会大会（1997）では、主催校の要請によるテーブルクリニックを行ったが、その主題は「填塞したシーラントは5年、10年経ったらどうなるか」というものであった。そこで、鶴見大学歯学部付属病院小児歯科診療室において、1986年から1992年にシーラント填塞の処置を受けて、シーラント填塞後5年経過した後もなお、小児歯科診療室に通院を続けている患児49名、164歯を対象として、シーラントの填塞状態を診査した。

填塞されていたシーラントは4種類で、化学重合型のデルトンとティースメイトS、および光重合型のティースメイトAとティースメイトFであった。

これらの診査結果は表4に示す通りである[6]。

なかには填塞後10年以上経過していたものもあったが、平均経過期間は6年0カ月であった。この期間に行われたシーラントの再填塞回数は平均1.6回であったが、診査した164歯のうち、シーラントが咬合面に接着しており、齲蝕予防ないし齲蝕進行抑制の役割を果たしていたものは130歯（79.3％）であった。すなわち、シーラントは平均6年経過しても、8割ぐらいは信頼できる状態で、役立っているといえる。コンポジットレジンで修復されていたもの34歯のうち15歯は隣接面に齲蝕が生じ、隣接面から咬合面

表3　歯群別ティースメイトF-1の保持率（1998）

歯群	填塞歯数	完全保持歯数（％）	一部脱落歯数（％）	全部脱落歯数（％）
上顎小臼歯	73	68（93.2％）	3（4.1％）	2（2.7％）
下顎小臼歯	88	77（87.5％）	9（10.2％）	2（2.3％）
上顎第一大臼歯	119	100（84.0％）	16（13.5％）	3（2.5％）
下顎第一大臼歯	138	104（75.4％）	26（18.8％）	8（5.8％）
計	418	349（83.5％）	54（12.9％）	15（3.6％）

表4 シーラントの長期観察（平均経過年数6.0年）（1999）

シーラント材	填塞数	咬合面シーラント	咬合面RF	咬合面保護効果（％）
デルトン	32	21	11	65.6
ティースメイトS	11	10	1	91.0
ティースメイトA	107	86	21	80.4
ティースメイトF	14	13	1	92.9
計	164	130	34	79.3

RF＝CR修復

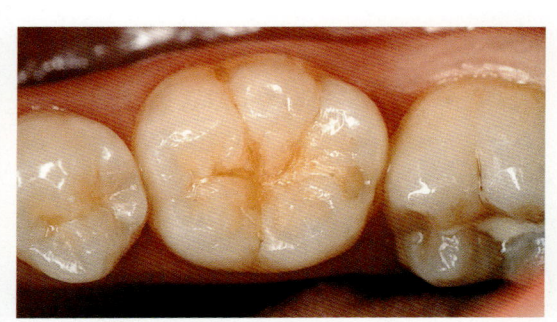

図11-1 6̄ 12年10カ月経過例

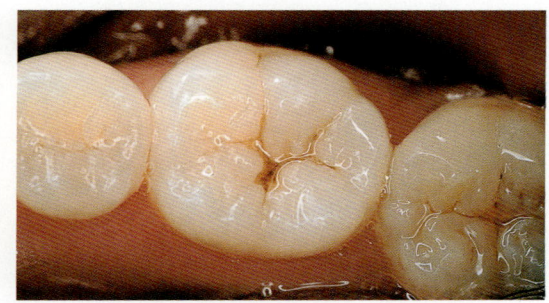

図11-2 6̄ 11年11カ月経過例

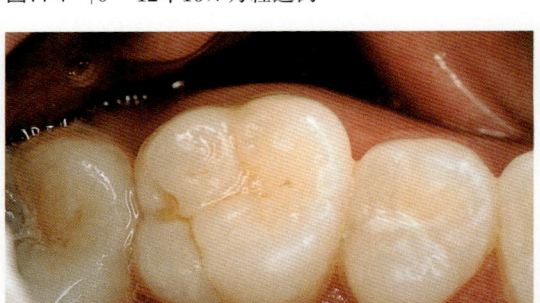

図11-3 6̱ 11年3カ月経過例

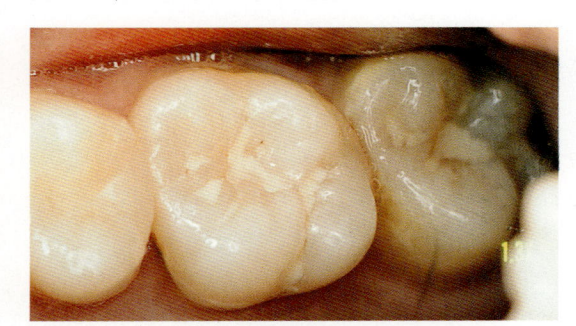

図11-4 6̱ 10年10カ月経過例（デルトンの上に填塞されたオペークのシーラントは摩耗している）

図11 シーラント填塞後10年以上経過している症例（シーラント材はいずれもデルトン）歯冠の原形が維持されているのが特徴である。

にわたる窩洞が形成された修復歯であった。シーラント填塞後、10年以上経過しているシーラントの状態を図11-1～4に示す。

　一番大切なことはシーラントを填塞した歯は、歯冠の原形（integrity）を10年以上も維持できるということである。それがシーラント填塞の最も特徴的なことであると考えている。歯を削らないで済むということ、歯を削って修復するという処置で子どもに対応しなくて済むという利点は、シーラントの最も大きな利点であると考えている。

4．レジンコート材の開発

　日本の子ども達の口腔内環境は、1歳6カ月児健康診査（1977）や、小児歯科の標榜医制度（1978）が実施される以前の状態と比べると、著しく改善されてきたということができる。これはとりわけ1～2歳の低年齢児では明らかなことであるが、2歳児と4歳児の齲蝕罹患率を比べてみると、表5に示すように子どもの生活領域が母親の目の届く範囲を越える4歳児になると、乳臼歯の隣接面齲蝕の増加が目立っている（表5）[7,8]。すなわち、2歳児と4歳児の第一乳臼歯遠心面と第二乳臼歯近心面の相接する歯面の齲蝕罹患率はわずか2年の間に、それぞれ61.5ポイント、および56.0ポイントも増加していることに注意を払う必要がある。

　乳歯隣接面の齲蝕罹患率が高い点については、10歳未満の小児のうち乳歯に齲蝕が見られない者が60％にも達している米国における全国調査の結果でも、乳歯の齲蝕罹患歯面の1/3以上が隣接面齲蝕であることが指摘されている[9]。

　このように、依然として齲蝕感受性の高い乳臼歯隣接面を保護する手段の開発は、日本だけでなく、世界中の小児歯科保健医療にとって有益であると考え、その基礎研究と臨床応用手段の検討を重ね、臨床に用いられるようになったレジンコート材が、クリアシールF（クラレ）である。

　今では広く用いられ、乳歯や幼若永久歯の咬合面小窩裂溝の保護に効果的な力を発揮しているシーラントの開発に当たっても懸念されたことは、レジンシーラントを歯質に接着させるために前処理として行う、健全歯面の酸処理であった。約30年も前のことで、口腔内で期待されるエナメル質の再石灰化現象などもあまり知られていなかったため、無理もないことであった。しかし、咬合面と比べて自浄作用が全く期待できない隣接面にリン酸処理を施して、接着性レジンを塗布する手段を臨床技術に発展させるためには、シーラントの臨床技術を開発する際に行ったと同様な基礎研究や臨床研究に加えて、さらに、いろいろな観点からの検討が必要であった。

　第一に、酸処理した隣接面に接着性レジンを塗布した際に、その接着を確実なものにするために、レジンを塗布する範囲を越えて酸処理された隣接面に、確実に再石灰化が期待できる方法を確立することであった。この酸処理エナメル質の再石灰化を効果的に行うために、フッ化物を含有した接着性レジンが開発された。すなわちクリアシールFの開発であり、この材料開発はクラレ・メディカル研究開発室（現、クラレ・メディカル商品開発部）が行った。そして、クリアシールFを塗布した歯面の周辺のエナメル質（以下、周辺エナメル質と略す）に、クリアシールFから着実にフッ素が供給され、周辺エナメル質が期待どおりに再石灰化して、周辺エナメル質の耐酸性が酸処理前のエナメル質と

表5　第一乳臼歯遠心面、第二乳臼歯近心面の齲蝕罹患率

歯　種	2歳児	4歳児	増加ポイント
第一乳臼歯遠心面	5.3%	66.8%	61.5
第二乳臼歯近心面	7.4%	63.4%	56.0

（鶴見大小児歯科、1986）

同程度に回復するかどうかの検討は、われわれの研究室が行った。

第二に、クリアシールFが臨床手段として普遍的に用い得るものであるかどうか、すなわち、乳歯や幼若永久歯の隣接面保護に有効で、かつ安全な手段であるかどうかを、小児の口腔内で検討するために、治験を実施することであった。

治験は東京医科歯科大学、大阪歯科大学および鶴見大学の三大学の小児歯科診療室で実施された。その後、関心を持っていただいた何人かの小児歯科専門医たちにクリアシールFの試用をお願いすると共に、われわれは2年間にわたる臨床試験によって、乳臼歯と第一大臼歯隣接面の保護効果を検討した。

5．クリアシールFの特徴

1）理工学的性状

クリアシールFは図12に示すフッ素含有ポリマーを10％とフッ化ナトリウム5％を含む接着性レジンで、フッ素徐放性シーラント「ティースメイトF」に比べて、初期のフッ素徐放能が大きいという特徴を持っている（図13）。材料の色調には赤色と歯冠色の2色がある。

表6に示すように酸処理エナメル質への接着強さが大きく、隣接面で生ずる磨耗や辺縁破折に対応するように、曲げ強度やビッカース硬度

表6　牛歯エナメル質への接着強さ（kg/cm²）

	牛歯エナメル質への接着強さ		
	37℃ 1日	TC4000回	70℃ 1カ月
クリアシールF	182（56）	228（68）	195（59）
ティースメイトF	151（31）	168（39）	—

TC：サーマルサイクリング＜4℃、60℃＞
（クラレ・メディカル商品開発部）

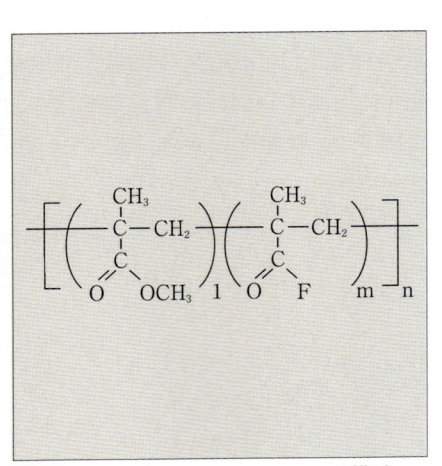

図12　フッ素含有ポリマーの化学構造

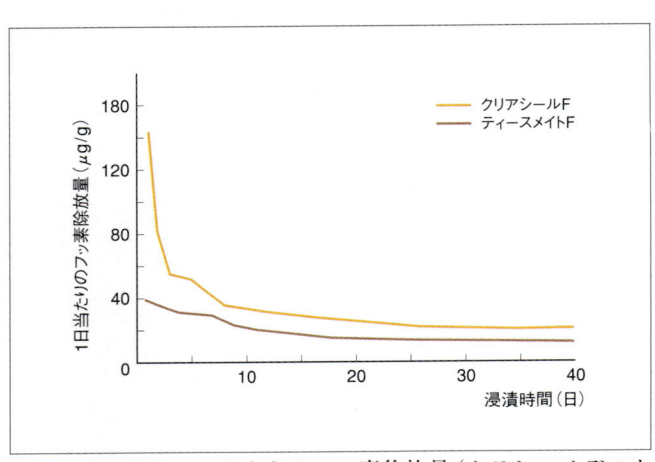

図13　クリアシールFからのフッ素徐放量（クラレ・メディカル商品開発部）

表7　クリアシールFの理工学的性状

	未重合層 (μm)	曲げ強度 (kg/cm^2)	曲げ弾性率 (kg/cm^2)	ビッカース 硬度	硬化時間 (sec)	粘　度 (30℃、5 rpm) (cp)
クリアシールF	15	917 (57)	32.5 (1.8)	18	11	1,500
ティースメイトF	30	730 (71)	19.6 (0.9)	12	13	150

（クラレ・メディカル商品開発部）

も大きい。また、隣接面に塗布する際に歯肉溝への流れ込みを防止して、適切な厚さに塗布できるように粘度も高く、未重合層は15μmとティースメイトFの半分の厚さとなっているなど、隣接面に塗布し易いようにいろいろと工夫されている（表7）[10]。

2）クリアシールFからのフッ素の供給と歯質の再石灰化

われわれの研究室で行った分析化学的研究結果から、酸処理エナメル質にクリアシールFを塗布して口腔内環境を模した状況に曝すと、クリアシールFから溶出したフッ素が酸処理エナメル質に取り込まれ、それによって歯質の耐酸性が有意に高くなり、健全エナメル質と同じ程度までに回復することが確認された。この研究結果から、クリアシールFによる隣接面保護を臨床手段に発展させることができると判断した[11]。

また、電子線微小部分析装置（electron probe micro analyzer、以下EPMAと略す）によって、クリアシールFを塗布した歯面へのフッ素の侵入量やその範囲を知り、酸処理歯面の再石灰化過程を観察した[12]。

一連の基礎実験を行った後に、小児歯科診療室を訪れた小児患者の乳臼歯隣接面で、健全歯面あるいはC$_0$と診断された歯面にクリアシールFを塗布し、それらの歯が交換期に達して、脱落したり抜歯されたりしたものを資料として、歯面の状態を臨床的に診断したのち、当該部をEPMAによって観察した。

以下の2症例によって小児歯科診療室でクリアシールFを乳臼歯隣接面に塗布した場合に、どのような機序で、隣接面保護に役立っているかを示す[13]。

「症例1」 クリアシールF塗布後3年1カ月で脱落した上顎左側第一乳臼歯遠心面
(図14-1〜4)。

　クリアシールF塗布時の臨床診断は初期齲蝕罹患歯面であったが、交換期に達した時の咬翼エックス線写真では健全歯面と診断された。しかし、脱落後の遠心面の所見では平滑な白斑が認められ、クリアシールFが一部残留していた。

　反射電子像では表層エナメル質の再石灰化が明らかであった。

　EPMAの所見では再石灰化を示すエナメル質表層部に一致して多量のフッ素が分布している状態が示されている。

　同じ歯の近心面(対照歯面)のEPMA観察結果は図14-5、6に見られるように、エナメル質表層に軽度な脱灰が見られ、表層のフッ素分布も少量である。

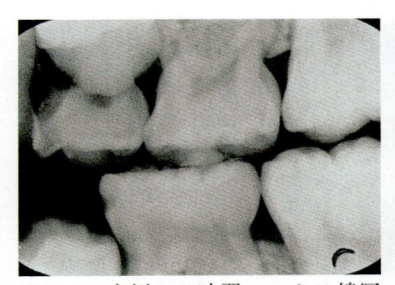

図14-1　症例1の咬翼エックス線写真

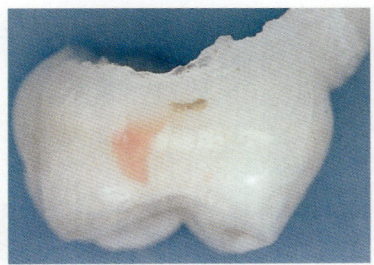

図14-2　脱落した上顎左側第一乳臼歯遠心面の所見。クリアシールFの一部が残留しているが、平滑な白斑が認められる。

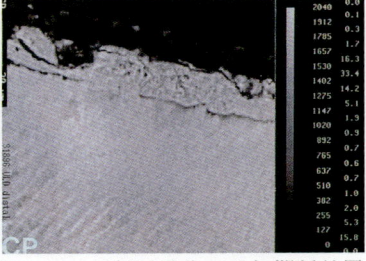

図14-3　反射電子像では初期齲蝕罹患エナメル質の再石灰化が明らかに認められる。

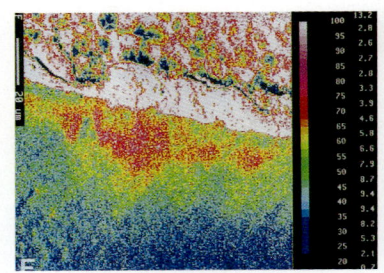

図14-4　フッ素の濃度分布を示すEPMA所見では、エナメル質の再石灰化に一致して多量のフッ素の取り込みが認められる。

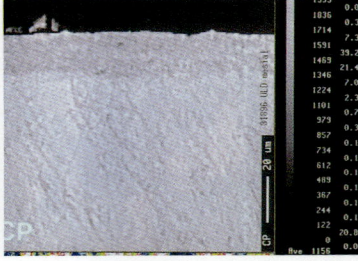

図14-5　対照歯面とした同一歯近心面の反射電子像で、表層に軽度の脱灰が認められる。

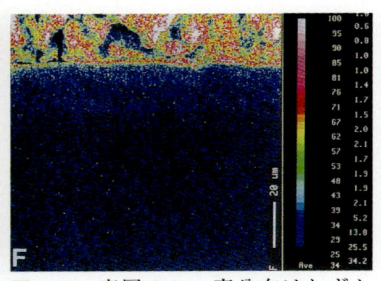

図14-6　表層のフッ素分布はわずかである。

「症例2」クリアシールF塗布後6年後、交換期に達し抜歯された下顎右側第二乳臼歯近心面

（図15-1～4）。

咬翼エックス線写真では健全歯面と診断されたが、抜歯後の近心面の所見では接触点領域に白斑が認められ、クリアシールFはほとんど脱落していた。

反射電子像では表層エナメル質一帯の再石灰化が明らかであった。

EPMAの所見では、表層下脱灰が見られる部分に一致して深く広範囲にフッ素が取り込まれている状態が示されている。

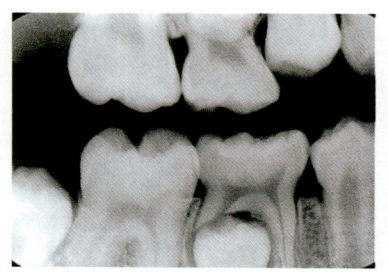

図15-1　症例2の咬翼エックス線写真

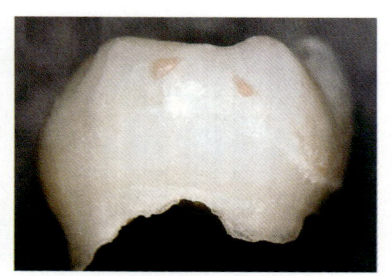

図15-2　抜歯した下顎右側第二乳臼歯近心面の所見　クリアシールFはほとんど脱落しており、接触点領域に白斑が認められる。

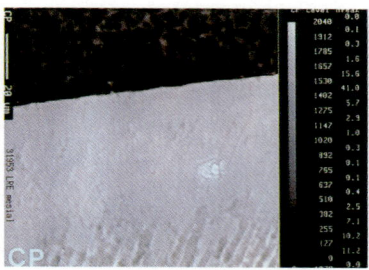

図15-3　反射電子像では表層エナメル質一帯の再石灰化が明らかである。

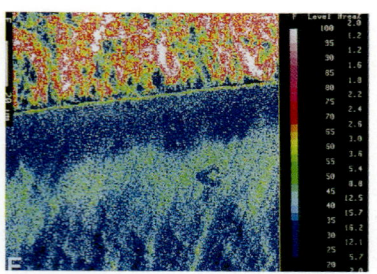

図15-4　フッ素の濃度分布を示すEPMA所見では、表層下脱灰がみられる部分に一致して、深く広範囲にフッ素が取り込まれている。

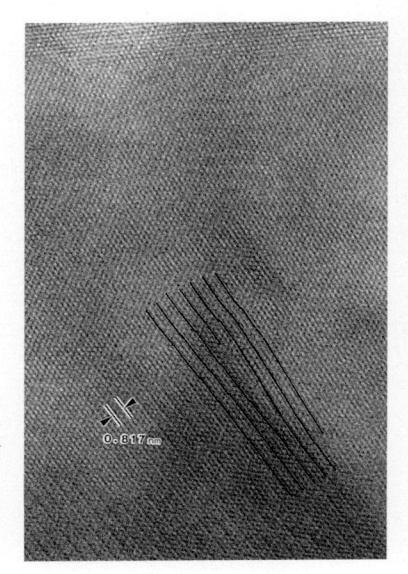

図16 クリアシールFで覆われていた表層エナメル質の結晶構造を観察した高分解能電子顕微鏡の所見である。結晶格子間隔が0.817nmの（100）面に結晶の融合によって生じたものと思われる、格子欠陥が認められた。この所見は初期齲蝕罹患表層エナメル質が結晶性の再石灰化をきたしていることを示している。

3）隣接面表層エナメル質の高分解能電子顕微鏡による観察所見

症例1の資料については、EPMA観察を終えた後、クリアシールFによって被覆されていた部分の表層エナメル質から、超薄切試料を作成して、高分解能電子顕微鏡による観察を行った。当該部の結晶構造を精査したところ、その結晶格子間隔が0.817nmである（100）面の所見で、結晶の融合によって生じたものと思われる格子欠陥が認められた（図16）[14]。

この所見はクリアシールFが塗布された初期齲蝕罹患表層エナメル質が、口腔内環境でクリアシールFから徐放されたフッ素の影響を受けて、3年1カ月という長い期間に再石灰化したことを示唆していると考えられるのである。健全歯面あるいは初期齲蝕罹患歯面と診断された隣接面にクリアシールFを塗布しておくと、何年か経過するうちに当該歯面に表層下脱灰が生じたとしても、その領域にクリアシールFから溶出したフッ素が取り込まれ、エナメル質表層の再石灰化が促進されるのであろう。

このような機序によって、乳臼歯が交換期を迎えるまで齲蝕の進行を抑え、歯冠の原形を保っていることから、クリアシールFは隣接面の初期齲蝕の進行を抑制して、隣接面の保護に役立っていると言うことができる。

6．クリアシールFの適応症の選択

前述の三大学付属病院小児歯科診療室で実施した治験で採択した隣接面齲蝕の診断基準は表8に示す通りである[15]。診査には視診、触診（デンタルフロスを含む）のほかに、咬翼エックス線写真検査結果も併用する（図17）。

われわれの研究室で実施した2年間の臨床研究の結果では、相接する第一乳臼歯遠心面と第二乳臼歯近心面の齲蝕診断は咬翼エックス線写真を併用しても、いろいろな因子を考慮する必要があるので、これらの相接する歯面については、健全歯面（In）あるいはC_0と診断されるものを適応症とするとよいと考えている。一方、

表8　齲蝕診断基準

判　定	診　断　基　準
In	視診、触診、咬翼エックス線写真による診断で歯質に何等異常が認められず、健康状態であると判断されるもの。
C_0	視診による白斑が認められる、もしくは咬翼エックス線写真による観察で明瞭なエナメル質外形が認められない。
C_1	視診、触診、咬翼エックス線写真による診断でエナメル質に実質欠損を有する齲蝕が認められる。
C_2	視診、触診、咬翼エックス線写真による診査で象牙質に齲蝕が認められるが、歯髄に病気が及んでいないと判断されるもの。

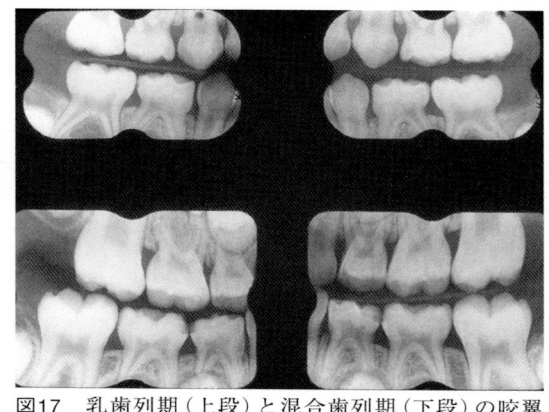

図17　乳歯列期（上段）と混合歯列期（下段）の咬翼エックス線写真

直視・直達が可能な幼若永久歯の隣接面についてはC₁と診断されたものも適応症と考えてもよい。

クリアシールFの塗布に当たっては、ラバーダム防湿を実施することは必須である。

小児歯科領域の主な適応症は上記の歯種となるが、歯科保健医療全般では、例えば鉤歯隣接面の保護を目的に、鉤歯の隣接面だけでなく義歯床側のクラスプ脚部にクリアシールFを添加することも一法であろうし、歯冠色クリアシールはマルチブラケット装着患者の隣接面保護にも効果的である。

7．クリアシールFの臨床術式

クリアシールF使用術式のフローチャートは図18に示す通りである。

（1）相接する隣接面への塗布方法

第一乳臼歯遠心面と第二乳臼歯近心面のように相接している隣接面にクリアシールFを塗布する場合には、隣接面の間に100μm前後の間隔をあけ、その間にクリアシールFとは接着しない、透明プラスチックとウェッジが一体成形されている"ウェッジマトリックス"（図19）を挿入して、相接する歯面を別々に酸処理し、そして別々にクリアシールFを塗布する方法が用いられてきた。

乳歯列期の第一乳臼歯と第二乳臼歯の歯間離開は比較的容易に行うことができるが、第一大臼歯の萌出期以降ではこの歯間離開が思うようにできない場合がある。この改良法として、エリオットの歯間離開器による方法が用いられている。

2つの方法を図説することにする。
　i) ウェッジマトリックスを用いる方法（図20-1～5）
　ii) エリオットの歯間離開器を用いる方法（図21-1～5）

（2）直視直達が可能な隣接面への塗布法
（図22-1～5）

たとえば第二乳臼歯が脱落して、第二小臼歯

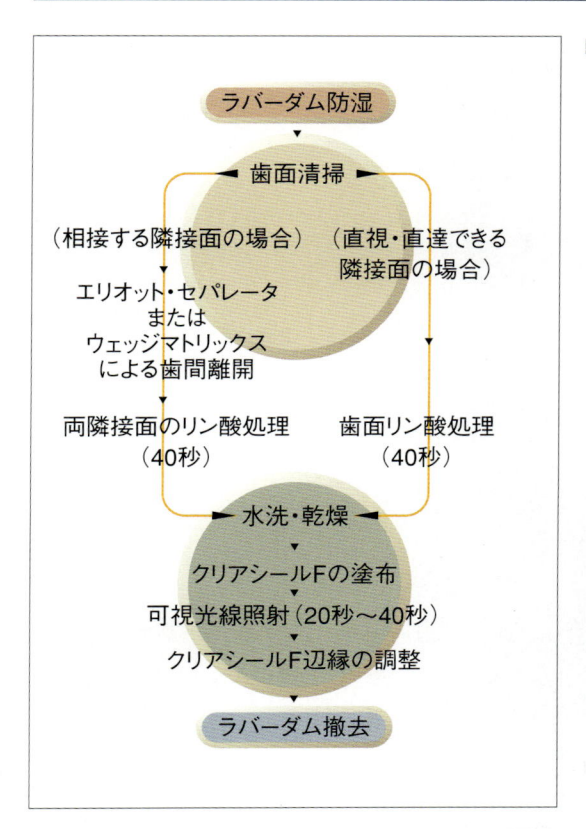

フッ素徐放性シーラントとレジンコート材　109

図18　クリアシールF塗布法のフローチャート

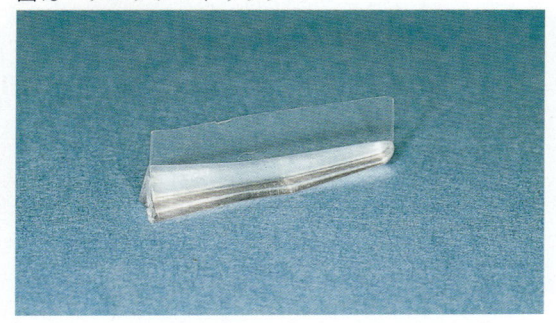

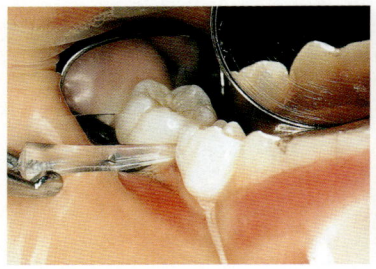

```
ラバーダム防湿
    ↓
  歯面清掃
(相接する隣接面の場合)　(直視・直達できる
                        隣接面の場合)
エリオット・セパレータ
    または
ウェッジマトリックス
 による歯間離開
    ↓
両隣接面のリン酸処理　歯面リン酸処理
   (40秒)              (40秒)
    ↓
  水洗・乾燥
    ↓
クリアシールFの塗布
    ↓
可視光線照射(20秒～40秒)
    ↓
クリアシールF辺縁の調整
    ↓
  ラバーダム撤去
```

図19　ウェッジマトリックス

図20-1　ウェッジマトリックスはホーのプライヤーで把持して、ゆっくりと$\overline{ED}$の歯間に挿入する。

図20-2　ウェッジマトリックスを挿入したところ(咬合面観・鏡像)。

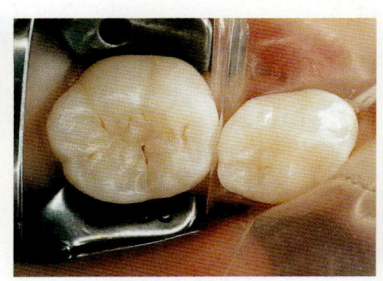

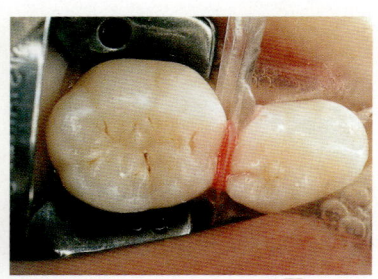

図20-3　クリアシールFを$\overline{D}$の遠心面と$\overline{E}$の近心面に別々に塗布したところ(咬合面観・鏡像)。

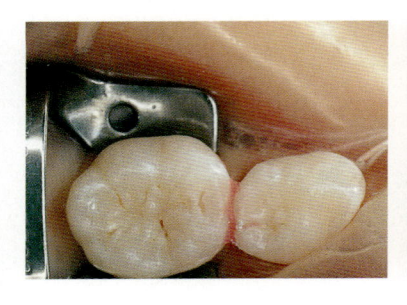

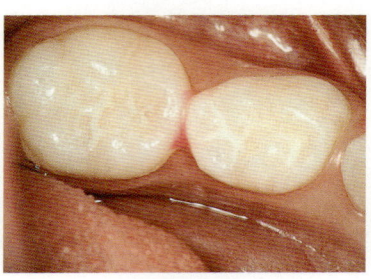

図20-4(左)　可視光線を照射してクリアシールFを硬化させた後、ウェッジマトリックスを撤去して塗布したクリアシールFの辺縁を削整する(咬合面観・鏡像)。

図20-5(右)　1カ月後の検診時の状態を示す。

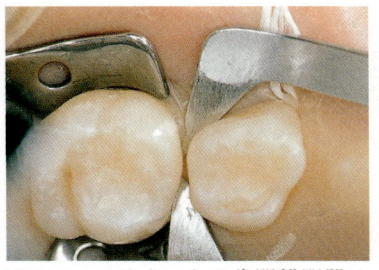

110　フッ素徐放性シーラントとレジンコート材

図21-1　エリオットの歯間離開器による$\underline{DE}$の歯間離開：100μmほどの離開を確認する（咬合面観・鏡像）。

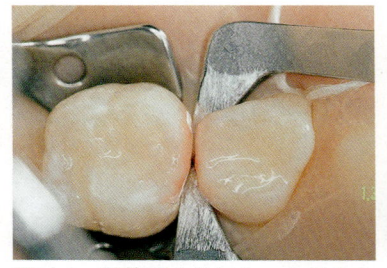

図21-2　細筆にクリアシールFをとり、$\underline{D}$の遠心面と$\underline{E}$の近心面に別々に塗布する。両者がくっついてしまった場合には、その部分に筆先を通して分離させる（咬合面観・鏡像）。

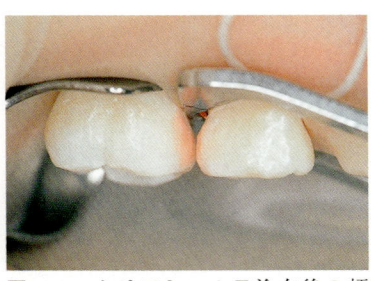

図21-3　クリアシールF塗布後の頬側面観　両隣接歯にクリアシールFが滑らかに塗布されている。

図21-4（左）　可視光線を照射してクリアシールFを硬化させた後、ラバーダムを撤去したところ。それぞれの隣接面にオーバーハングなど作らず、クリアシールFが確実に塗布されていることをデンタルフロスで確認する（咬合面観・鏡像）。

図21-5（右）　ラバーダム撤去後の頬側面観

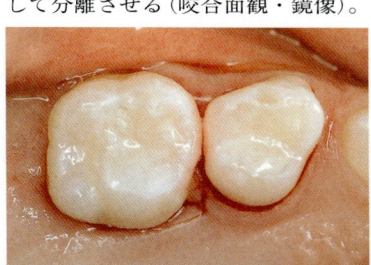

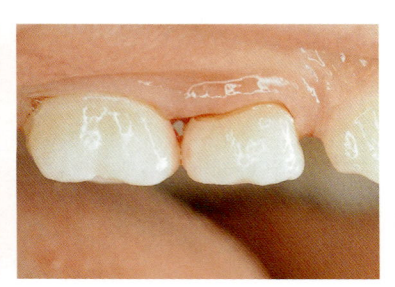

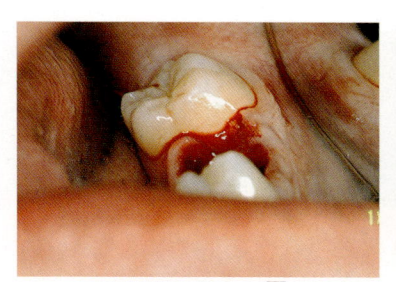

図22-1　交換期に達した$\underline{E}$を抜去した直後の所見

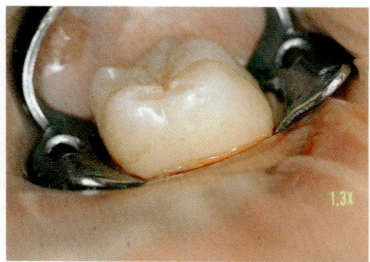

図22-2　$\underline{6}$にラバーダム防湿を施し、近心面を清掃する。近心面に僅かな実質欠損を伴った白斑が認められた。このようなケースにはよく遭遇するが、クリアシールF塗布には最適症例の1つといえる。

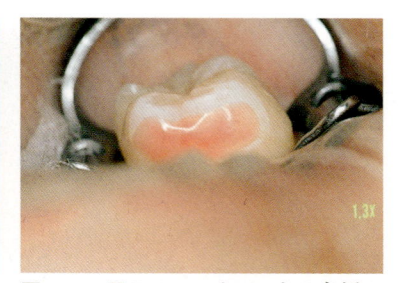

図22-3　図7フローチャートの右側の流れに従って、クリアシールFを塗布する。エッチングがクリアシールFの塗布範囲を越えて行われていることに留意することは、シーラントを塗布する際の注意点と同じである。

図22-4（左）　可視光線を照射してクリアシールFを硬化させた後、ラバーダムを撤去したところ。

図22-5（右）　同じ症例の1年7カ月後の所見で、第二小臼歯が萌出している。第一大臼歯の近心面にタイミングよく塗布されたクリアシールFは、塗布した歯面を齲蝕から保護するばかりでなく、第二小臼歯の遠心面の保護にも役立っている（咬合面観・鏡像）。

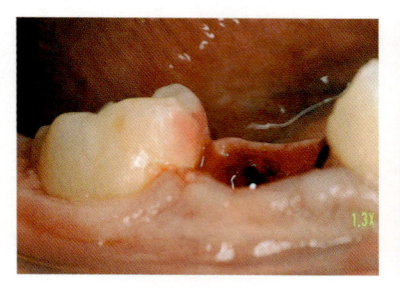

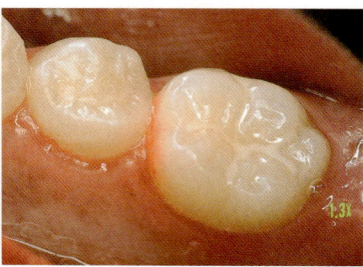

が未萌出かあるいはあるいは萌出を始めたばかりのような時期の第一大臼歯近心面のように、歯間離開を行わなくても、直接歯面にクリアシールFを塗布できるような状態の歯面を対象とした塗布方法である。特に第一大臼歯近心面に認められる白斑やC_1程度の初期齲蝕病巣に対するタイミングのよい処置法として、利用価値が高い方法である。

8．クリアシールFの臨床成績

鶴見大学歯学部付属病院小児歯科診療室を訪れた小児患者のうち被験者ならびに被験歯は、乳歯列期から側方歯群交換期の小児で、クリアシールFを乳臼歯隣接面あるいは第一大臼歯近心面に塗布することの説明をし、保護者から了解の得られた患児の当該歯面を対象とした。対象歯面は視診、触診および咬翼法エックス線写真により、InあるいはC_0ないしC_1と診断した第一乳臼歯遠心面103歯面と第二乳臼歯遠心面102歯面、およびクリアシール塗布の際に直視直達の可能な第一大臼歯近心面21歯面であって、これらの歯面にクリアシールFを診療室で塗布した後、2年間にわたって観察した。相接する乳臼歯隣接面にクリアシールFを塗布する場合には、ウエッジマトリックスを用いた。

観察は塗布後1カ月、3カ月、6カ月、その後6カ月ごとの咬翼法エックス線写真も併用して診査した。クリアシールFの歯面保持状態の評価基準は、表9に示す通りで、歯頸部歯肉の状態も表10に示す評価基準で診査した。当該歯

表9　クリアシールF保持状態の評価基準

判定	評価基準
完全保持	肉眼で観察した時、塗布直後の写真と比較し、被覆面積は狭くなっていてもコート材辺縁に異常は認めず、再処置を不要とするもの。
一部脱落	コート材の一部に破折あるいは剥離を生じ、コート材辺縁に異常を認め、当該部位に限り再処置を必要とするもの。
完全脱落	コート材全ての脱落をきたし、再処置を要するもの。ただし、相接する隣接面のコート材が完全保持されている場合は再処置は行わない。

表10　口腔軟組織の評価基準

判定	診断基準
−	臨床的に異常を認めない。
±	歯肉縁に軽度の発赤を認める。
＋	明らかに炎症を認める。易出血性である。

表11　クリアシールF塗布による第一乳臼歯遠心面保護率

	初診時	2年後	歯面保護率
In	27	28	
C_0	54	34	74
C_1	22	12	
C_2	0	29	29
計	103		71.8%

表12　クリアシールF塗布による第二乳臼歯近心面保護率

	初診時	2年後	歯面保護率
In	28	34	
C_0	59	35	74
C_1	15	5	
C_2	0	28	28
計	102		72.5%

表13　クリアシールF塗布による第一大臼歯近心面保護率

	初診時	2年後	歯面保護率
In	3	5	
C_0	12	13	21
C_1	6	3	
C_2	0	0	0
計	21		100%

面の齲蝕罹患状態の診断は、表8の診断基準に従って行い、InおよびC₀ないしC₁と診断したものは経過観察とし、C₂と診断されたものには修復処置を実施した。

クリアシールFの保持状態は、第一乳臼歯遠心面および第二乳臼歯近心面の両歯面、あるいはどちらか一歯面にクリアシールFが保持されているものは、有効保持としてそのまま観察下においたが、両歯面ともクリアシールFが脱落しているものは、その都度クリアシールFの再塗布を行った。

2年間臨床的に観察した結果は表11～13に示す通りである[16]。第一乳臼歯遠心面の経過観察結果のうち、初診時にInと診断したものが27歯であったが、2年後に28となっているのは、この間にC_0がInに逆転したものが1歯あったことを示している。しかし、2年間にC_2となって修復処置の対象となったものが103歯中29歯あり、クリアシールFの歯面保護率は71.8%であった。同様に第二乳臼歯近心面の歯面保護率は72.5%であった。第一大臼歯近心面21歯についての観察結果では、齲蝕進行に逆転が見られたものが3歯観察されたが、C_2に進行したものはなく、クリアシールFによるの歯面保護率は100%であった。なお、歯頸部歯肉への影響については、軽度の発赤が見られたものなどが数例あったが、いずれも一過性に認められたものであり、特に治療を要したものは皆無であった。

これらの結果から、クリアシールFによる隣接面齲蝕の進行抑制手段は、乳歯列期の相接する第一、第二乳臼歯の隣接面や、側方歯群交換期の第一大臼歯近心面の保護に有効な処置法であると判断された。

まとめ

本稿の前半にシーラントの開発過程と、現在多く使用されているフッ素徐放性シーラントについて解説した。後半はクリアシールFによる隣接面齲蝕の進行抑制法について、クリアシールFの理工学的特徴や、酸処理歯面の再石灰化におよぼす影響などを解説した。また、相接する第一、第二乳臼歯の隣接面や、側方歯群交換期の第一大臼歯近心面への塗布法の実際を図説するとともに、2年間の臨床成績(1996)について解説した。

参考文献

1. Ohmori, I.,Kikuchi, K.,Masuhara, E., Nakabayashi, N., and Tanaka, S.: Effect of the methy methacrylate-tributylborane sealant in preventing occlusal caries, Bull. Tokyo Med. & Dent. Univ., 23: 149～155, 1976.
2. 国本洋志、大森郁朗：二種のシーラントの保持率と齲蝕予防効果, 小児歯誌, 16：209～215, 1978.
3. 竹内京子：GK-101による小窩裂溝清掃に関する基礎的研究, 小児歯誌, 21：768～781, 1983.
4. Mizuno, Y. and Ohmori, I.: An in vitro study on the fluoride releasing resin sealant, Ped. Dent. J., 1: 89～93, 1983.
5. 中島由美子、伊平弥生、永井華子、池田幸代、大森郁朗：フッ素徐放性シーラント(Teethmate F-1)の臨床成績, 小児歯誌, 36：247, 1998. (抄)
6. 伊平弥生：各種シーラントの適応と効果, Dental Diamond, 24：50～53, 1999.
7. 大森郁朗：小児齲蝕の推移と小児の歯科医療, 歯界展望, 71：563-572, 1988.
8. 赤木眞一、高木敏朗、長田真由美、高野文夫、大野紘八郎、大森郁朗：最近の本学小児歯科来院児の齲蝕罹患状態, 小児歯誌, 24：819-836, 1986.
9. Brown, L.J., Selwitz, R.H. and Furman, L.J.: Dental caries and sealant usage in U.S. children, 1988-1991,JADA, 127: 335-343, 1996.
10. クラレ・メディカル研究開発室試料, 1991.
11. Mizuno, Y. and Ohmori, I.: Chemical effect of fluoride releasing resin coating material on acid-etched surface enamel, Ped. Dent. J., 3: 59-64, 1993.

12. Idaira, Y., Nakajima, Y. and Ohmori, I.: EPMA observation of the acid-etched enamel covered by F-coating material, Ped. Dent. J., 7: 73-79, 1997.
13. Idaira, Y. and Ohmori, I.: EPMA evaluation of the proximal surface of the primary molars covered by the fluoride releasing resin coating material, Ped. Dent. J., 10: 161-166, 2000 .
14. Takamizawa, Y., Idaira, Y. and Ohmori, I.: HREM observation of the proximal surface of the primary molars covered by the fluoride releasing resin coating material, Ped. Dent. J., 10: 167-171, 2000.
15. 大森郁朗，伊平弥生，中島由美子，鈴木さち代，小野博志，田中光郎，八尾和彦，神原修：フッ素徐放性レジンコート材（KFC-510システム）による隣接面齲蝕抑制法に関する臨床的研究，小児歯誌，32：955-971，1994．
16. 大森郁朗、伊平弥生、守安克也、中島由美子、高見沢さち代：フッ素徐放性レジンコート材による隣接面保護に関する研究，小児歯誌，34：47-59，1996．

スーパーボンドC&Bの臨床応用

眞坂 信夫

医療法人社団 歯生会　眞坂歯科医院
〒158-0083　東京都世田谷区奥沢5-26-9 自由が丘栄ビル3F

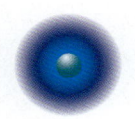

Clinical Application of Super Bond C&B
Nobuo Masaka

Masaka Dental Clinic
Jiyugaoka Sakae Bldg. 3F., 5-26-9, Okusawa, Setagaya-ku, Tokyo 158-0083

スーパーボンドC&Bの臨床応用

眞坂　信夫

はじめに

　スーパーボンドC&Bは、増原英一（現東京医科歯科大学名誉教授）およびそのグループによって続けられてきた象牙質接着を目的とした研究により生まれた。文献では1963年の増原、小嶋、平沢、樽見、木村による"歯科用即硬性レジンの研究第3報　アルキルボロン触媒を用いたときの象牙および歯質への接着性"[1]が最初で、この研究が発展して1969年に世界最初の接着性充塡材「パラカーフ」が、ドイツのクルツァー社から誕生した。当時、このパラカーフはデュッセルドルフ大学のC-H. Fischer教授による1000例の症例観察により、歯髄安全性の高い優れた充塡材であると評価されたが[2]、その当時に新開発されたBis-GMA系コンポジットレジンに押されて、クルツァー社は製造を中止した。

　一方、増原教室における接着性レジンの研究成果は最初に矯正分野で確立された[3]。これがスーパーボンドC&Bに発展した契機は、中林宣男（東京医科歯科大学教授）を中心にして進められた4-METAの合成[4]とクエン酸／塩化第二鉄系歯面処理剤の開発[5]である。中林は歯質に接着する材料の研究開発を続けるなかで、エポキシ樹脂が疎水性基と親水性基とを持っており、これらが被着体面と疎水的相互作用や水素結合を作るために接着材として優れた性質を示すこと、および、生体組織は一般的に疎水性ドメインと親水性ドメインとから構成されていることから考え、親水性基と疎水性基とを1つの分子内に有するモノマーの探索を続けた。そのうえで、ジカルボン酸基を持つメタクリレートを作ると、カルシウムイオンと特異な相互作用を発現し、歯質と親和性の高いレジンになるとの視点の中から、4-METAの合成に成功した。4-METAは親水性基と疎水性基とを有し、歯質によく浸透してMMAと共重合し得るモノマーであり、このモノマーの導入により4-META/MMA-TBBレジンが完成した。ここにおいて、スーパーボンド・シリーズの最初の製品である矯正用「オルソマイトスーパーボンド」が1982年に登場した。つづいて、1983年に象牙質の表面処理剤としてクエン酸／塩化第二鉄溶液（以下10-3液と略称する）を組み込んだ4-META/MMA-TBBレジンが、多目的接着材「スーパーボンドC&B」として登場した。この接着性レジンは象牙質面を10-3液で前処理すると、18MPaとそれ以前には考えられない高い接着強さを求めることができた。

　これは、象牙質を10-3液でエッチングすると、Fe^{3+}がコラーゲンに吸着され、コラーゲンのクエン酸による変性が抑制されるとともに、水洗乾燥中に起こるコラーゲンの収縮をも抑制する。その結果、脱灰象牙質のモノマー透過性が高く保たれ、樹脂含浸層の形成に有効に働くた

めといわれている。さらに、この樹脂含浸層は酸にもアルカリにも侵されない被膜層として存在するため、象牙質を二次カリエスから守る働きもあることが強調されるようになった[6]。その後、コンポジットレジンやアマルガムの接着充填用ボンディングライナーとして使用しやすいように、ダイメタクリレートを加えて流れをよくした製品スーパーボンドDライナーが、1990年に登場した。その他、関連商品として、1987年にポーセレン接着用プライマー「ポーセレンライナーM」、1994年に貴金属接着用プライマー「V-プライマー」が登場し、多目的接着材としての地歩を固め、これまでとはコンセプトを異にした歯科治療法を展開し、今日に至っている。

1．スーパーボンドC&Bの経過

　筆者がスーパーボンドC&Bを臨床に採り入れた初期の目的は、①健康歯質の削除を減らす、②吸水・溶解の少ないセメントでマイクロリーケージを防ぐ、③歯質と一体化することで脱離を防ぐ、ことであった。しかし、この臨床導入を始めた1980年当時は、レジンは歯髄為害性が強いため、生活象牙質に作用させることは禁忌であるとする認識が一般的であった。このため、有髄歯の象牙質面はグラスアイオノマー裏層を行うことが原則となり、接着を100％活用できる状態ではなかった。すなわち接着効果を活用できる症例は、失活歯かエナメル質窩洞に限定された狭い範囲での臨床応用であった。これが大きく展開したのは、接着アマルガム法の臨床経過により、このスーパーボンドC&Bには歯髄為害性がないことを実感した1987年以降のことである[7]。これは深在性齲蝕歯に硬化時収縮のないアマルガムを、保持形態なしで接着充填する手法であるが、これにより、コンポジットレジン充填歯の歯髄損傷は、接着性レジンによるものではなく、コンポジットレジンの硬化時収縮によるマイクロリーケージにあると確信するようになった。以来、有髄歯の切削象牙質面に安心して接着性レジンを使用できるようになった。しかしながら、この事実は一般にはなかなか受け入れてもらえないことでもあった。

　そこで、当時、東京歯科大学病理学教室の助教授であった現下野正基教授にお願いして、4-METAレジンの細胞毒性を調べていただいたところ、この材料はこれまでの認識を改める必要がある生体親和性の高い材料であることが明らかになった。また、矯正治療受診者の抜去予定歯における露髄歯直覆治療の実験歯の病理試験をお願いしたりして、多くの知見が求められ、次第に接着性レジンの安全性が認知されるようになった[8]。

　そのころから接着性レジンは、歯髄為害性のある材料であるという評価から、むしろ歯髄を守る材料であるとの評価に変わり、これ以来大きな展開をみせるようになった[9]。

　このように、硬組織の維持力増強を目標として始まった接着は、歯髄を損傷しないと実証されたことにより、生活象牙質への接着をより積極的に進めることができるようになり、さらにはこの露出象牙質面の接着封鎖に、歯髄・生体を保護する役割が期待されるようにまでなった。

　以来、スーパーボンドC&Bは広く認知されて、歯科の各分野で新たな展開が始まった。

2．スーパーボンドC&Bの臨床

スーパーボンドC&Bは、以下のような特色を持つ。

① 高い接着強さで、安定した修復物の保持を可能する。
② 接着維持強さが大きいため、保持形態のための歯質削除を減らせる。
③ 接合部のシーリングがよいため、マイクロリーケージを少なくできる。
④ 象牙質切削面に樹脂含浸層を生成することで、外部刺激を遮断できる。
⑤ 生体親和性に優れているため、軟組織に与える傷害が少ない。

このためスーパーボンドC&Bは、図1に示すように、保存・補綴治療の多くの分野で活用されるようになり、治療の質をあげ、同時にこれまで不可能であった治療を可能にしてきた。以下紙面の制約もあるので図の活用範囲の中で、最もオリジナリティの高い歯髄の保存、破折歯の保存の2項目について述べることにする。

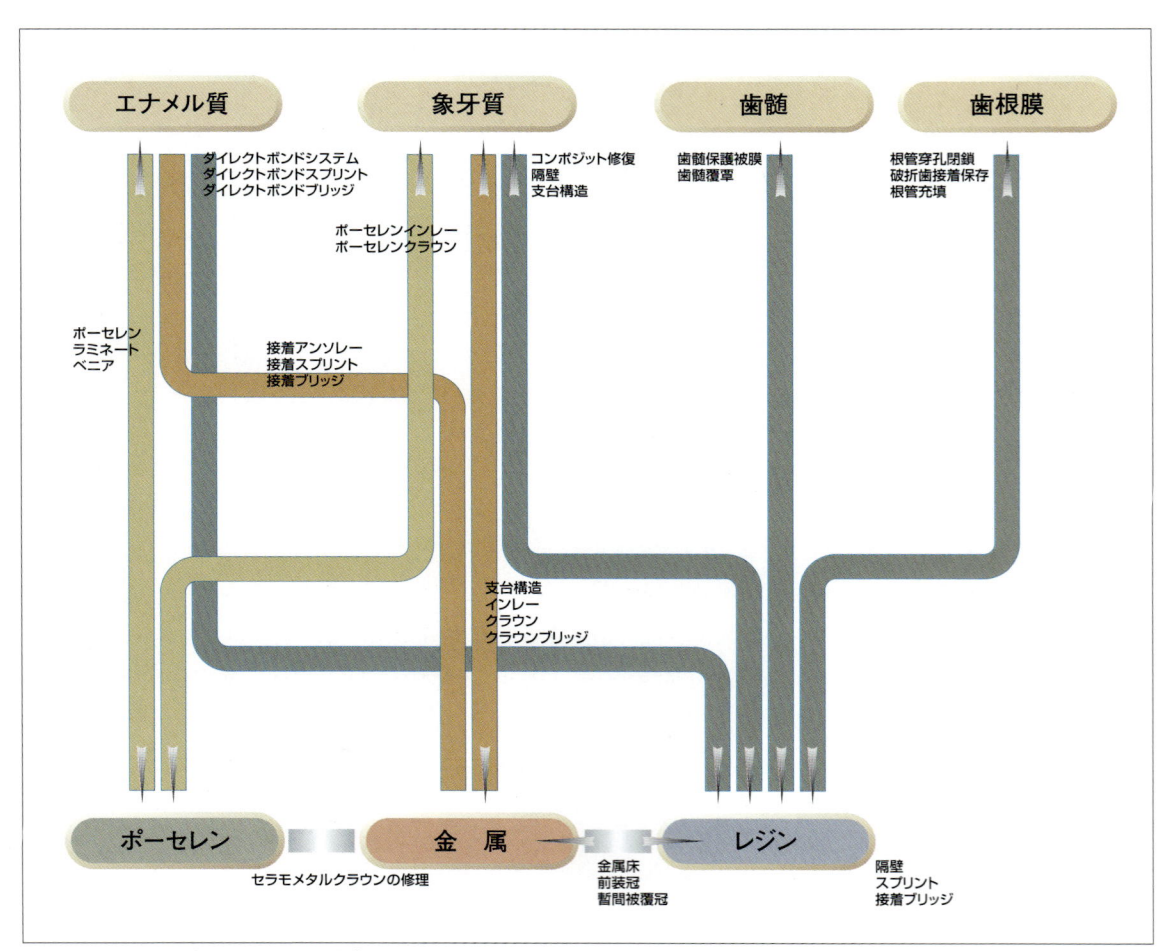

図1　スーパーボンドC&Bの用途

3．歯髄の保存

1）生活象牙質切削面の保護

象牙質には、直径0.9μm～2.5μmの象牙細管が1mm²中2万～5万本も走行している。したがって、歯冠修復の目的で有髄歯の支台歯形成を行った場合には、この細管が外界に開口し、細菌等の外来刺激の侵入路となる。

ところが、これまでの歯冠修復法には、この健康象牙質切削面を傷口として認識し、その創面を封鎖し保護する方法がなかった。このため、切削量の多い生活歯全部被覆冠においては、術後の知覚過敏や歯髄炎などの不快症状が発現しやすく、この不快症状で悩まされた経験を持つ術者は多い。

そこで、このような症例において、支台歯形成を行った象牙質切削面を傷口として捉え、ここに樹脂含浸層とレジン被膜による保護膜を形成し、細菌等の外来刺激を遮断することを目的として著者の考えた方法が、この歯髄保護被膜を作るバリアコート法[10]である。

象牙質形成面を接着性レジンでコーティングすることは、余分な工程が加わるため煩わしくはなる。しかし、一度コーティングを行ってしまえば、安心して歯髄を保存できるだけでなく、後の印象採得、咬合採得、仮着材除去、補綴物装着などの操作時に、受診者にほとんど歯髄痛を感じさせることなく処置できるため、その効果は大きい。

以下臨床例を示す。

症例は60歳の女性で、主訴は正中離開、および、1̄の変色歯に対する審美的改善であった（初診1994年7月）。口腔内診査（図2）とX線診査（図3a～c）の結果、1̄2̄は歯周病の進行が著しく保存が困難である、2̄3̄は齲蝕による崩壊が大きいうえに唇側に傾斜している、3̄1̄に歯根吸収があり骨植がよくない、と診断した。このため、2̄を抜歯のうえで歯周処置を行い、3̄2̄1̄|1̄2̄3̄4̄のセラモメタルクラウンブリッジで修復する治療計画を立てた。

前歯部の欠損補綴には、審美性に優れているセラモメタルクラウンブリッジが多く適用されるが、この歯冠修復法は歯質の削除量が多くなる問題がある。ことに、この症例のように歯周病で歯肉が退縮し、そのうえ、歯軸の方向を変更する場合の支台歯形成は、象牙質の削除量が多くなり（図4）、切削面が歯髄に近接するため、象牙細管から細菌が侵入し、歯髄炎を惹起する危険性が高くなる。この症例は外来刺激を遮断するバリアコート法のおかげで支台歯形成後の歯髄痛もなく、良好な経過が得られた。コーティングは、4-META/MMA-TBB系ボンディングライナー（スーパーボンドDライナー、図5）で切削象牙質表面に樹脂含浸層を形成し、その上に光硬化型レジンを積層する方法をとる。二重構造にする目的は、ボンディング材の層だけでは強度が不足で、テンポラリークラウンの除去や仮着材除去の操作時にコーティング面が損壊してしまうため、樹脂含浸層の上に光硬化型表面硬化滑沢材を積層して、厚みと表面硬度を確保することにある。この症例の処置時（1995年5月）にはまだ専用のコーティング材がなかったため、レジン床の表面硬化滑沢材パラシール（パナヘラウス）を使用している。現在はSBコート（サンメディカル、図6）が市販されるようになり、便利になった。図7はコーティング処置を行った1̄の約1カ月後、ブリッジ装着時の拡大写真である。バリアコートは良好に維持され、支台歯形成面に探針などで刺激を与えても、全く痛みを訴えない。図8はブリッジ装着2週後の正面像。図9、10a～cは5年7カ月経過後の正面像とX線像である。装着前、装着後、いずれの場合においても歯髄不快症状を発現することはなく、経過は良好である。

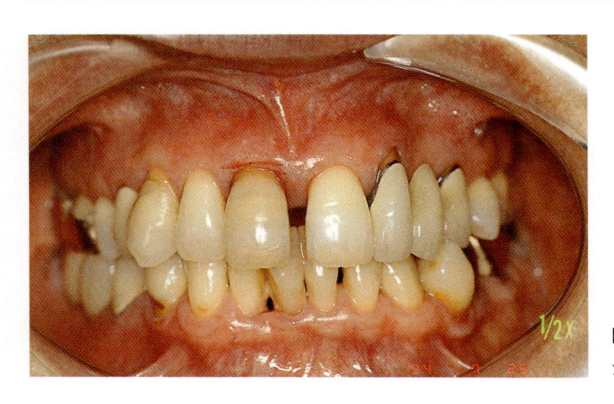

図2　60歳の女性、正中離開と|1変色歯の審美的改善が主訴

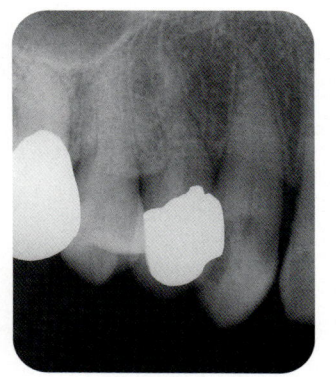

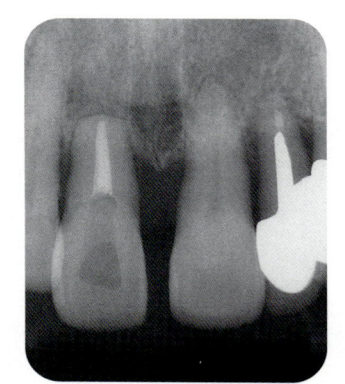

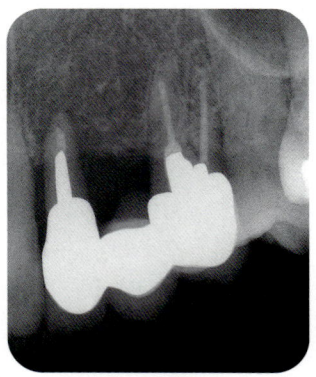

図3 a～c 左中右　1|は歯根吸収があり骨植がよくない、|3は齲蝕による崩壊が大きい、|2は保存が困難、このため、|2を抜歯し③②①|①②③④のブリッジで修復する治療計画を立てた。

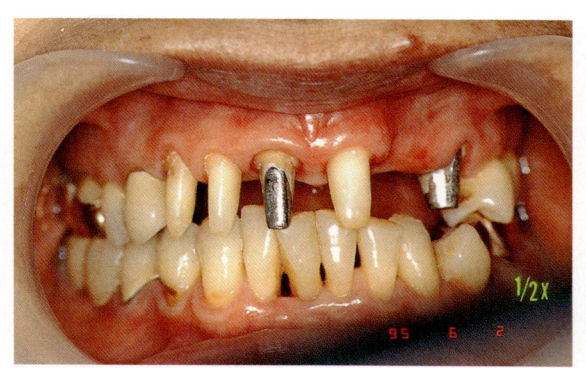

図4　唇側傾斜した歯の植立方向を変更する支台歯形成は、削除量が多くなるため歯髄損傷が大きくなる。

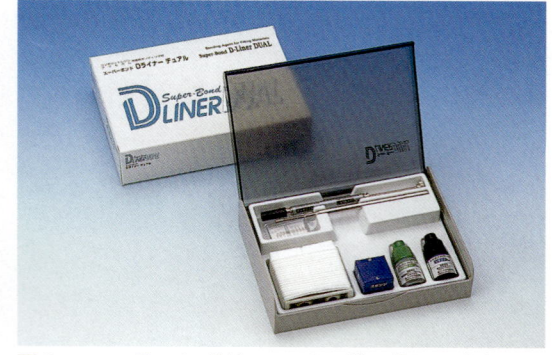

図5　コーティングはスーパーボンドDライナーで樹脂含浸層を形成し、その上にレジンを積層する。

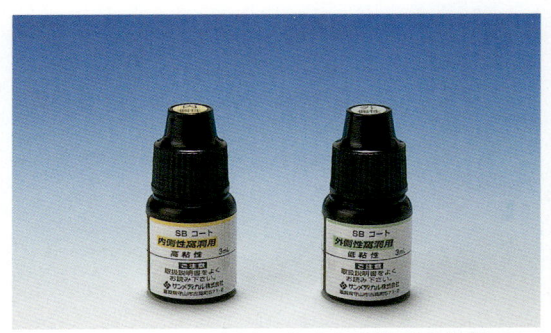

図6 コーティング専用の光重合型表面硬化材SBコート（サンメディカル）

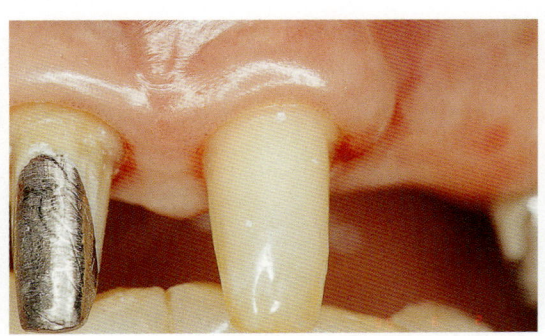

図7 コーティング処置を行った|1の約1カ月後、ブリッジ装着時の拡大写真

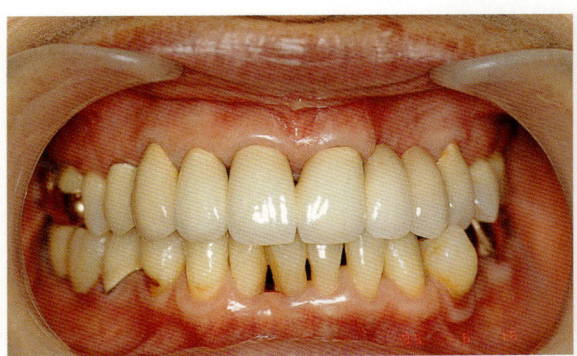

図8 ブリッジ装着2週後の正面像

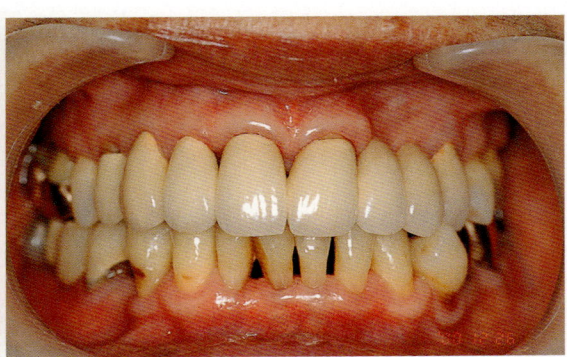

図9 5年7カ月経過後の正面像

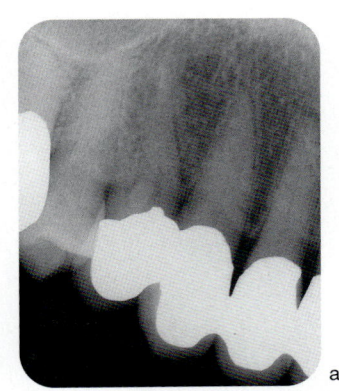

図10a〜c 5年7カ月経過後のX線像

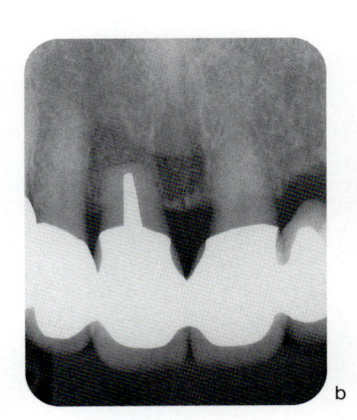

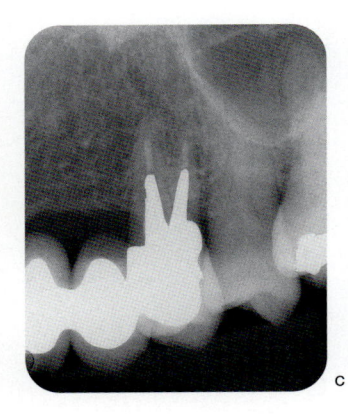

2）露髄歯の保存

　露髄は、支台歯形成時に起こすものと、齲蝕歯の軟化象牙質の除去時に起こすものの二通りがある。前者はほとんどの場合歯髄が健康であるため、接着性レジンを使用する歯髄保存療法は容易である。一方、後者は自覚症状がなくとも感染が歯髄全体に波及していることが多いため、この場合における保存か抜髄かの診断は難しい。ことに、感染歯髄の保存は当初良好に経過したとみえても、長い経過の後で歯髄炎を惹起する症例があるので注意が必要である。

　しかし、自発痛などの症状がある感染歯髄であっても、歯髄の再生力が旺盛であれば、齲窩の無菌化と接着性レジンによる密閉封鎖で、術後疼痛を与えることなく保存することができるようになった。以下、スーパーボンドC&Bを用いる筆者の臨床術式を、感染の不安のない健全歯の露髄と、感染の疑いのある齲蝕歯の露髄に分けて説明する。

（1）感染の疑いのない歯髄の露髄

　歯冠形態や歯軸方向を改善する審美補綴で、意識的に露髄まで削り込む意図的露髄、あるいは有髄歯の支台歯形成中に誤って形成が歯髄部

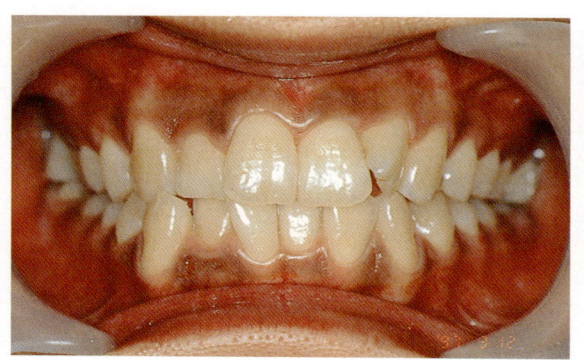

図11　モデル志望の21歳女性、前歯部の前突と|2 捻転歯の形態回復を求めて来院

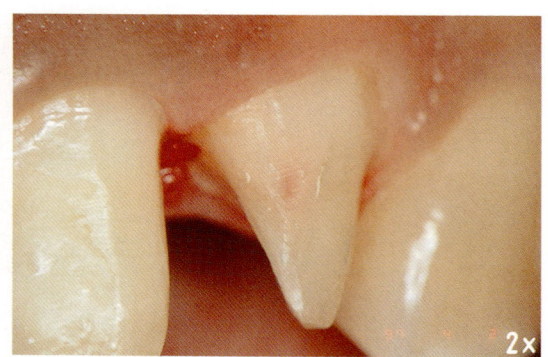

図12　意図的露髄の要点は容易に止血できる程度の露髄に押さえること

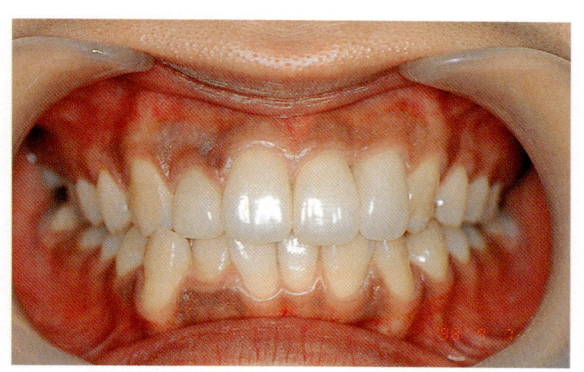

図13　オールセラミックスクラウン装着1年後の口腔内写真

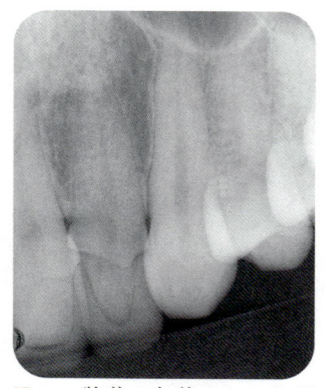

図14　装着1年後のレントゲン写真

に及んだ偶発露髄においては、歯髄組織における細菌感染の不安がない。このような症例では、歯髄に障害的に作用しないスーパーボンドC&Bを用いて密閉封鎖すれば、歯髄本来の治癒能力により、臨床的不快症状もなく保存することができる。また、その保存成績は予知性が高い。

症例はモデル志望の21歳女性である（初診1997年3月）。前歯部の前突、ならびに|2捻転歯の形態回復を求めて来院した（図11）。矯正を行う時間的余裕がないため、補綴で対応することにした。このような症例に対して、過去においては当然のごとく抜髄処置を行っていたが、歯髄の接着保存法が確立された現在においては、意図的露髄の保存処置で対応できるようになった。意図的露髄の要点は、容易に止血できる程度の削除に押さえることである。このため、この症例ではスポット露髄ギリギリを基準にして、支台歯の形成を行った（図12）。形成を終え

たら露髄部を次亜塩素酸ナトリウムで消毒・止血した後、アスコルビン酸で処理する。次に10-3液で被着面処理を行い、Dライナーを塗布し、樹脂含浸層を形成する。その後はバリアコート法と同じ手順でSBコートによる保護膜を形成し、処置を終える。図13、14は、オールセラミックスクラウン装着1年後の口腔内写真とレントゲン写真である。

(2) 感染が疑われる歯髄の露髄

齲蝕による露髄歯の保存は、その損傷の程度と歯髄そのものの再生力の大きさによって、成否が左右される。歯髄保存の最大の要点は、その病態の的確な診断と、再生力の診断および再生力の賦活化にある。表1は感染が疑われる露髄歯の保存療法の要点である。

このなかで、特に問題となるのは歯髄診断であるが、これについては、一般的に基準とされている痛みと病態との間には明確な相関関係が

表1　露髄歯保存の要点

① 歯髄診断
・可逆性歯髄炎と非可逆性歯髄炎
② 診療時の疼痛管理
・血流を防げない除痛法
③ 治療時の損傷防止
・物理的刺激（切削による）
・科学的刺激（薬物による）
④ 齲蝕病巣の無菌化
・3種混合抗菌剤
・ケミカルサージェリー
・レーザー
⑤ 使用材料
・生体適合性と密閉封鎖性の高い接着性レジン
⑥ 治癒判定
・一定の経過観察を行う

表2　保存可能な露髄歯の診断基準

	歯髄保存が可能	判断理由
① 既往歴（痛みの種類）	一過性で定位に限局される痛み	一過性の疼痛：歯髄・象牙質境付近に神経終末をもつAδ線維が関与 持続性の疼痛：歯髄深部に神経終末をつくるC線維が関与
② 年齢（歯髄の生活力）	患者が若年層で若い歯髄	若い歯髄：炎症は一定部に限局され、可逆的である場合が多い 老化歯髄：炎症は非可逆的であり、歯髄壊疽に移行しやすい
③ 歯髄診断（打診・温度診電気診）	電気診で閾値の低下や上昇がない	閾値の低下：歯髄充血、漿液性歯髄炎が疑われる 閾値の上昇：化膿性歯髄炎が疑われる
④ 出血（損傷の種類）	出血が鮮紅色で止血が容易	止血が容易：歯髄の血管透過性の亢進が少ない

ないと言われているため、注意が必要である。また、現在のところ客観的な生化学的診断法も確立されていない。このため、筆者は表2のような項目を基準にして、保存か抜髄かを判断している。治療法は次の2つの方法を適宜使い分けている。

①SBでの直接覆罩（露髄歯保存1回法）

若年者でかつ炎症が軽いと判断される小さいスポット露髄が適応症である。齲窩を次亜塩素酸ナトリウムで消毒・止血しアスコルビン酸処理を行った後、クエン酸／塩化第二鉄溶液（10-3液）で被着面処理を行い、SBを流し込み齲窩を封鎖する。この状態で2～3カ月の経過観察を行い、問題がなければ歯冠修復に移る方法である。

②3種混合抗菌剤（3mix）を使用した待機的治療法

これは岩久らの研究による3種混合抗菌剤[11]を使用したIPC法である。細菌感染のある齲蝕病巣に抗菌性薬物を封入し、無菌化を図り、歯髄の生活力を賦活する。これにより、軟化象牙質の再石灰化と修復象牙質の形成を待ち（2～3カ月）、露髄を少なくすると同時に時間経過で歯髄の生死を判定し、問題がなければ歯冠修復に移る方法である。

症例は3mixを使用し待機的治療を行った34歳女性の5̅である（図15）。初診時（1996年3月）に温水痛、自発痛があったため、この歯髄の保存は難しいと判断したが、本人の強い希望で待機的歯髄保存療法を試みた。レントゲン診査で髄角部に健康歯質がありそうに見えても、感染歯質の除去で露髄することが多いため、注意が必要である（図16）。細菌感染のある炎症歯髄を露髄させた場合には止血が難しく、治癒もよくない。この症例は、露髄しそうな部分の軟化象牙質を残して3mixを貼薬し、スーパーボンドC&Bで仮封した（図17）。2カ月半後、歯髄炎症状がなくなったので、仮封材を除去し、残っていた軟化象牙質の除去を行った。軟化象牙質の除去により、わずかに露髄があり出血をみた（図18）が、抗菌剤により細菌が減り炎症も治まっているため、止血は容易であった（図19）。この状態で歯面処理を行い、スーパーボンドC&Bで象牙質面を被覆し、窩洞の形態を整えた。欠損部の修復は金合金インレーで行った。図20は、修復処置後10カ月経過のX線像である。窩底部の透過像はスーパーボンドC&Bである。現在はラジオペークを使用するため、識別が容易になった。

3）歯髄保存の臨床評価

スーパーボンドC&Bの歯髄安全性を確認することは、この接着性レジンの臨床応用における最大のテーマであった。筆者も初期には生活象牙質への接着を心配し、慎重な対応を行っていた。しかし、臨床経験を重ねるにしたがって、歯髄に対する安全性を認識するようになり、1988年からは象牙質まで削除した有髄支台歯にスーパーボンドC&Bを直接接着させて、歯冠修復物を装着するようになった。また、この方法が従来の無機セメントを使用する方法より臨床成績が良好なため、歯髄を安全に保存するのは4-META/MMA-TBBレジン接着材であると考え、積極的に裏装、象牙質切削面の保護被膜、歯冠修復の装着など、多方面に活用している。接着封鎖性に優れ、そのうえ歯髄に対して障害的に作用しないスーパーボンドC&Bは、マイクロリーケージによる細菌浸入を抑え、歯髄の治癒能力を賦活する、これまでとはコンセプトを異にした歯科材料である。この材料のお陰で、生活歯の修復後に悩まされる歯髄炎による経過不良症例は激減し、抜髄症例も少なくなった。これまで、レジンは歯髄を壊死させる危険な存在という評価であったが、このスーパーボンドC&Bは、歯髄の治癒能力を賦活する材料へと、その評価を劇的に転換してしまった

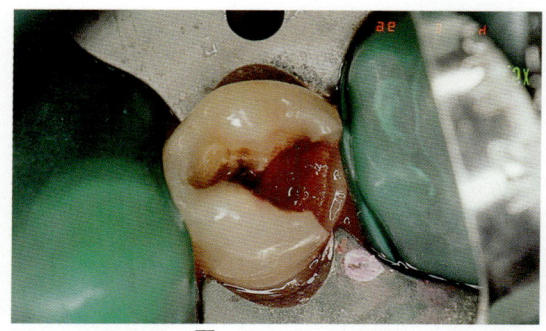

図15　34歳女性の⌊5、温水痛、自発痛がある。本人の要望で待機的歯髄保存療法を試みる。

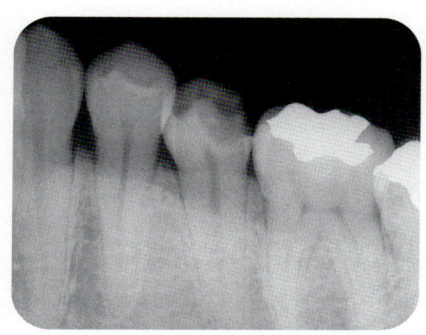

図16　レントゲン診査で歯質がありそうに見えても、露髄する場合があるので注意を要する。

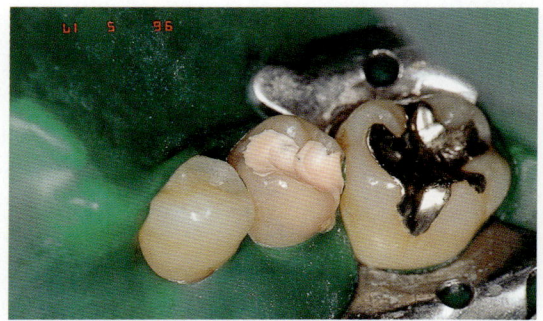

図17　炎症歯髄を露髄させた場合には治癒がよくない、軟化象牙質を残して3mixを貼薬

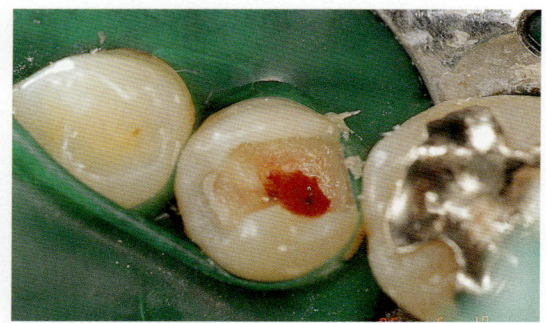

図18　2カ月半後、軟化象牙質の除去時、わずかに露髄があり出血したが、止血は容易であった。

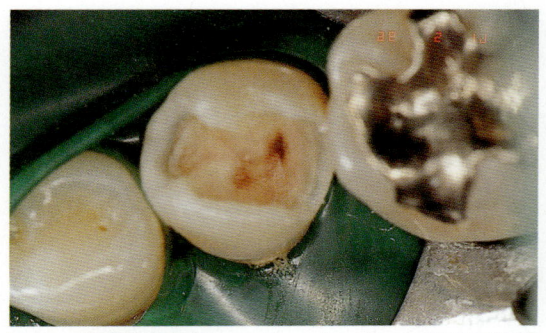

図19　歯面処理を行い、スーパーボンドC&Bで象牙質面を被覆し、窩洞の形態を整える。

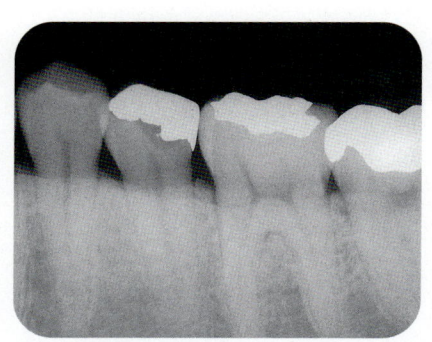

図20　修復処置後10カ月経過のX線像、窩底部の透過像はスーパーボンドC&Bである。

4．無髄歯の保存

1）垂直破折歯根の保存

　日常臨床で歯根破折歯に遭遇することが多くなった。明らかに支台築造法に問題があると考えられる症例から、どうして破折に至ったか理解に苦しむ症例まで、その破折の様相はいろいろである。この歯根破折の原因について、過去においては抜歯の適応となっていた崩壊の大きい無髄歯が、根管治療法や支台築造法の進歩で保存されるようになったため、と考えていた時期もあった。しかしながら、最近のように無理のないきれいなポストコアが装着された支台歯が、10〜15年も経過した後で破折してくる症例を見るようになると、弾性のある歯根象牙質に硬いメタルのポストを接着力のない無機セメントで嵌合保持してきた支台築造法そのものに、根本的な問題があったと考えるようになった。このままでは、過去20年近い間に施術した症例に多大の不安を持たざるをえない状態であり、事実これからますます歯根破折の症例が増えることが予測される。歯根破折を起こさない合理的な支台築造法を確立することが急務であるが、これから数多く起きてくるであろう破折歯を保存する救済策を確立することも必要である。

　これまで歯根破折歯には、歯冠長延長術、矯正的挺出、外科的挺出などを行い保存してきた。しかし、これらはいずれも破折線が歯槽骨頂近くに位置している場合だけが適応であり、歯槽窩深く根尖近くまで破折した、いわゆる垂直破折歯には適用できない。

　しかるに、筆者はこの垂直破折歯根に対して1982年より接着技法を活用した保存法を考え出し、効果をあげている[12〜17]。導入当初はただ破折部を接着性レジンで接着するだけであったため、適応できる症例も限られていた。しかし現在は、回転を伴った再植を行ったり、GTR法を応用して、歯根膜が失われた破折歯根面に新付着を獲得するなどの術式改良を進めたため、その適応範囲が広くなり、予知性も高まった。これまで抜歯以外に方法がないとされていた垂直破折歯を保存する、接着保存法について紹介する。

（1）接着保存法の要点

　ここで紹介する接着保存法は、破折分離した歯根を4-META/MMA-TBBレジンで接着整復し、同時に、この修復歯根を根管側から接着したメタルのポストコアで補強し、維持安定をは

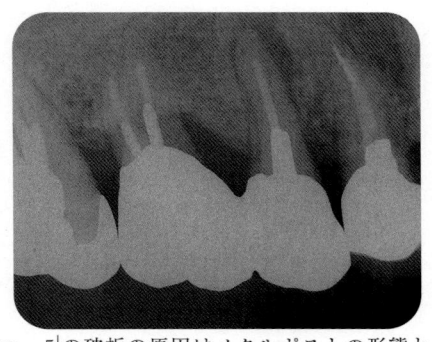

図21a　5̲の破折の原因はメタルポストの形態と長さ、および連結した6̲の動揺にある。

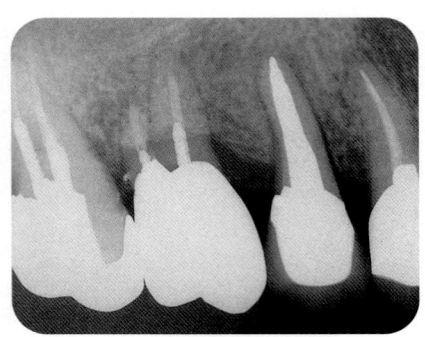

図21b　再植を伴った接着修復の術後2カ月の状態、根尖近心部の骨が再生されている。

かる方法である。その要点は次の3点である。
①破折の原因を解明し取り除く
　垂直破折の原因には、加圧要素としてブラキシズムや強い咬合力などの咬合に由来する問題があり、受圧要素として不良ポストや遊離端ブリッジなどの無理な設計による補綴物があげられる[18]。したがって、これらの原因を取り除くことが前提となる。
　図21a、bは臨床でよく遭遇する定型的な歯根破折歯の、術前とそれを接着保存した術後の比較X線像である。この 5| の垂直破折の原因には、受圧要素として根管ポストの長さ不足と、ポスト先端部のフラット形態に起因した応力集中があり、加圧要素として連結した |6 の歯周病進行による動揺が、槓杆作用で 5| に与えた荷重負担がある。したがって、このような要素で破折した歯を保存するために必要なことは、第一に動揺のある |6 との連結を外すことであり、第二はポストの長さを長くし、同時に先端の形態を丸くし、応力の分散を図る[19]ことである。
②安定した接着維持力を確保する
　破折歯の接着保存は、メタルのポストコアを歯根に接着し補強することで、保持安定させる方法である。このため、破折した歯根を接着で長期間維持できるかどうか不安があるという意見を聞くこともある。しかし、これまでの臨床経過から評価して、先に述べた加圧要素と受圧要素に十分な配慮がなされ、また、接着性レジンの選択、ポストコアの金属の選択、および接着操作に誤りがなければ、接着維持力の耐久性に問題はない[20]。使用接着材は4-META/MMA-TBBレジンであるスーパーボンドC&B、使用メタルは象牙質の弾性係数を配慮して軟質の金合金、またはインジューム銀合金を使用する。
③破壊された歯周組織を改善する
　垂直破折歯根では、その破折線に沿って周囲歯周組織の破壊がある。したがって、接着保存法では、破折部の接着修復と同時に、この破壊された部分での結合組織性付着あるいは上皮性付着の獲得と、歯槽骨の再生が要点となる。破折部は繰り返し加圧により離開が大きく進行し、これにより歯周組織破壊も悪化の一途をたどる。このため、長く放置されたものほど歯槽骨の破壊吸収は大きくなり、その改善は難しくなる。また、その破壊の形態も破折部位で異なり、唇側の薄い骨壁部では2壁性骨吸収に類似した骨吸収像を呈し、隣接面部や口蓋部などの厚い骨壁部では3壁性骨吸収に類似した骨吸収像を呈する。2壁性骨吸収より3壁性骨吸収の方が扱いやすいことは、歯周病の場合と同じである。また、破折部の露出接着材層が厚くなれば、この部分における再付着は期待できなくなるし、破折部に接着材が行き渡らないデッドスペースができれば、これも再付着の障害となる。破折による歯周組織の破壊状態はいろいろであるが、状態に合わせた対応で良好な歯周組織の改善を行う必要がある。このため、本接着保存法では、破折の形態と周囲歯槽骨の破壊程度を分類し、この分類に従って保存術式を選択する手法を取り入れている。

(2) 垂直破折歯根の分類
　破折歯保存は破壊された歯周組織の改善が要点になる。このため、術前の破折の形態と歯周組織、それも主として歯槽骨の破壊の形態と程度により予後が左右される。このため、筆者らは破折歯の接着保存を成功に導くために、接着保存治療を前提とした形で破折歯の分類を行っている。分類は、破折歯片の分離状態と周囲歯槽骨の破壊の程度を基準にしたものである[19]。
①破折歯片の分離状態による分類
　破折歯片が分離しているものと、分離していないものの2つに分ける。
　ⅰ）未分離破折：歯根が片側性に破折しているもので、エキスカなどの器具でこじった場合、破折片が離開はするが分離しないものを指す。

この場合注意を必要とするのが、亀裂歯根との鑑別である。亀裂歯根は亀裂線を認めても、その部位に骨吸収が存在しないことを特徴としている。この鑑別が必要になるのは、根管内からの視診で亀裂線を見たときである。診断は該当部の歯周ポケットにガッタパーチャのアクセサリーポイントを挿入し、ポイントの挿入の可否により判断する。挿入できるものは破折歯根であり、挿入できないものは亀裂歯根と考える。

ⅱ）分離破折：破折歯片が2つ以上に分離している、もしくは器具でこじると分離するものを指す。通常、この形態は歯槽骨破壊が重度に進行した状態である。

②周囲歯槽骨の破壊程度による分類

破折線に沿って破壊された歯槽骨の破壊程度により2つに分類する。

ⅰ）骨吸収を伴わない破折（新鮮破折）：骨吸収が全くないか、あってもごくわずかのもの。破折が起きてからの経過が短期のもので、新鮮破折と言われるものである。

ⅱ）骨吸収を伴う破折（陳旧破折）：破折線に沿って骨吸収が認められるもの。破折が起きてから時間を経過した陳旧性の症例に多い。

接着保存の難易度は、破折の形態、周囲歯周組織の破壊程度、それも主として歯槽骨の吸収の進行度合いで定まる。未分離破折で、それも骨吸収の少ない破折歯の接着保存は容易であり、その経過も良好である。一方、骨吸収が大きく破折片が分離した歯根は、保存が難しい。ことに高齢者においては、周囲歯周組織の治癒力が低いため、この点に対する配慮も必要となる。したがって、破折歯を早期に診断し発見する目を養う必要性を痛感する。しかしながら、

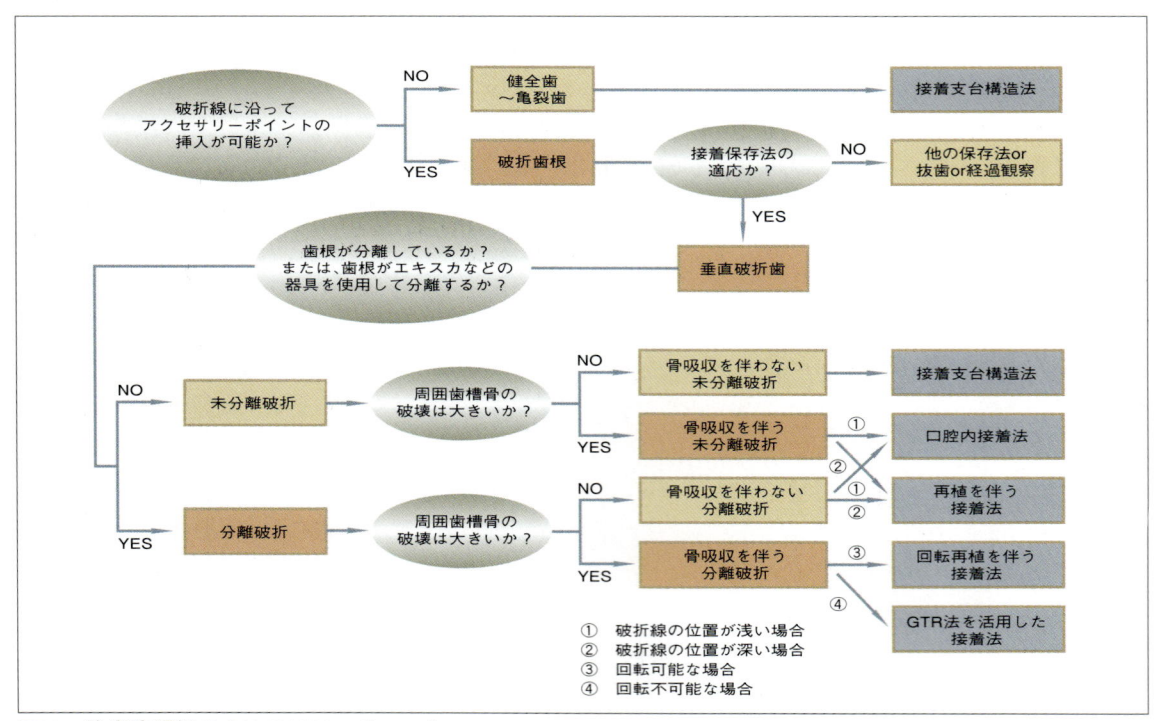

図22 治療法選択のためのフローチャート

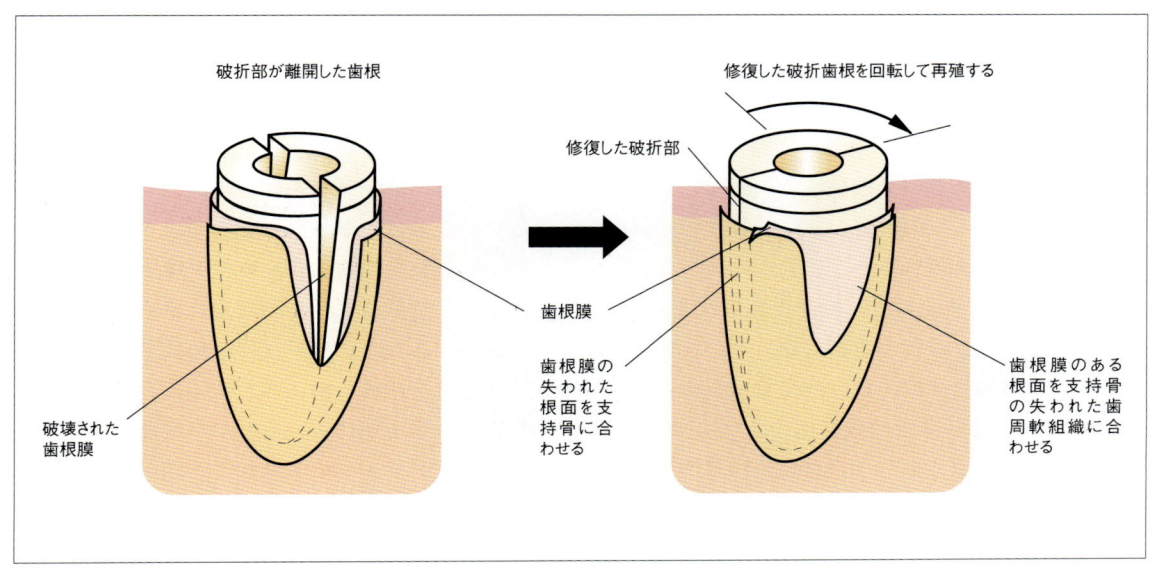

図23　回転再植による付着歯肉の獲得

骨吸収を伴った分離破折歯根も、その後の術式の改良により、現在では重症のものでも保存できるようになった。ただし、この場合感染予防や歯根膜を損傷しない再植法、また、メンブレンの活用法等に習熟する必要がある。術式は高度になるが、過去においては保存不可能とあきらめていた破折歯が、保存できるようになった意義は大きい。以下この分類に従った4つの保存法について述べる。

2）治療法の選択

治療法の選択を容易にするため、筆者らは垂直破折歯を前述したように破折歯片と周囲歯槽骨の2点に焦点をあて分類し、そのうえで図22に示す治療法選択のためのフローチャートを作成した。以下このチャートにしたがって説明する。

（1）骨吸収を伴わない未分離破折

未分離破折は自覚症状を伴わずに進行するため、骨吸収を伴わない時期に発見することはきわめて難しい。これまでに筆者らが骨吸収を伴わない未分離破折と診断した破折歯は存在しない。治療法は最も容易で、接着性レジンを使用した支台築造を行えばよいと考える。

（2）骨吸収を伴う未分離破折

破折を生じてからの経過が比較的長期な陳旧性の症例に多い。破折歯の初期においては自覚症状が少ないため見落とされることが多い。診査で疑いがあったら、細い根充用のアクセサリーポイントをポケットに挿入し、レントゲン診査を行う。ポイントを深く挿入できる部位があった場合には、垂直性歯根破折と考えるべきである。確定診断は、修復物を外して根管内から視診することである。治療法は、破折が歯槽骨頂に近い位置に限局している場合には、口腔内接着法を選択し、破折が根尖近くに及んでいる場合には、再植を伴う接着法を選択する。破折線が深い場合の口腔内法では、乾燥、接着性レジンの流し込みなどが難しくなるため、破折接合部にデッドスペースをつくりやすい。デッド

スペースは周囲歯周組織の炎症を引き起こす大きな原因となるため、このような場合には口腔外で接着する再植法を選択する。

(3) 骨吸収を伴わない分離破折

破折を生じてからの経過が短い新鮮性の症例である。事故による外傷や、摂食中の破折の既往がある場合が多いので、問診が重要である。治療法としては、破折が歯槽骨頂に近い位置に限局している場合には、口腔内接着法を選択する。破折線が浅い場合は接合部の止血、乾燥、接着操作の管理が行いやすいため、口腔内法で十分満足できる処置が行える。しかしながら、破折が根尖近くに及んでいる場合には、再植を伴う接着法を選択する。

(4) 骨吸収を伴う分離破折

破折を生じてからの経過が長い陳旧性の症例である。垂直破折歯のなかでは、病態がもっとも進行したものである。この場合、骨吸収の大きさと形態によって予知性が異なる。3壁性骨吸収のように周囲が骨壁に囲まれている場合には、破折線の周囲に骨の回復が期待できる。しかし、2壁性骨吸収のように骨壁が存在しない場合には、骨の回復が期待できず、安定した治癒は望めない。したがってこのような症例については、回転再植を伴う接着法（主として前歯部に適応）、あるいはメンブレンを併用する方法（主として臼歯部に適応）を選択する。

回転再植を伴う接着法は、極端な湾曲のない単根歯が適応症となる。これは、図23に示すように口腔外で接着整復した歯根を元の歯槽窩に戻すとき、位置をずらせて再植する方法である。目的は、歯槽骨が吸収してなくなってしまった部位に、健全な歯根膜を有する歯根面を合わせるように位置づけ、この部分に結合組織性付着を獲得すること、ならびに、歯根膜の失われた破折部位を歯槽骨面に合わせることにより、歯根膜の再生を期待し、それが不可能であった場合には、アンキローシスによる結合を獲得することにある。ところで、この回転再植は、回転した位置での固定を3週間ほど持続することが要点となるが、この問題は、スーパーボンドC&Bによるパック固定を考案し、解決している。

しかしながら、複根歯は回転して再植することができない。このため、この手法の適応にはならない。現在、このような症例にはGTR法を応用し、対応している。複根歯である臼歯の場合は、歯槽窩の形態と厚い骨壁の特徴から3壁性骨吸収に類似した骨吸収が多いため、メンブレンを適用しやすい状態にある。まだ症例数が少ないため、評価を行える状態にはないが、これにより予知性を高めることができると期待している。

5．臨床例

1) 口腔内接着法（骨吸収を伴わない分離破折）

受診者は施術時40歳の女性である（初診1994年9月）。他院で治療した1|がメタルポストごと脱離して来院。再根管治療、軟化象牙質除去により歯根壁が著しく薄くなってしまった。メタルポストコアの印象を行い、テンポラリークラウンを装着。破折する危険があるため、次回予約日に必ず来院するように念を押したが、未来院となった。1カ月後に動揺があるため診査を求めるという電話連絡があり、急遽来院を指示する。診断は骨吸収を伴わない分離破折（図24、25）である。破折線が比較的浅く、歯根の中央付近までであったことと、メタルポストが

口腔内接着法（骨吸収を伴わない分離破折）

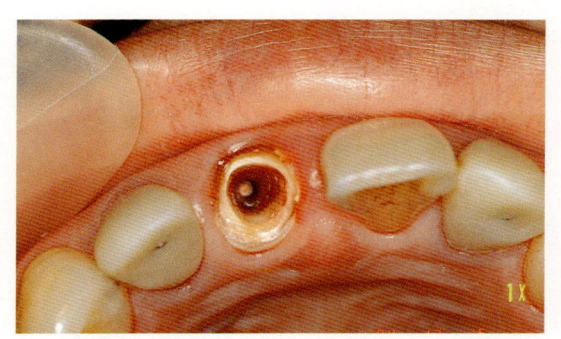

図24　40歳の女性、長期に放置されたテンポラリークラウンが原因で歯根破折を起こす。

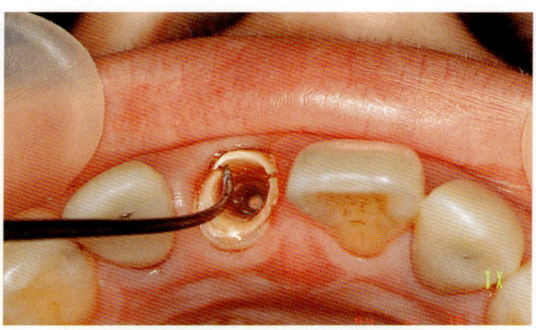

図25　診断は骨吸収を伴わない分離破折、新鮮破折で破折線が浅いため口腔内接着法を施行

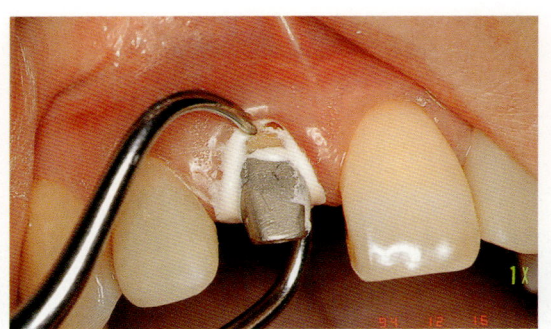

図26　破折部に接着材を流し込みポストを挿入した上からガーゼクランプで圧接・接合する。

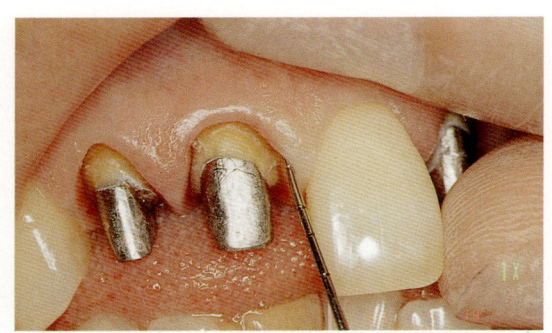

図27　施術から4カ月後、破折部のプロービング値は3mmである。

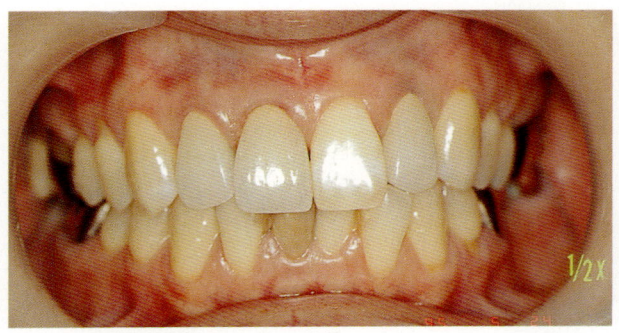

図28　最終補綴物セット時の状態

回転再植を伴う接着法（骨吸収を伴う分離破折）

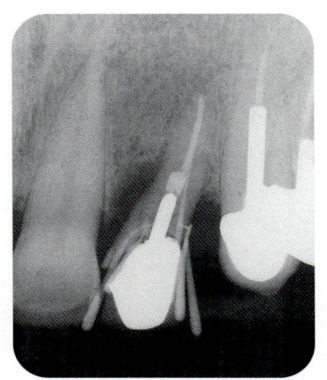

図29　37歳の女性、⎿2継続歯の動揺で来院、アクセサリーポイントを挿入したレントゲン診査で破折を確認する。

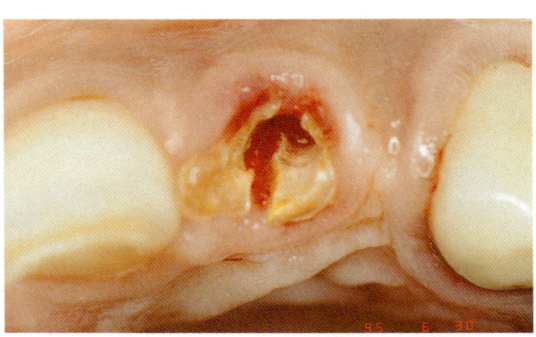

図30　ポストは簡単に外れた。破折は頬舌方向で、破折部には肉芽が入り込み整復は不可能

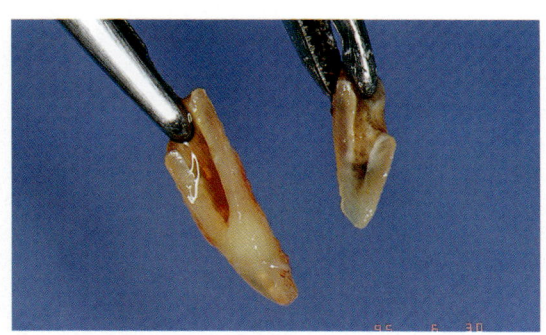

図31　骨吸収を伴う分離破折、破折は遠心方向に向かい根尖側1/4に達している。

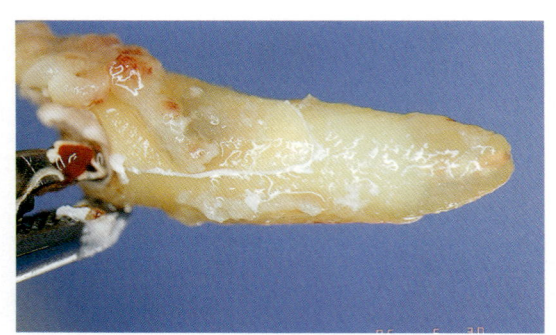

図32　破折片接着操作の要点は、歯根膜の損傷を最小限に押さえることである。

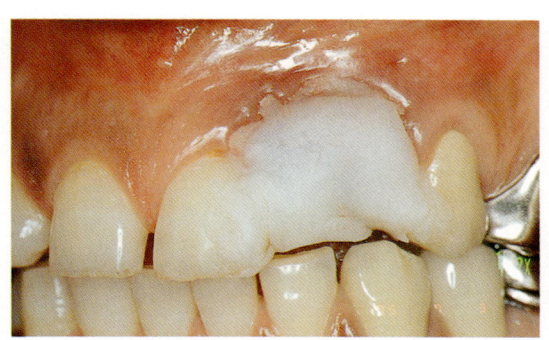

図33　回転して植立した歯を安静保持するには、スーパーボンドパックが有効である。

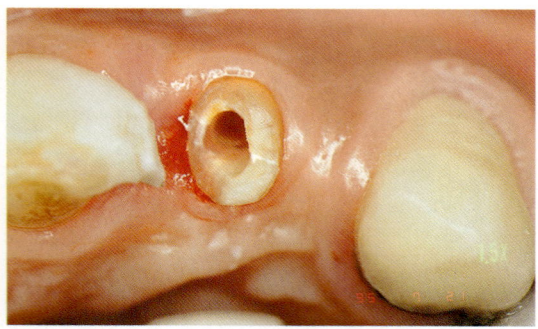

図34　回転再植3週後のポストコア印象時の状態、破折線の走行方向で回転の状態が確認できる。

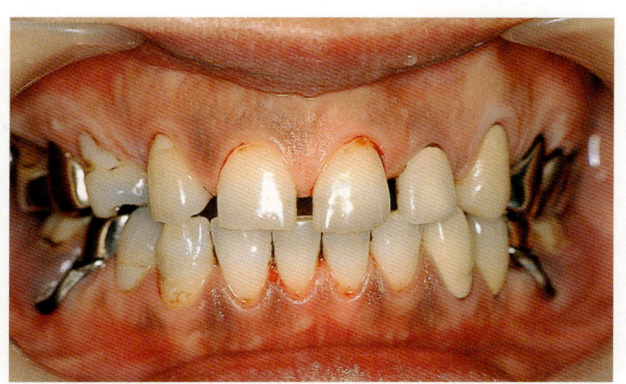

図35　保存修復5年3カ月後の正面

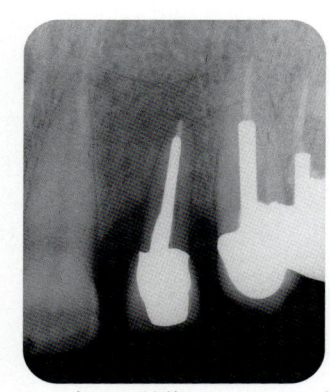

図36　5年3カ月後のレントゲン像

既にできあがっていたので、口腔内接着法を施行した。口腔内における直接接着の要点は、破折部歯根膜の止血を十分に行い接着強度を確保すること、ならびに、過不足なく破折面を接着材で満たし、デッドスペースを作らないことである。方法は、まず止血してエアー乾燥を行ったら即座に活性化したモノマー液を流し込むことにより、組織液の浸出を抑える。そのうえで接着材を流し込みポストを挿入し、ガーゼクランプを用いて圧接する（図26）。接着材硬化後には必ずキュレットを行い、逸出した接着剤を除去する必要がある。これにより破折面の密着と接着材露出層の縮小を図り、歯根膜の再生を期待する。施術から4カ月後、破折部のプロービング値は3mmである（図27）。最終補綴物セット時の状態を示す（図28）。

2）回転再植を伴う接着法（骨吸収を伴う分離破折）

受診者は施術時37歳の女性である。|2継続歯の動揺で来院（初診1995年6月）。レントゲン診査で破折を確認する（図29）。ポストは超音波振動で簡単に外れた。破折は頰舌方向で、破折部には肉芽が入り込み整復は不可能であった（図30）。骨吸収を伴う分離破折と診断し、頰側の支持骨破壊が大きいので回転再植法を適応し

表3　破損歯接着保存10年経過症例の機能率

10年経過症例の対象年	治療歯数	経過不良歯（抜歯）数	10年機能率
1982（～1992）	4	0	
1983（～1993）	1	0	
1984（～1994）	1	0	
1985（～1995）	7	0	
1986（～1996）	8	3	
1987（～1997）	5	2	
合　計	26	5	80.8 %

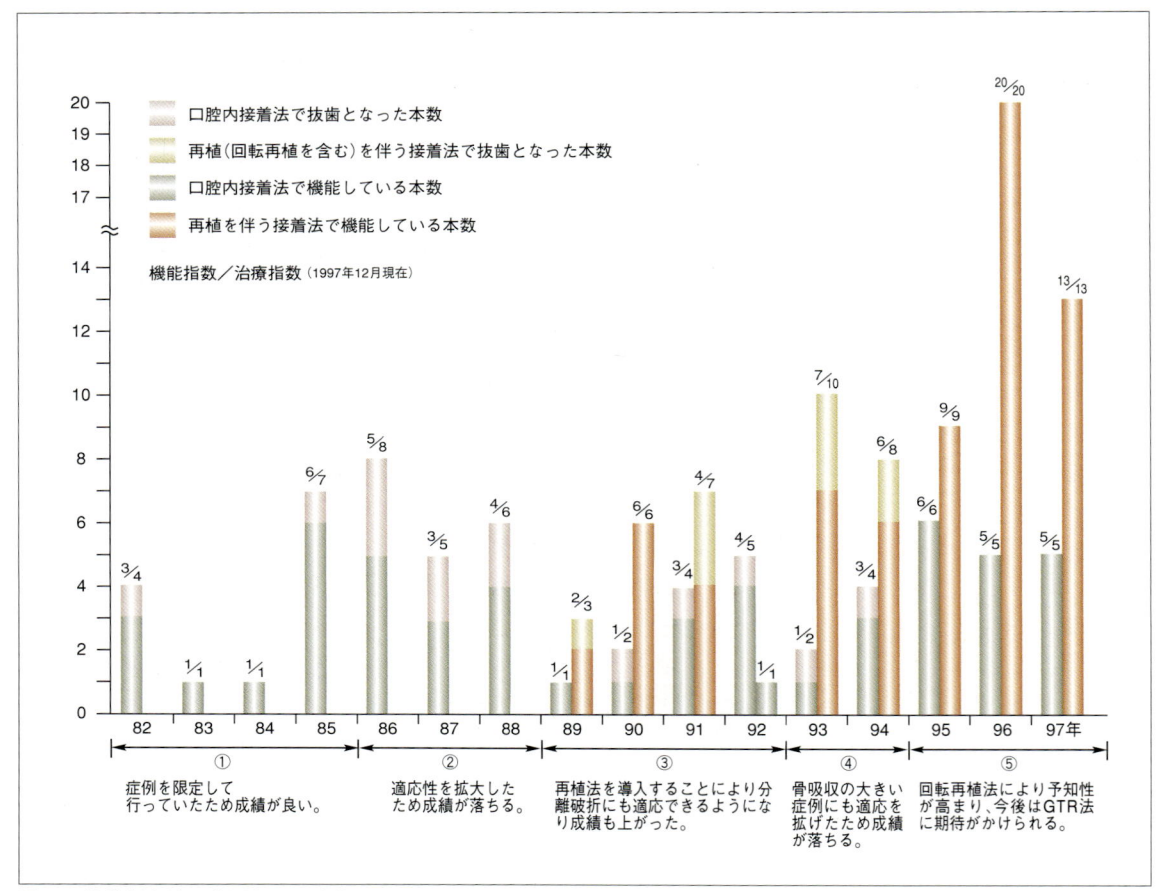

図37 接着保存法の変遷とその成績

3）臨床評価

破折歯の接着保存は1982年より始まり、その臨床成績を調査したのは1997年である（図37）。この15年間に治療した歯数は総数143歯で、その中で経過不良により抜歯したものは23歯である。しかしながら、この数値は最長15年から1年に満たないものまでいろいろである。そこで、10年の機能維持を1つの基準として評価するならば、1982年から1987年までの6年間が対象となり、その成績は治療総歯数26、その内の機能歯数21、したがって、機能率は80.8％となる（表3）。

ただしこの接着保存法は、これまでに幾つか

た。破折は遠心方向に向かい根尖側1/4に達している（図31）。破折片の接着操作の要点は、歯根膜の損傷を最小限に押さえながら、接合部の露出レジン層を少なくすることである（図32）。根面の歯根膜と抜歯窩の歯槽骨から判断して、この症例は時計方向に90°回転している。通常この位置で3～4週間の安静保持を必要とするが、これにはスーパーボンドによる歯肉パックが有効である（図33）。再植歯の安定が見られたら、通法により補綴処置に移る。この時破折線の走行方向で回転の状態が確認できる（図34）。図35、36は、保存修復5年3カ月後の正面像とレントゲン像である。

の改良を行い今日に至っている技法であるため、単純に数値の比較だけで結果を評価することには無理がある。すなわち、図37で説明しているように、接着法の導入当初は歯周組織の破壊の少ない新鮮破折だけを対象としていたため、1985年頃までの症例では成績が良い。しかし、その後1986年頃から条件の悪い陳旧破折歯根にも適応するようになり、成績が悪くなる。一方、その結果を改善するために1989年からは再植法を導入するようになり、再び成績があがる。そして、今度は骨吸収の大きい症例にまで適応症を拡大し過ぎてまた成績が落ち、そこに回転を伴う再植法を導入し再び成績があがるという経緯である。

以上の結果を踏まえて結論を言えば、新鮮破折のように周囲歯周組織の破壊の少ない症例は保存が容易である。したがって、破折歯はできるだけ早期に発見し、接着法で保存することである。しかしながら、陳旧破折の骨吸収の大きい症例も保存は可能である。その場合、この部分での結合組織性付着あるいは上皮性付着の獲得と歯槽骨の再生が要点となるため、現在は回転を伴う再植法、回転できない臼歯部においては再植後にGTR法を応用し、予知性を高めている。ただし、GTR法の併用を評価するには、もう少し経過観察が必要である。

参考文献

1. 増原英一，小嶋邦晴，平澤忠，樽見二郎，木村正：歯科用即硬性レジンの研究（第3報）アルキルボロン触媒を用いたときの象牙および歯質への接着性，歯材研報，2(5)：457～465, 1963.
2. Fischer, C-H., Gross, A. und Masuhara, E.: Erste Erfahrungen mit einem neuen Kunststoff-Füllungsmaterial, Dtsch. zahnärztl.Z., 23: 209～212, 1968.
3. 三浦不二夫，中川一彦：新しい接着剤の矯正治療への応用．歯界展望，35 (2)：243～, 1970.
4. 竹山守男，楫渕信郎，中林宣男，増原英一：歯科用即硬性レジンに関する研究（第17報）歯質および歯科用金属に接着するレジン．歯理工誌，19 (47)：179～185, 1978.
5. 中林宣男，竹山守男，小島克則，増原英一：歯科用即硬性レジンに関する研究（第19報）レジンの前処理象牙質への接着,歯理工誌, 23 (61)：29～33, 1982.
6. 中林宣男：樹脂含浸象牙質の機能について,接着歯学, 13 (1)：8～13, 1995.
7. 眞坂信夫：接着歯冠修復法を有効にするための無麻酔治療と4-META/MMA-TBB系接着アマルガム裏層法,接着歯学, 6 (3)：177～186, 1988
8. 井上孝，下野正基，市村賢二，眞坂信夫，宮越照一：4-META/MMA-TBBレジンと歯髄反応について，歯内誌，14 (1)：34～41, 1993.
9. 眞坂信夫，飯島国好，井上孝，諸星裕夫：接着が変えた歯髄保存-そのあるべき姿-，評論, (655), 63～109, 1997

10. 眞坂信夫：象牙質切削面保護被膜に関する研究．接着歯学, 8 (2)：137, 1990
11. 岩久正明，星野悦郎，子田晃一：抗菌剤による新しい歯髄保存法．日本歯科評論社，東京, 1996.
12. 眞坂信夫：接着法による破折歯根保存の経過報告，接着歯学, 2 (2)：100, 1985.
13. 眞坂信夫：接着支台築造法－歯根破折の予防と破折歯根の保存，歯界展望, 6 (1)：101-112, 1985.
14. 眞坂信夫：接着法による破折歯根の保存－第2報，接着歯学, 4 (1)：38, 1988.
15. 眞坂信夫ほか：接着技法を活用した歯根破折歯の保存，接着歯学, 11 (2)：79, 1993.
16. 眞坂信夫：垂直破折歯の接着修復保存－接着修復保存症例の長期臨床経過，接着歯学, 13 (3)：156-170, 1995.
17. Nobuo Masaka: Bonding: The Ultimate Restoration for Tooth Fracture?, Adhesion The Silent Revolution in Dentistry, Quintessnce International, 2000.
18. 飯島国好：歯根破折－臨床的対応－, 医歯薬出版，東京, 1994.
19. 花村典之：支台築造，医歯薬出版，東京, 1990.
20. 眞坂信夫，小幡宏一：破折歯への対応（その1），日本歯科医師会雑誌, 50, 1988.

接着が可能にした歯質保存的審美修復

田上 順次

東京医科歯科大学大学院　医歯学総合研究科
口腔機能再構築学系専攻　摂食機能保存学講座　う蝕制御学分野
〒113-8549　東京都文京区湯島1-5-45

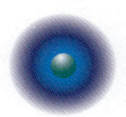

Minimal Invasive Aesthetic Restoration with Adhesive Materials
Junji Tagami

Cariology and Operative Dentistry, Department of Restorative Sciences, Division of Oral Health Sciences, Graduate School
Tokyo Medical and Dental University
1-5-45, Yushima, Bunkyo-ku, Tokyo 113-8549

接着が可能にした歯質保存的審美修復

田上　順次

はじめに

　歯科治療におけるMinimal Intervention（最小限の侵襲）が提唱されているが、この概念は、特に歯冠修復の分野においては、修復よりも再石灰化、再修復よりも補修や修理、そして接着材の活用による歯質の保存といった具体例が示されている。近年の接着材においては、エナメル質、象牙質に対する接着性能の飛躍的向上に加えて、金属プライマーやシランカップリング剤の開発により、ポーセレン、金属、コンポジットレジンなど修復用材料に対しても非常に信頼性の高い接着性が得られるようになってきた（図1）[1]。齲蝕や、破折、咬耗、摩耗などの歯質の欠損に対する修復はもとより、日常臨床においてほとんどを占める二次齲蝕に対する処置や再修復に際しても、歯質保存的な対応を行うためには接着材の利用は不可欠であり、接着材の利用なくしてこうした修復技法は不可能である。

　接着材を理解することで、既成概念にとらわれない様々な修復技法が可能となる。

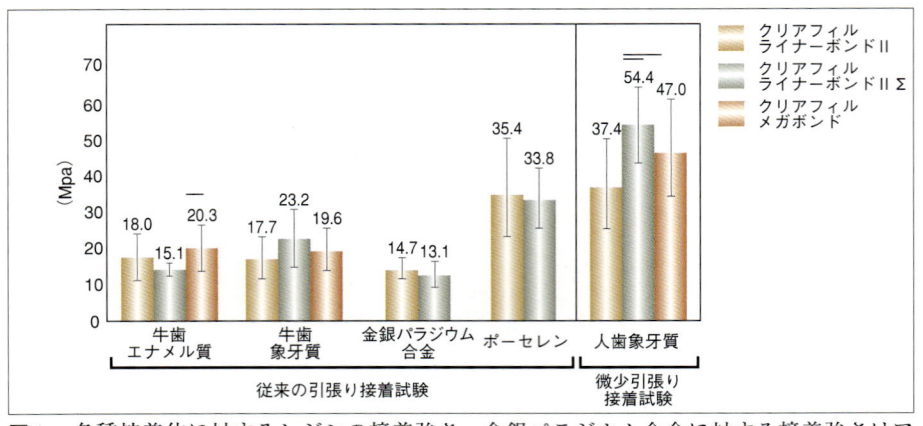

図1　各種被着体に対するレジンの接着強さ。金銀パラジウム合金に対する接着強さはアロイプライマー（クラレ）、ポーセレンに対する接着強さはシランカップリング剤（アロイプライマー、クラレ）を使用した。従来の試験法では、被着体の凝集破壊が生じやすい。微小引っ張り接着試験では著しく高い値を示す[1]。

1．破折歯の修復

1）前歯の破折

　前歯の破折では被着面の大部分をエナメル質が占めることが多い。破折面に微小な亀裂が観察されれば、ダイヤモンドポイントによりできるだけ亀裂のある部分を削除して、窩縁部を整理し明確にする。エナメル質が被着面の大部分を占めていればリン酸エッチングの方がより短時間の処理で安定した接着が得られる。しかしながら、セルフエッチングプライマーによってもエナメル質破折面や切削した面であれば、強力な接着を得ることができる[2]。接着操作は各種接着性レジンの操作手順をそのまま行えばよい。選択するコンポジットレジンは特に審美性を考慮して、研磨性に優れ、色調適合性の得られやすい製品を選択する。一般的に前歯にも臼歯にも使用可能とされているレジンよりも、前歯専用として開発されたものの方が、色調や研磨性の面で優れている。通常はシリコンポイントによる簡単な仕上げ研磨で滑沢な表面が得られる（図2、3）。

2）臼歯の破折

　臼歯の破折は咬耗の進行した歯、修復処置の施された歯、および無髄歯に生じやすい。破折面の凹凸を整理する程度に辺縁部を仕上げ、直接コンポジットレジンで修復する。レジンの厚みが十分でなくても、接着が確実であれば、破折の危険はほとんどない。

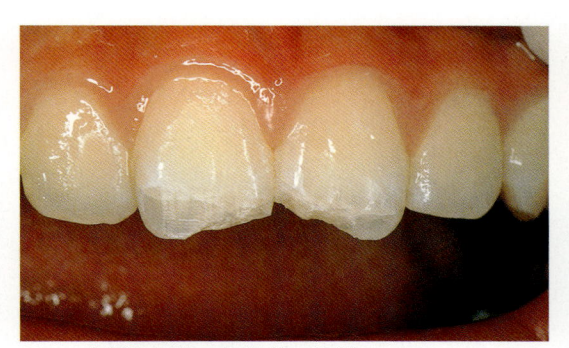

図2　上顎中切歯の切縁部の破折

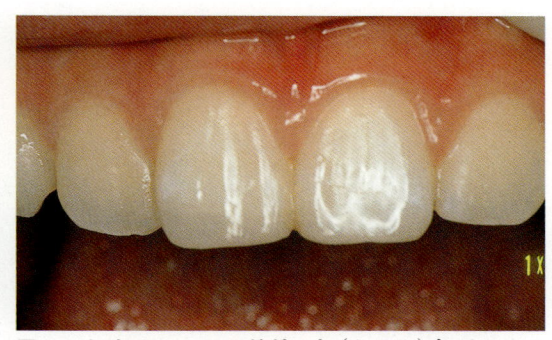

図3　クリアフィルメガボンド（クラレ）とパルフィークエステライト（トクヤマ、A1シェード）を用いて修復

2．齲蝕の治療

　直接レジン修復に際しては、齲蝕に罹患したエナメル質と、齲蝕象牙質外層部のみを除去すればよい[3]。最近の接着性レジンは、エナメル象牙境の引っ張り強度に匹敵する接着強さを発揮する[4]ので、アンダーカットの付与は必要ない。齲蝕象牙質外層部の除去のみを行えば、窩底部には透明象牙質が形成されているので、刺激は歯髄に伝達されにくい[5]。したがって裏層は必要ない。術後に知覚過敏症状が発現するのは、第一に過剰切削による健全象牙質の露出で

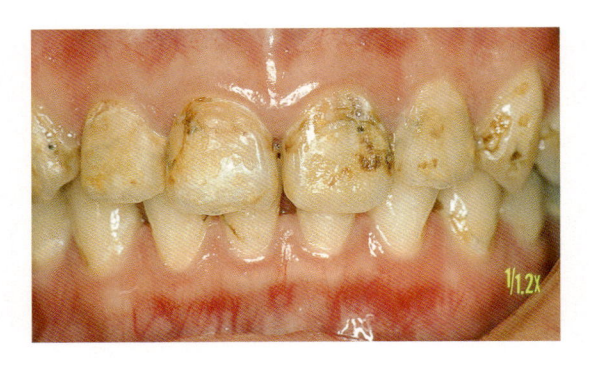

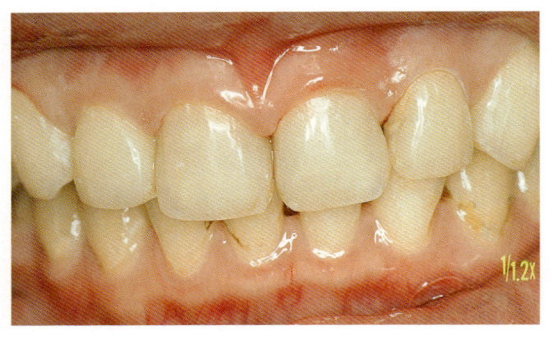

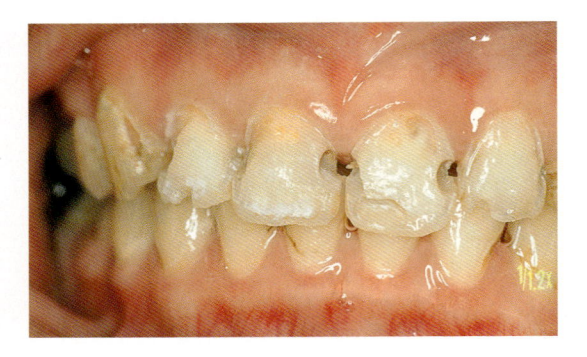

図4 前歯部に発生した広範な齲蝕
図5 齲蝕罹患エナメル質と齲蝕象牙質外層のみを除去すれば窩洞形成は完了する。
図6 前歯用コンポジットレジンを充填し形態修正と仕上げを行う。

あり、それに接着が不良であると知覚過敏症を呈することになる。齲蝕検知液を用いたり、慢性齲蝕では自然着色をガイドに齲蝕象牙質外層部のみを除去するように心がければ、術後性の知覚過敏症はほとんど防止できる。

1）前歯部の修復（図4〜6）

齲蝕象牙質外層の除去のみで窩洞形性は完了する。前歯の修復では、コンポジットレジンの強度よりも、色調適合性や被研磨性を重視して材料を選択する。クリアフィルSTには標準シェードとオペークシェードとが用意されている。標準シェードは3級、4級、5級などの修復に適しており、ベニヤ修復や前装冠の補修などにはオペークシェードが適している。

2）臼歯咬合面の修復

臼歯では、審美性よりも耐磨耗性や強度を優先して、コンポジットレジンを選択する。咬合面の形態は、光照射前にある程度付与することもできるが、重合後に形態修正用の蕾状の微粒子または超微粒子ダイヤモンドポイントで咬合調整を行いながら、形態を整えてゆく。

隣接面を含む場合には、マトリックスバンドが隣接面窩縁部に隙間なく接触するようウェッジにより固定する。マトリックスバンドとウェッジを適切に使用することで、2級窩洞も1級窩洞と同様に充填することができ、接触点の回復も容易になる（図7〜12）。レジンの充填に際しては、先端の丸く仕上げられた円柱状の充填器が使いやすい（図13）。

セルフエッチングプライマーは粘性が低いので、塗布しても窩壁からすぐに流れおちてしまう。指定された処理時間の間十分な量のプライマーが窩壁に付着しているように、処理時間内に2、3回塗布を繰り返すと、十分なエッチング効果が得られる。

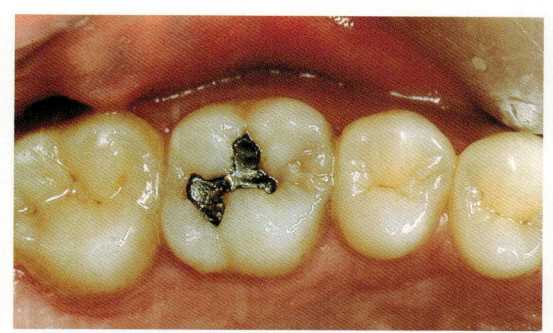

接着が可能にした歯質保存的審美修復　141

図7　第一大臼歯近心隣接面に齲蝕がみとめられる。

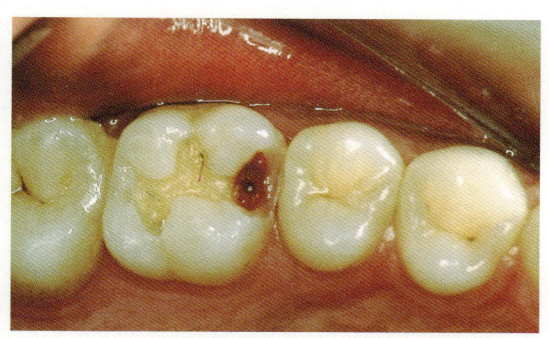

図8　アマルガム充填を除去後、隣接面の齲窩を開拡し、齲蝕検知液で除去すべき齲蝕を明示する。

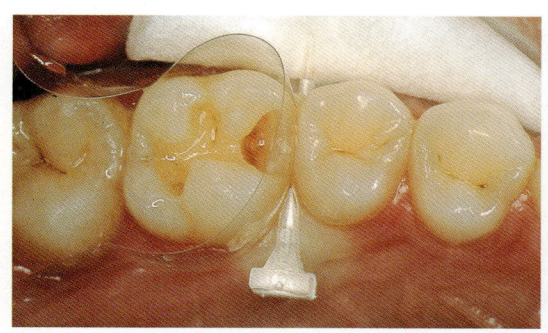

図9　マトリックスをくさびで固定すれば1級充填と同じ状況となる。

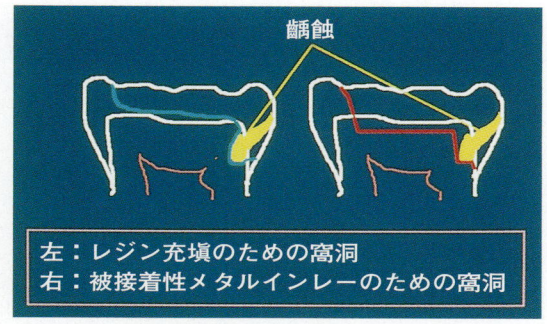

図10　窩底部は齲蝕象牙質内層であるので、窩洞形成に際してほとんど痛みを伴わない。

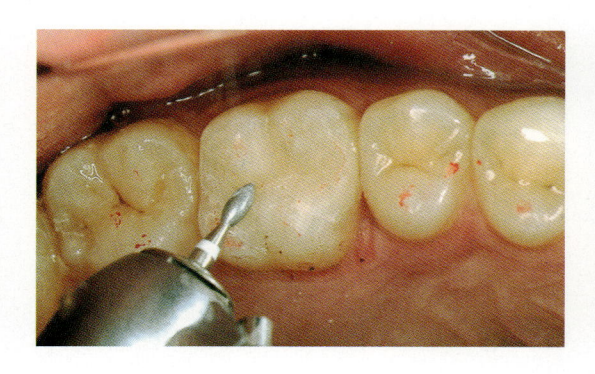

　　　　　　　　　　　　　　　　　　図11│図12
　　　　　　　　　　　　　　　　　　　　図13

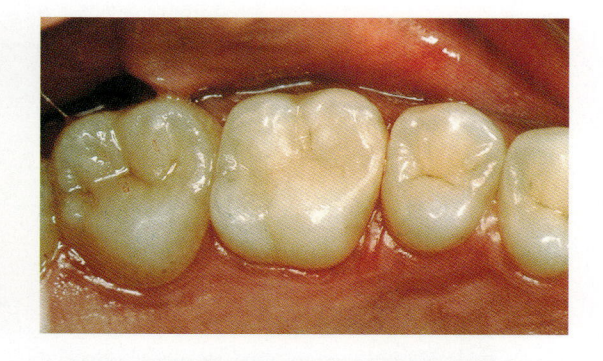

図11　臼歯咬合面におけるコンポジットレジンの形態修正、本症例では松風社製仕上げ用ダイヤモンドポイント使用
図12　形態修正と仕上げ研磨を行い修復を完了する。
図13　レジン修復用に開発された充填器と形態付与器（ヤマウラ）

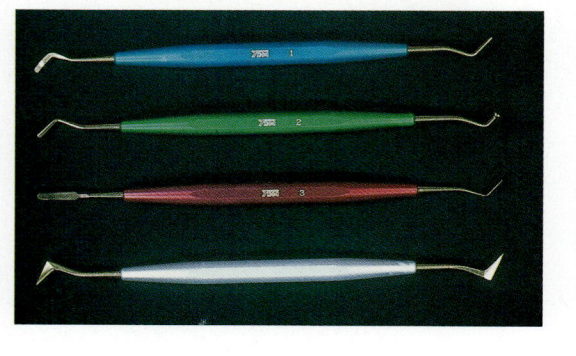

3）二次齲蝕への対応

　二次齲蝕の治療に際しても再修復よりも修理や補修が推奨されている。当然修復材料に対する接着性が要求されるが、金属プライマーや、シランカップリング剤を利用すれば十分な接着性が得られる。クリアフィルメガボンドを用いた接着操作を表1に示す。金属だけでなく、歯質にも同時に接着させる場合には、アロイプライマー塗布、乾燥の後、通常のセルフエッチングプライマー処理、ボンド塗布を行う（ポーセレンの修理については別項を参照）。コンポジットレジン修復に生じた二次齲蝕や、レジンの色調変化の改善に際しても、旧充填物をすべて除去する必要はなく、追加充填を行うことも可能である。接着操作は、ポーセレンに対する接着と同様であり、切削面をリン酸で5秒間処理し、水洗乾燥、シランカップリング剤（ポーセレンボンドアクチベーター）とメガボンドのプライマーとを混和したものを塗布、5秒後にボンドを塗布して光重合、そしてレジン充填を行うというものである。

　メタルインレーの二次齲蝕の場合には、齲蝕を除去しただけの窩洞でレジン充填を行う。インレーが脱離していれば1級の修復であればレジンに置き換えた方が簡単であるが、二級の場合でインレー体の再利用が可能であれば、齲蝕を除去し（図14、15）、再合着の後（図16）、歯質の欠損部に窩洞形成を行い、レジン修復を施す（図17）と簡便である。

　前装冠の歯頸部における審美性の改善も、レジン修復により対応が可能である（図18〜21）。

表1　クリアフィルメガボンドを用いた金属に対する接着操作

1．リン酸（K—エッチャント）処理	5秒
水洗、乾燥	
2．アロイプライマー塗布	
乾燥	
3．ボンド塗布	
光照射	10秒
4．レジン充填	

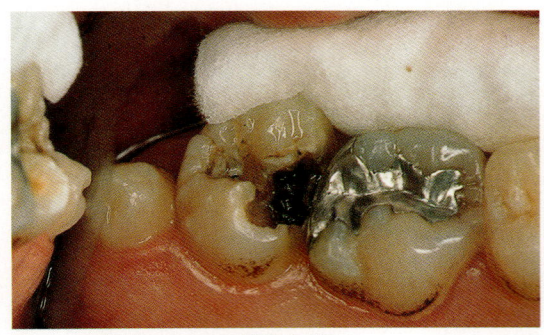

図14　二級インレーの脱離症例

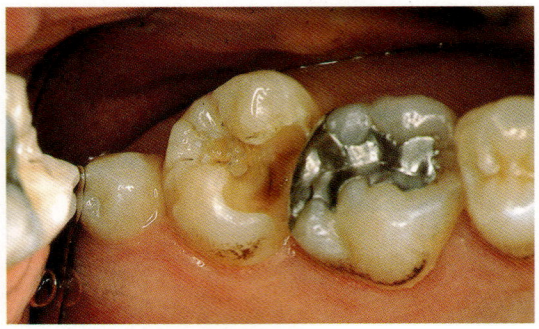

図15　齲蝕象牙質外層を除去

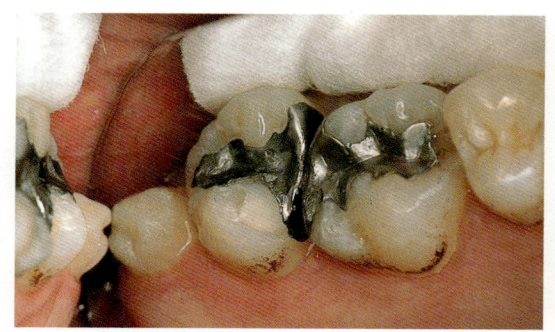

接着が可能にした歯質保存的審美修復　143

図16　インレーを再合着する。

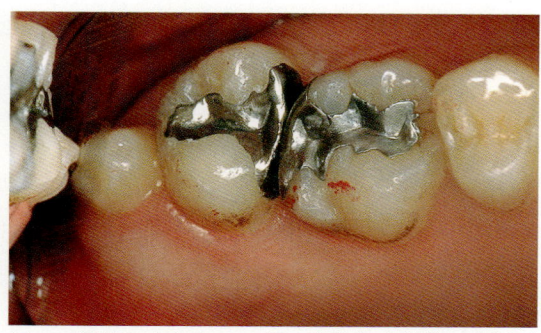

図17　齲蝕によりセメントの露出した部位に窩洞形成しレジンを充填する。

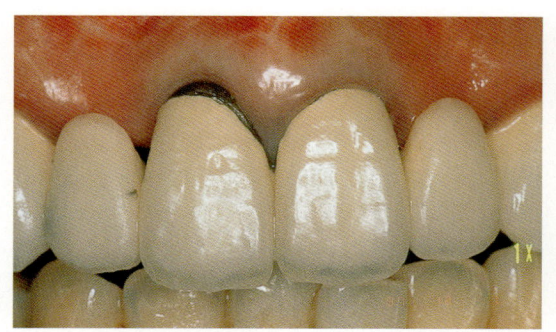

図18　前装冠の歯頸部歯質の変色と金属の露出により審美性がそこなわれている。

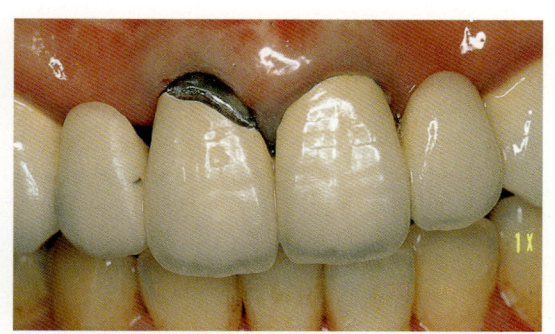

図19　修復物辺縁部を削除し、歯頸部に窩洞を形成する。歯面処理の手順は以下のようになる。1．金属部とポーセレン部分にK－エッチャント塗布（5秒）、水洗乾燥、2．アクチベータとプライマーを混和し、窩洞全面に塗布（20秒）、乾燥、3．ボンドを塗布し、光照射10秒

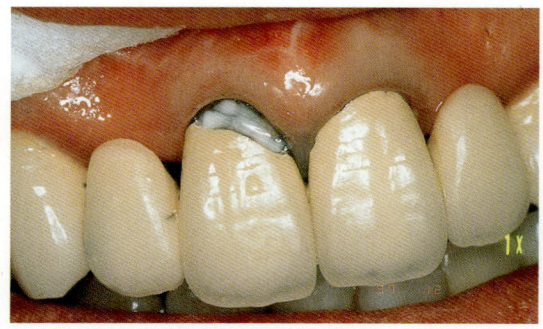

図20　着色した歯質や金属色を覆うためにオペークレジン（クリアフィルオペーカー、クリアフィルSTオペーカーなど）を塗布し光重合する。

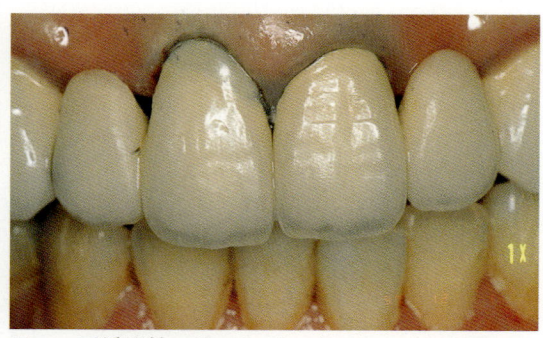

図21　不透明性の強いレジン（クリアフィルSTのオペークシェードなど）を充填し、仕上げ研磨を行う。

3．変色歯への対応

　変色歯に対しては漂白法も有効であるが、チェアータイムが長い、治療回数が多い、後戻りが生じる、時として知覚過敏症が生じるといった問題もある。レジンを用いることにより、短時間で色調のみならず、形態や歯列の改善を得ることができる。特にオペークレジンや、オペーク効果の強いコンポジットレジンを用いれば、ごくわずかな歯質削除、あるいは歯質削除なしで優れた審美治療が可能となる(図22〜28)。

　特にエナメル質を切削せずに接着させる際には、セルフエッチングプライマーのエッチング効果は十分でないので、リン酸を使用する。接着性レジンとしてクリアフィルメガボンドを使用する場合には、水洗乾燥後はセルフエッチングプライマーを塗布する。これはボンディングレジンの重合触媒が、セルフエッチングプライマーに含まれているためである。エッチング効果は必要ないので塗布後すぐに乾燥する。ボンディングレジンを塗布した後、コンポジットレジンを薄層にして接着させる(図25)。できるだけオペークの強いものを用いるとレジンは薄くても審美性に優れた修復ができる。本症例はクリアフィルST(図29)のHO(ハリウッドオペーク)シェードを使用したものである。本材料は、

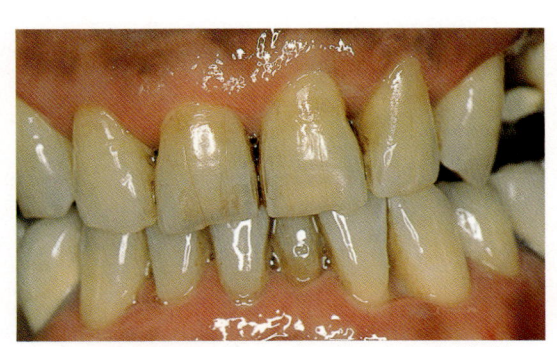

図22　上顎前歯部の色調改善を試みた症例(術前)

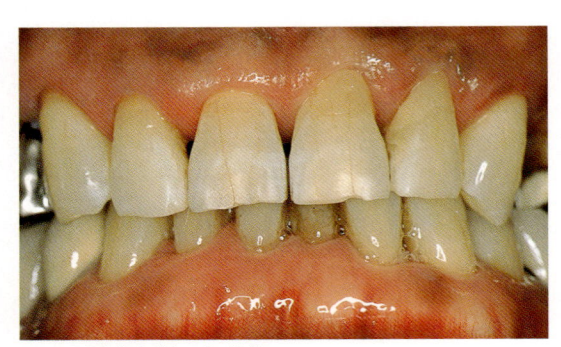

図23　漂白を行った直後

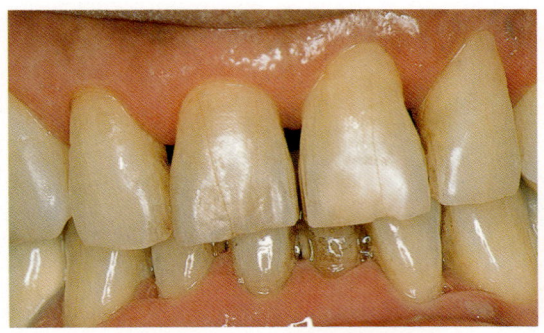

図24　2ヵ月後、わずかな後戻りが見られる。

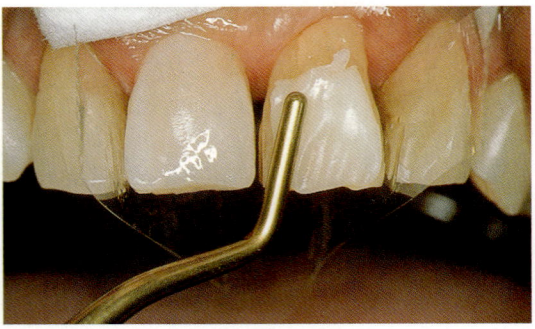

図25　非切削のままリン酸エッチングによりコンポジットレジンを接着させる。クリアフィルST、HOシェードを使用した。

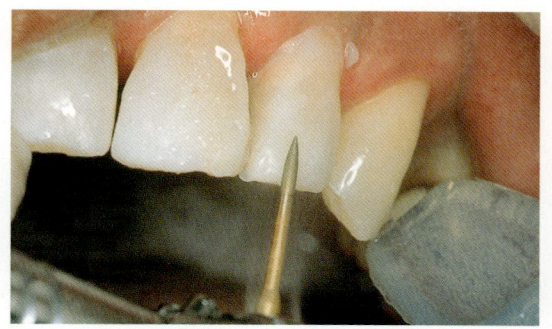

図26　重合後形態修正と仕上げ研磨を行う。

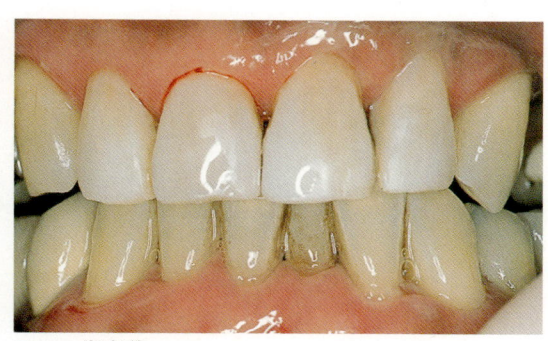

図27　術直後

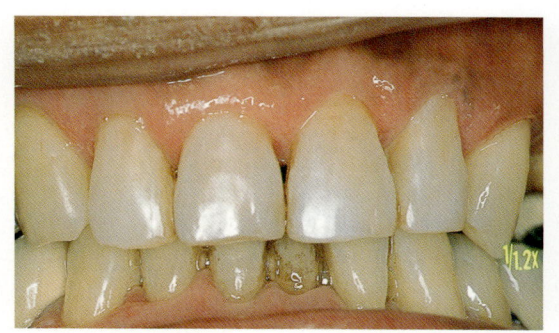

図28　1カ月後

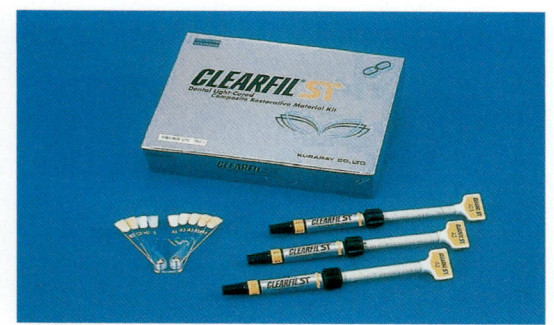

図29　クリアフィルST

操作性に優れ、かつ研磨性もよい。

　臼歯部の金属修復物の色調改善を希望する患者にも、同様の手法で対応することができる。まず、歯面にサンドブラスト処理を行う。サンドブラスト処理ができない場合には、ダイヤモンドポイントなどで表面を粗造化し、接着面積を大きくする（図30、31）。次いでメタルとの接着性を向上させるために、メタルプライマーを塗布する。ここではクラレ社製アロイプライマーを用いた（図32）。そして金属色を覆うためにオペークレジン（クリフィルオペーカー）を塗布し重合させる（図33）。その上に適切なシェードのコンポジットレジンを塗布し、重合硬化させて表面を研磨する（図34、35）。

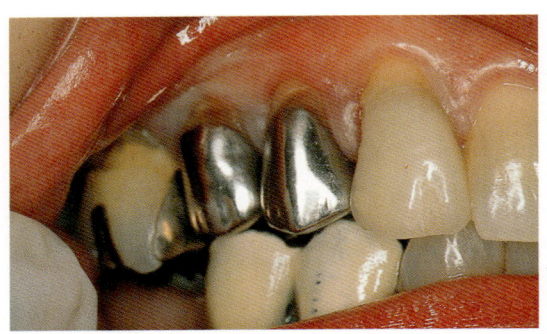

図30　小臼歯の金属冠の審美性の改善を試みた症例

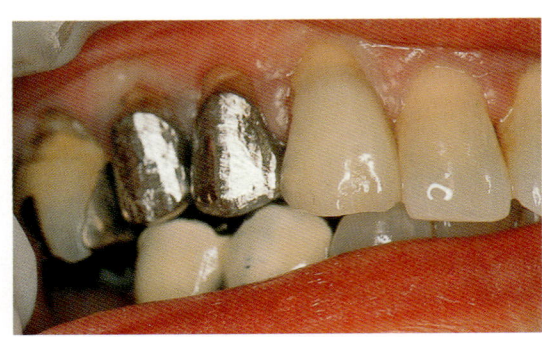

図31　表面を一層切削しリン酸処理、アロイプライマー塗布を行う。

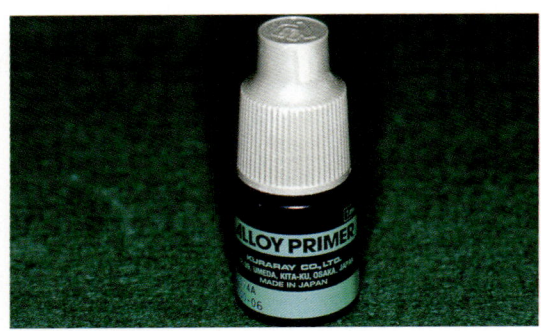

図32　アロイプライマー（クラレ）

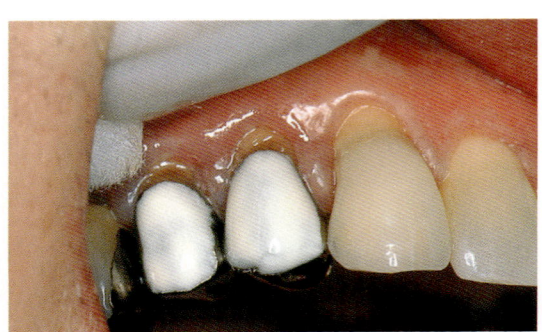

図33　クリアフィルオペーカー（クラレ）を塗布し光重合させる。

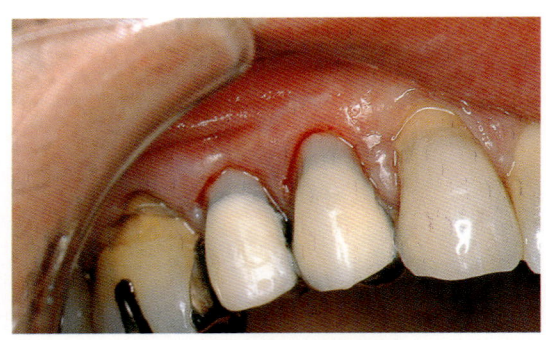

図34　クリアフィルST（OA3）を積層し、仕上げ研磨を行う。

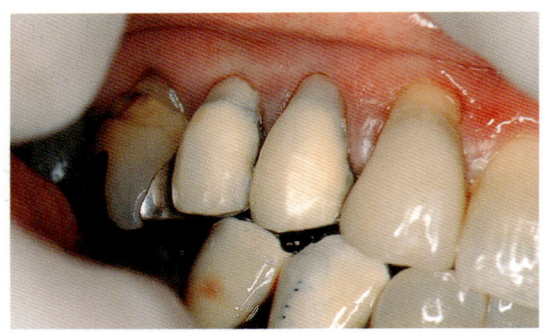

図35　2カ月経過後

4. 象牙質知覚過敏症の治療

象牙質知覚過敏症に対しても、接着性レジンの使用はきわめて効果的である。欠損を伴う場合には、レジン修復により知覚過敏部が被覆され、症状は消退する。欠損を伴わない場合でも、知覚過敏部位をレジンの皮膜で被覆すれば、症状は軽減される。さらに興味深いことに、接着性レジンモノマーのエタノール溶液やアセトン溶液を塗布するだけでも、知覚過敏症に対する治療効果が確認されている[6,7]。最初に知覚過敏症に対する効果が報告されたのは、サリチル酸誘導体モノマーである5-NMSAのアセトン溶液である[6]。このモノマーは、歯面処理剤、プライマー、ボンディングレジンの3つのステップよりなる接着システム、クリアフィルライナーボンドのプライマーとして使用された。知覚過敏症に対する効果を表2に示す。当初はその作用機序として、サリチル酸様の鎮痛作用も議論されたが、その後の研究[8]で、接着性レジンモノマーによる蛋白凝固作用によるものであることが明らかとなった。すなわち、象牙細管内液に含まれるアルブミンやグロブリンが、接着性レジンモノマーにより凝固沈殿し(図36、37)、象牙細管内液の流動性を低下させる結果(図38)、象牙質の知覚過敏症が軽減することが示

表2 接着性レジンモノマー(NMSA)のアセトン溶液の歯頸部象牙質知覚過敏症に対する効果[6]

歯面処理の有無	評価時期	著効	有効	無効
有り	直後	87%	12%	1%
有り	1週間後	63%	8%	29%
無し	直後	55%	28%	18%
無し	1週間後	18%	28%	55%

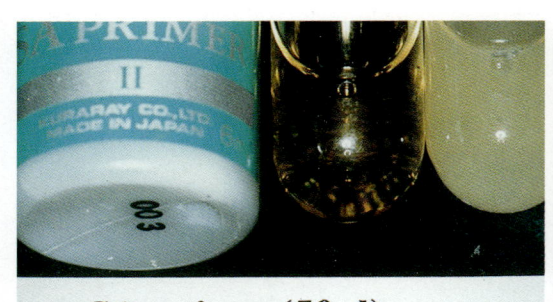

図36 象牙細管内液を想定した血清希釈液にプライマーを滴下すると蛋白の沈殿が生じる、右側がSAプライマー滴下後

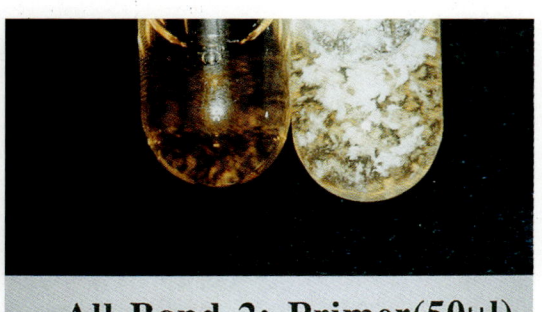

図37 図36と同様にオールボンド2のプライマーを滴下しても、蛋白の沈殿が生じる。

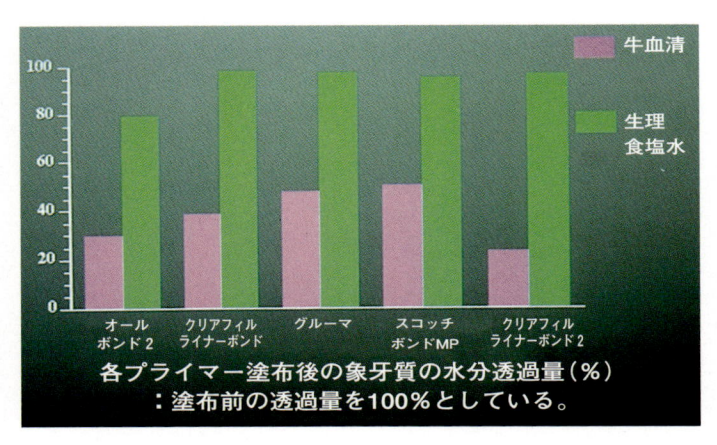

図38 各種接着性レジンに付属のプライマー塗布による象牙質の水分透過性の変化[9] 象牙細管内に生理食塩水を満たすとプライマー塗布の影響はないが、血清希釈液を満たした場合には、プライマー塗布により水分透過性が低下する（右上：牛血清、生理食塩水。下、左から：オールボンド2、クリアフィルライナーボンド、グルーマ、スコッチボンドMP、クリアフィルライナーボンド2のプライマー）。

された。このような効果は、HEMAやその他の接着性レジンモノマーを含むプライマーの多くに確認されている。

その後各種接着性レジン材料と同様の内容のものが、知覚過敏症治療用材料として登場し、臨床の場で利用されている。象牙質に対して優れた接着性を示す材料であれば、知覚過敏症の治療にも有効である。

5．高出力光照射器の使用法

従来の光照射器とくらべて、光の強度の高い、いわゆる高出力照射器が普及しつつある。従来、コンポジットレジンの重合には40秒とか1分の照射が必要であったが、高出力照射器の場合には、製品によっては3秒で重合が可能で、しかも重合収縮量が減少するともいわれている。しかしながら、業者の指示による3秒照射では、コンポジットレジンの重合は不十分であり、重合不足のために重合収縮量も低下していることが明らかにされている[9]。さらに、照射される光は様々なフィルターにより限られた波長領域の光のみが照射されるような製品もある（図39）。

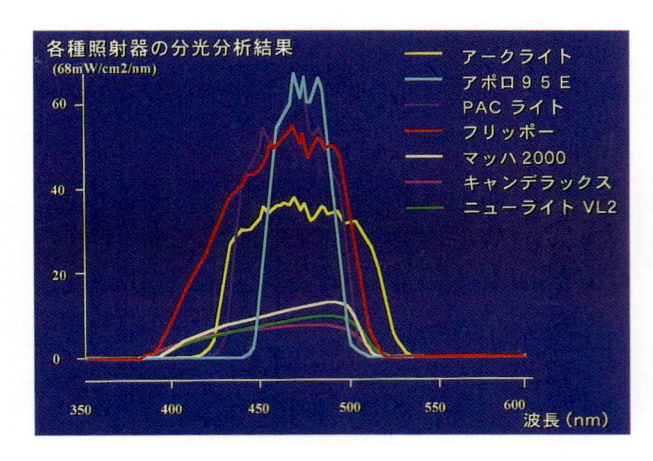

図39 各種高出力および従来型照射器の分光特性[11] 縦軸は光強度の相対値、横軸は波長（nm）、曲線はそれぞれの波長分布を示す。

表3　各種照射器の特徴（発売元）[11]

分類	ハロゲンランプ	特殊ガス混合ハロゲンランプ	キセノン放電管
製品名	キャンデラックス（モリタ） ニューライトVL2（ジーシー） グリップライトⅡ（松風） ほか多数あり	マッハ2000（Kコーポレーション）	アークライト（モリタ） アポロ95E（白水貿易） PACライト（デニックス） フリッポー（ジーシー）
ランプの交換	交換可	交換可	構造的に切れることは考えにくい

このような照射器ではレジンの製品によっては重合が不十分となることもある。使用する照射器とレジン製品との組み合わせにより、その有効性が確認されたものを使用すべきである。臨床的には、おおむね業者指示の照射時間で重合が可能であり、ボンディングレジンは5秒間、コンポジットレジンには10秒間の光照射が目安となる[10]。適切に使用すれば高出力照射器は、レジンの重合時間の短縮や確実な重合にきわめて有効である。従来型と同様ハロゲンランプを用いたものや、キセノン放電管を用いたもののほか、メタルハロイドを利用した機種も登場した。それぞれの特徴[11]を表3に示す。

参考文献

1. Harada N., Nakajima M., Pereira PNR., Yamaguchi S., Ogata M., Tagami J.: Tensile bond strength of a newly developed one-bottle self-etching resin bonding system to various dental substrates. Dentistry in Japan 36. 47-53. 2000
2. Kanemura N., Sano H., Tagami J.: Tensile bond strength to and SEM evaluation of ground and intact enamel surfaces. J Dent. 27: 523-530, 1999.
3. 総山孝雄、田上順次：保存修復学総論　旧題窩洞形成法、永末書店、京都、1996, 頁46-53.
4. Urabe I., Nakajima M., Sano H., Tagami J.: Study of the physical properties of the dentinoenamel junction region. Am J Dent. 2000.
5. Tagami J., Nakajima M., Burrow M.F., Hosoda H.: Effect of aging and caries on dentin permeability. Proc Finn Dent Soc, 88(Suppl 1) :149-154, 1992
6. Tagami J., Hosoda H., Imai Y., Masuhara E.: Evaluation of a new adhesive liner as an adhesive promotor and a desensitizer of hypersensitive dentin. Dent Mater J, 6: 201-208, 1987.
7. Watanabe T., Sano M., Ito K., Wakumoto S.: The effects of primers on the sensitivity of dentin, Dent Mater J, 7: 148-150, 1991.
8. Tagami J., Nakajima M., Hosoda H.: Influence of dentine primers on the flow of bovine serum through dentine, Archs oral Biol, 39, Suppl:146S, 1994.
9. Katahira N., Inai N., Tagami J.: Does the Xenon discharge light reduce composite shrinkage?. 78th General Session of IADR, abst #1803, 2000, April 6, Washington DC.
10. Katahira N., Hashimoto N., Inai N., Tagami J.: Effect of curing time by using high intensity light on bond strength to dentin, 15th General Session of IADR(South-East Asian Division), Abst #006, 2000, October 3, Taiwan.
11. 片平信弘、稲井紀通、大槻昌幸、田上順次：高出力照射器を比較する歯科医展望、95: 1006-1112, 2000.

接着修復の臨床観察
―― 最新の接着技術による接着性審美修復と補修修復 ――

山田 敏元

国家公務員共済組合連合会虎の門病院
〒105-8470　東京都港区虎ノ門2-2-2

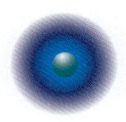

Esthetic Adhesive and Repair Restorations
Toshimoto Yamada

Toranomon Hospital Dental Department
2-2-2, Toranomon, Minato-ku, Tokyo 105-8470

接着修復の臨床観察
― 最新の接着技術による接着性審美修復と補修修復 ―

山田　敏元

はじめに

　レジンボンディングシステムへの光テクノロジーの導入により、K－エッチャント・クリアフィルフォトボンドのレジンボンディングシステムがクラレ社により開発され、口腔内においてはじめて安定確実な接着修復を行うことが可能となった。その後、さらに簡便確実で、生体に対しよりマイルドで親和性の高い接着システムの開発が始まり、世界ではじめて、水洗を必要としない、セルフエッチングレジンボンディングであるクリアフィルライナーボンドⅡが開発され、モリタ社より販売されるに至った。以後、世界の歯科材料メーカーは、こぞって同様な製品を開発し、米国ではこれらをツーステップシンプリファイドレジンボンディングシステムとよんで従来のレジンボンディングシステムと区別し、その有効性を評価している。現在、さらにレジンボンディング材の開発・改良は目覚ましいものがある。エナメル質、象牙質への接着はいうに及ばず、ポーセレン、金属に対してもそれぞれ専用のプライマーを併用することで、より安定確実な接着が可能となり、これまで不確実であった補修修復などの領域を広げつつある。

　このような状況のもと、臨床的に広く用いられ、大きな成功を収めていたセルフエッチングプライマーボンディングシステムであるクラレ社のライナーボンドⅡは、より多用途型のライナーボンドⅡΣに発展し、臨床で広く用いられ始めていた。しかし、今回さらにプライマー、ボンディング材のいずれも一液により構成されるクリアフィルメガボンドが開発され、モリタ社から市販された。本システムは、臨床操作性がいっそう簡便化され、非常に使いやすいシステムとなっている。今回は、このクリヤフィルメガボンドについて、主に臨床を中心として補修修復を含め、様々な接着修復に用いられた場合の応用例について解説しようと思う。

1．クリアフィルメガボンドポーセレンボンディングキットのシステム構成

　クリアフィルメガボンドポーセレンボンディングキットは、メガボンドプライマー、メガボンド、およびポーセレンアクティベーターと付属品により構成されている。メガボンドプライマーは、機能性モノマーであるMDP（クリアフィルフォトボンドに用いられていたもので、ライナーボンドⅡではフェニルP）、HEMA、水、多官能メタクリレート、光重合触媒によりなる。一方メガボンドは、MDP、HEMA、多官能メタクリレート、光重合触媒、マイクロフィラー

よりなっている。これに従来より販売されているポーセレンボンドアクティベーターが今回よりキットに含まれることとなった。

メガボンドプライマーの脱灰強さは、ライナーボンドⅡとライナーボンドⅡΣのちょうど中間に位置し、LBプライマーほど強くはない。しかしながらプライマーが一液であるため、操作がより簡便になり、塗布後20秒して軽く乾燥する。次いで一液のメガボンドを塗布し、10秒間光照射する。最近販売されているキセノン放電管を用いたハイインテンシティーライトによる光照射では、1～2秒で十分であり、その上に充填するコンポジットレジンでも、3秒か、3＋3秒の短時間照射で十分硬化する。

2．メガボンドの接着強さと、接合界面のSEM観察

メガボンドの歯質接着強さは、従来のライナーボンドⅡおよびライナーボンドⅡΣとほぼ同じで、新鮮抜去牛歯を用いた測定では、一日後で20MPa（約200kgf／cm2）弱の値を示す。ポーセレン、金属に対する接着強さは、ビタセレイブロックの被着面を、#1000の耐水研磨紙で仕上げた面に対し、ポーセレンボンドアクティベーターとメガボンドプライマーを混和して用いることにより30MPA以上の値となった。一方、GC社の金パラ合金であるキャストウエルを一度鋳造し、その鋳造体被着面を、やはり#1000の耐水研磨紙で仕上げた面に対し、クラレ社のアロイプライマー処理を施すと、13MPa以上の値が得られる。

ヒト新鮮抜去大臼歯を用いて接合界面のSEM観察を行った。図1がエナメル質との界面、図2が正常象牙質との接合界面で、いずれも耐水研磨紙で仕上げた後、ダイヤモンドペーストによる精密研磨を行い、さらにアルゴンイオンビームエッチングを施して観察したものである。図1、2とも上半分が硬化したメガボンドのボンディング材で、マイクロフィラーが分散していることが明らかである。下は歯質で、エナメル質では最表層のアパタイト結晶がメガボンドプライマーにより微妙にエッチングされ、強固な接着を示している。このエナメル質との界面においては、従来のリン酸処理材による著しいアパタイト結晶の破壊像は認められず、比較的マイルドで、生体に優しい処理効果を示している。

象牙質との接合界面には、1ミクロン弱の幅で象牙質最表層にハイブリッド層が観察される。このハイブリッド層中には、ライナーボンドⅡのシステムとは異なり、ハイブリッド層の全層にアパタイト結晶が残っている。この意味では、ライナーボンドⅡΣに近いシステムといえよう。いずれにしても、本接着システムにおいても歯質との接合状態はほぼ完璧であり、界面にギャップの発生や亀裂は全く認められなかった。

図3と4は、口腔内で抜去予定の象牙質齲蝕を有する第3大臼歯にメガボンドとクリアフィルAP－Xによる齲蝕治療を行い、直ちに抜去した歯牙の窩底部（図3）と側壁部（図4）のSEM像である。側壁部では、細管は齲蝕結晶で埋められておらず、象牙質最表層のハイブリッド層も明瞭に認められた。一方、窩底部では、細管は齲蝕結晶で完全に埋められており、象牙質表層とメガボンドのボンディング材の接合部位は不明瞭で、ボンディング材と象牙質をSEM像の上から区別することは不可能である。言い換えればそれ程一体化しているというべきであろう。

これまで多くの学会報告にあるように、正常歯質との接合界面の電子顕微鏡観察は数多く行われているが、このように実際の齲蝕除去後の

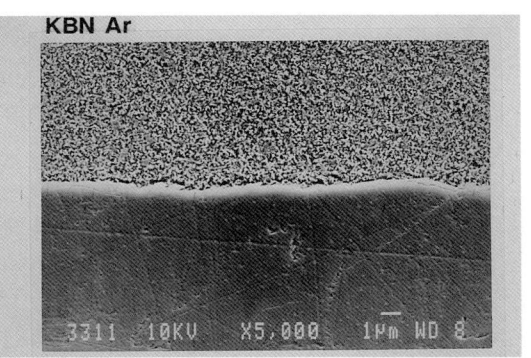

図1 メガボンドとエナメル質接合界面のSEM像（×5000）。最表層のアパタイト結晶がメガボンドプライマーにより微妙にエッチングされ強固な接着を示している。

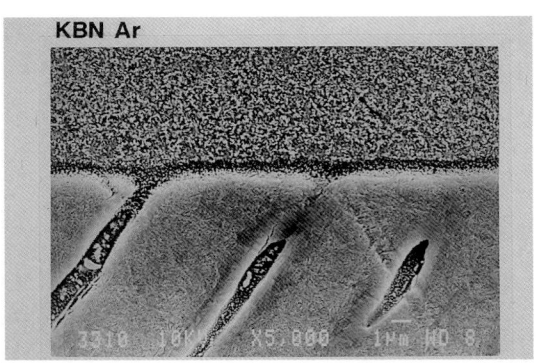

図2 メガボンドと象牙質接合界面のSEM像（×5000）。1ミクロン弱の幅で象牙質最表層にハイブリッド層が観察される。

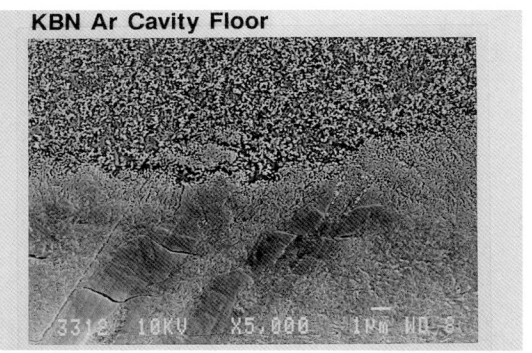

図3 メガボンドと齲蝕除去後の窩底部象牙質接合界面のSEM像（×5000）。細管は齲蝕結晶で完全に埋められており、象牙質表層とメガボンドのボンディング材の接合部位は不明瞭で、ボンディング材と象牙質をSEM像の上から区別することは不可能である。言い換えれば、それ程一体化しているというべきであろう。

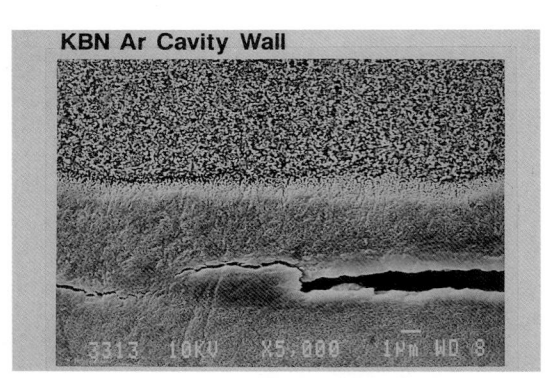

図4 メガボンドと齲蝕除去後の側壁部象牙質接合界面のSEM像（×5000）。細管は齲蝕結晶で埋められておらず、象牙質最表層のハイブリッド層も明瞭に認められた。

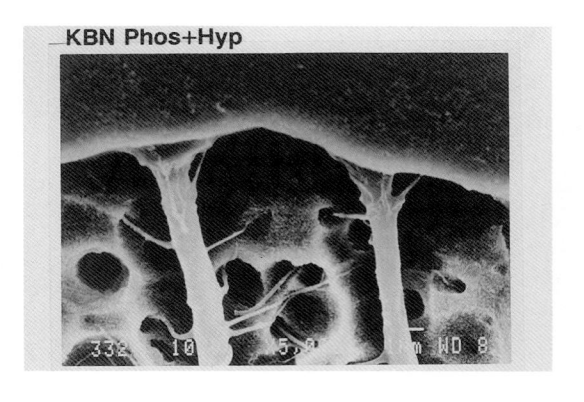

図5 メガボンドを用いた正常象牙質との接合界面を、10％リン酸水溶液で3秒間処理し、次いで実効濃度5％以上のヒポクロ（次亜塩素酸ナトリウム）により3分間処理して、象牙質表面のアパタイト結晶およびコラーゲン線維などのタンパク質を除いた界面のSEM像。非常に細い象牙細管側枝の中にも、メガボンドプライマーやメガボンドのボンディング材が浸入して硬化し、レジンタッグを形成している。

界面観察を行っているものはほとんどない。しかしこれらSEM像に見られるように、クリアフィルライナーボンドⅡのシリーズのボンディング材は、臨床を想定した実際の齲蝕除去後の象牙質に対しても緊密な接合を示し、きわめて信頼性の高い接着システムといえよう。

図5に、メガボンドを用いた正常象牙質との接合界面を、10％リン酸水溶液で3秒間処理し、次いで実効濃度5％以上のヒポクロ（次亜塩素酸ナトリウム）により3分間処理して象牙質表面のアパタイト結晶およびコラーゲン線維などの、タンパク質を除いた界面のSEM像を示す。図で明らかなように、非常に細い象牙細管側枝の中にもメガボンドプライマーやメガボンドのボンディング材が浸入して硬化し、レジンタッグを形成しており、このレジンボンディング材の歯質との親和性のよさが証明されている。

3．メガボンドポーセレンボンディングキットの臨床応用

当然のことながら、メガボンドは通常のコンポジットレジン修復の接着システムとして、現在のところ最も進んだものであり、非常に簡便な臨床操作により、信頼性の高い接着修復物を生み出すことができる。

症例1は、歯頸部の齲蝕に対してメガボンドとクリアフィルAP－X（シェード：A3．5）を用いて接着修復を行った症例の術式である（図6～図22）。

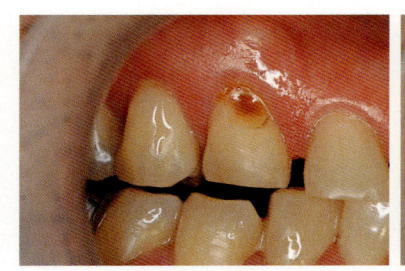

図6　上顎前歯歯頸部の齲蝕の術前

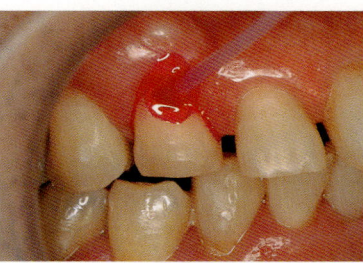

図7　齲蝕検知液による齲蝕の検知

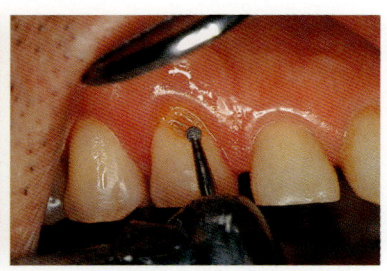

図8　赤染部分を除去しながら窩洞を完成

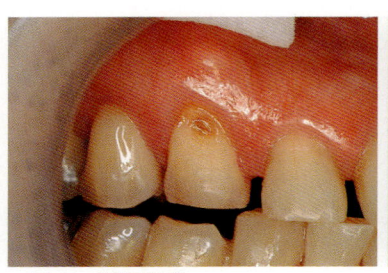

図9　窩洞完成

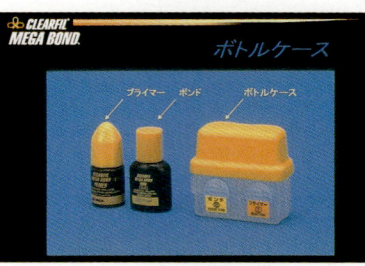

図10　クリアフィルメガボンドのボトルケース

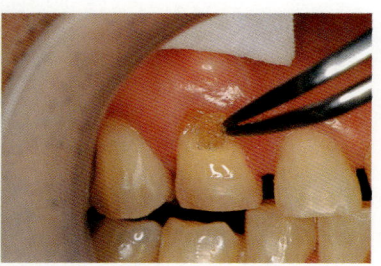

図11　メガボンドプライマーによる歯面処理。20秒間放置する。

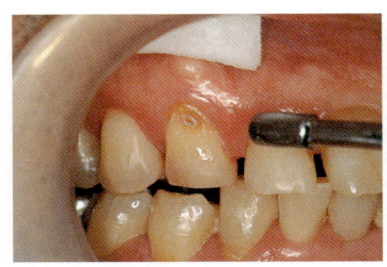

図12　その後軽くエアーブロー

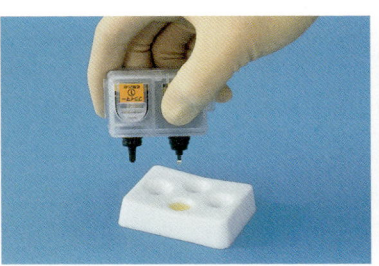

図13　メガボンドのボンディング材の採取

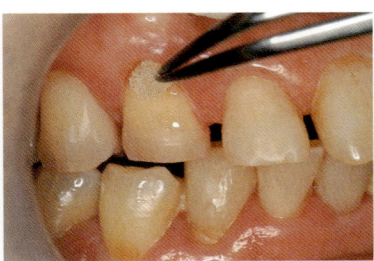

図14　メガボンドのボンディング材の窩洞面への塗布

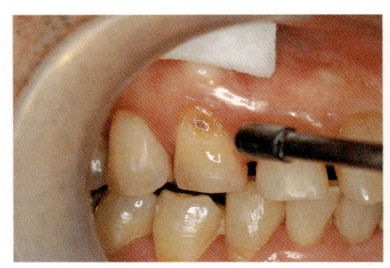

図15　軽くエアーブロー

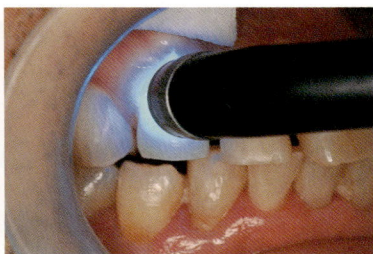

図16　光照射を10秒間行う。

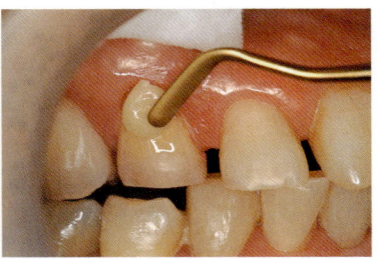

図17　レジンペーストの塡入（クリアフィルAP-X, A3.5）

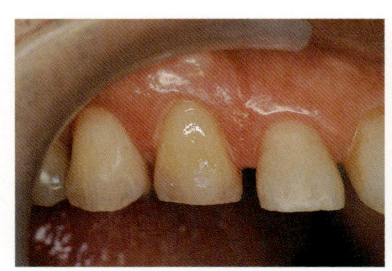

図18　ペーストの形態付与終了

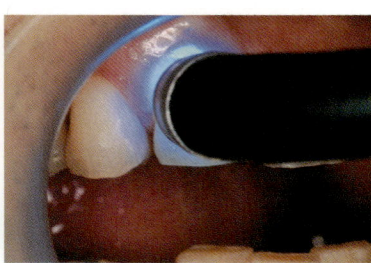

図19　光照射40秒以上行う。

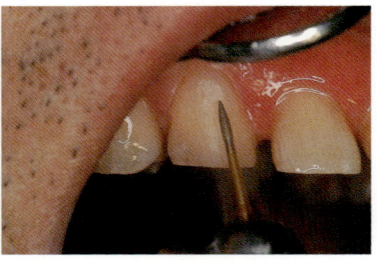

図20　スーパーファインのダイヤモンドポイントによる仕上げ

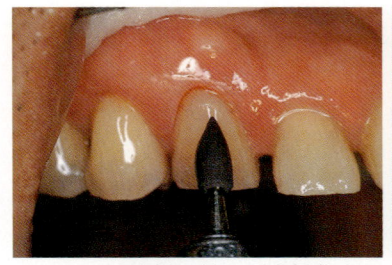

図21　通法報に従い研磨操作を行う。

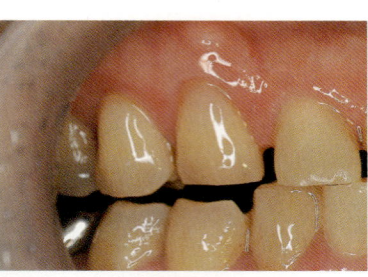

図22　修復終了

症例 2 は、露出根面の知覚過敏歯へのメガボンドとプロテクトライナーFによる被覆症例である（図23〜図32）。

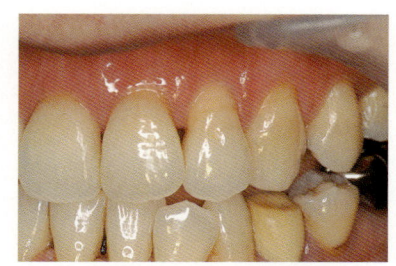

図23　上顎側切歯、犬歯の露出根面の知覚過敏症

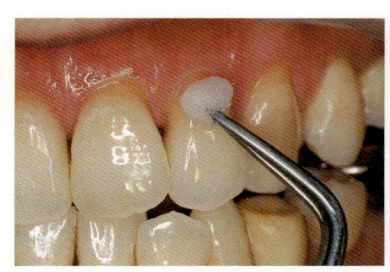

図24　アルコール綿球にて歯面清掃

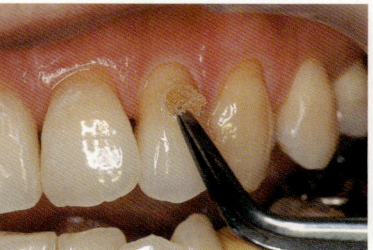

図25　メガボンドプライマーの塗布。20秒間放置

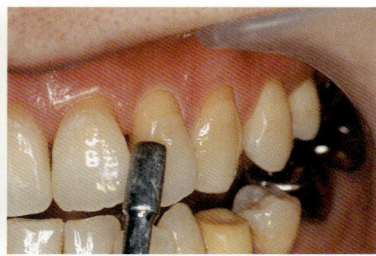

図26　軽くエアーブロー

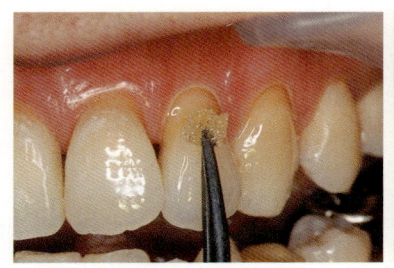

図27　メガボンドのボンディング材の歯面への塗布

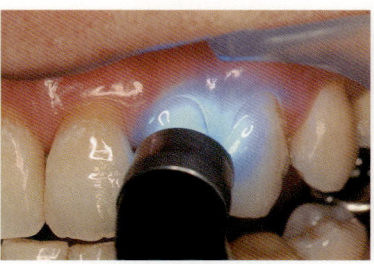

図28　光照射を10秒間行う。

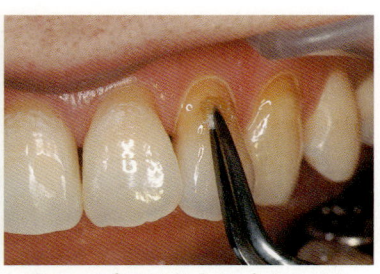

図29　プロテクトライナーFの塗布

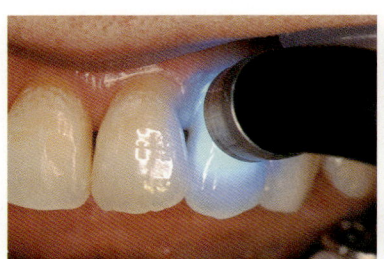

図30　光照射40秒以上行う。

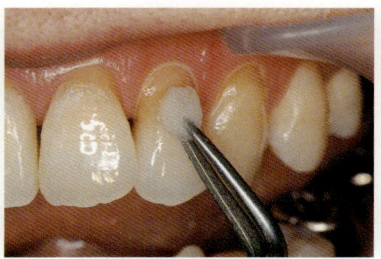

図31　硬化したプロテクトライナーFの表面をアルコール綿球にて清掃

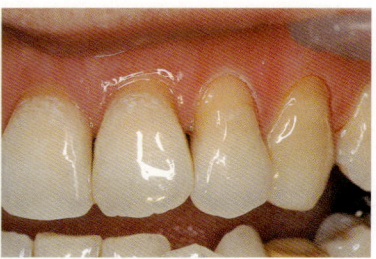

図32　修復終了

症例3は、エステニアのジャケットクラウンによる上顎前歯部審美修復の症例である（図33〜図42）。メガボンド、ポーセレンボンドアクティベーター、パナビアフルオロセメントが用いられた。

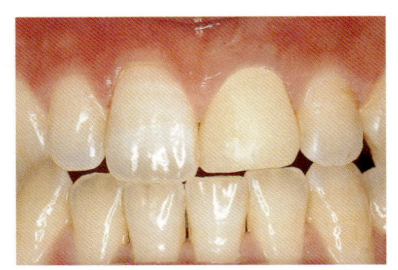

図33　上顎中切歯をエステニアのジャケットクラウンにより修復。術前

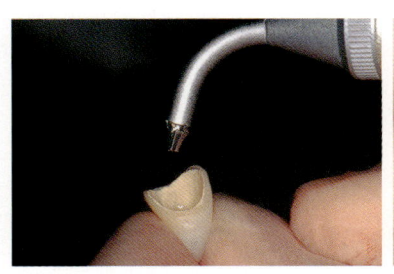

図34　エステニアジャケットクラウンの内面サンドブラスト処理

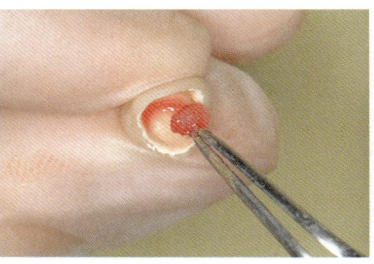

図35　エステニアジャケットクラウンの内面リン酸処理

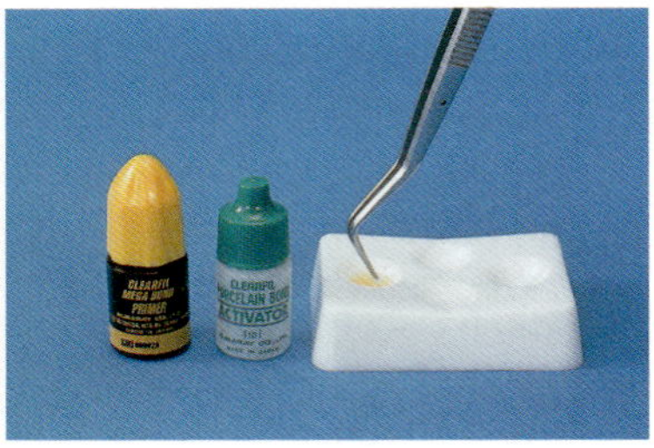

図36　メガボンドプライマーとポーセレンボンドアクティベーター

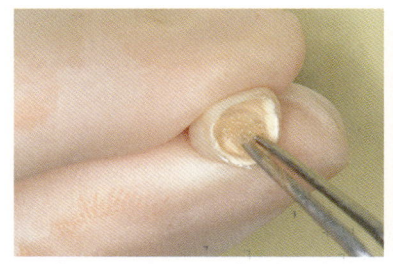

図37　エステニアジャケットクラウンの内面シランカップリング処理

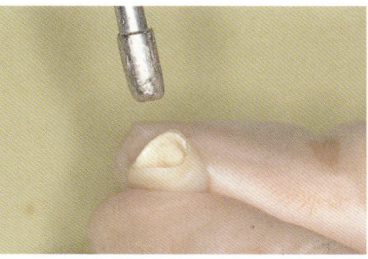

図38　内面をエアーブロー

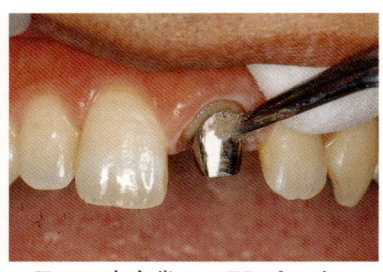

図39　支台歯へのEDプライマー処理。30秒間放置

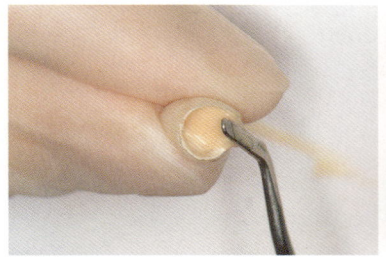

図40　パナビアフルオロセメントをエステニアジャケットクラウンの内面に塗布

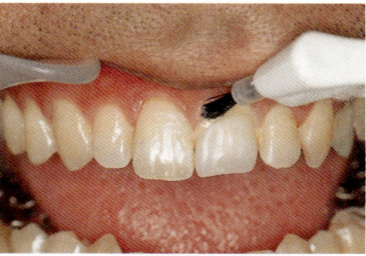

図41　エステニアジャケットクラウンの装着

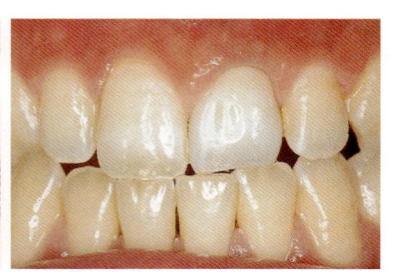

図42　エステニアジャケットクラウン修復の完成

症例4は、エステニアのインレーによる上顎臼歯部の審美修復の症例である（図43〜図47）。メガボンド、ポーセレンボンドアクティベーター、パナビアフルオロセメントが用いられた。

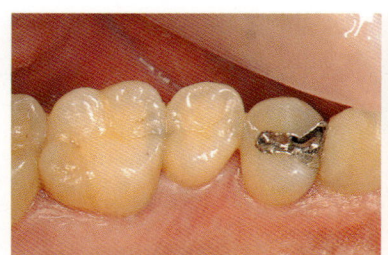

図43　上顎大臼歯近心隣接面の齲蝕のエステニアインレーによる修復。術前

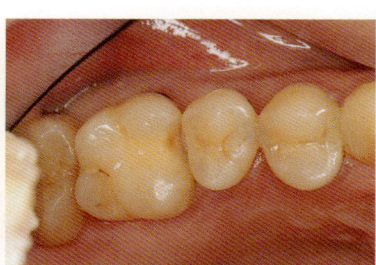

図44　窩洞形成終了

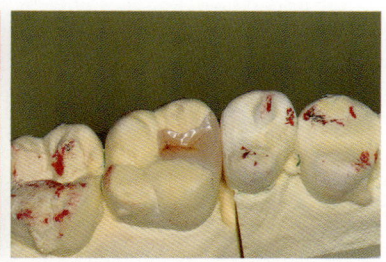

図45　インレー体の完成

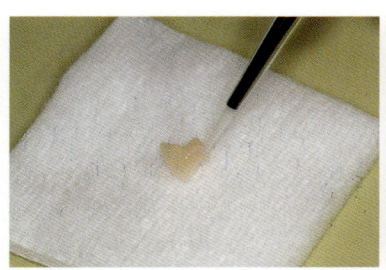

図46A　インレー体内面のシランカップリング処理

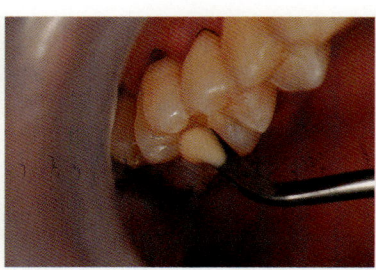

図46B　パナビアフルオロセメントによる装着

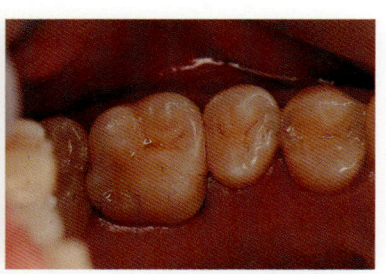

図47　エステニアインレー修復の完成

症例5は、変色歯にポーセレンベニアを用いて審美的回復を行った症例である（図48〜図51）。メガボンド、ポーセレンボンドアクティベーター、パナビアフルオロセメントが用いられた。

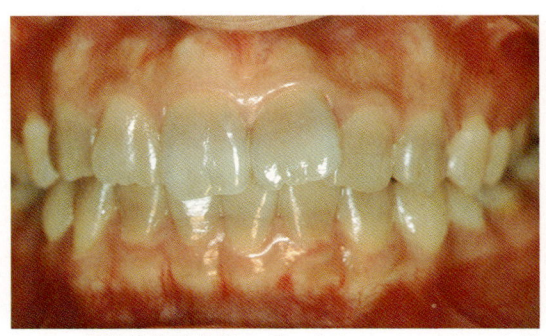

図48 上顎前歯変色歯のポーセレンベニアによる修復。術前

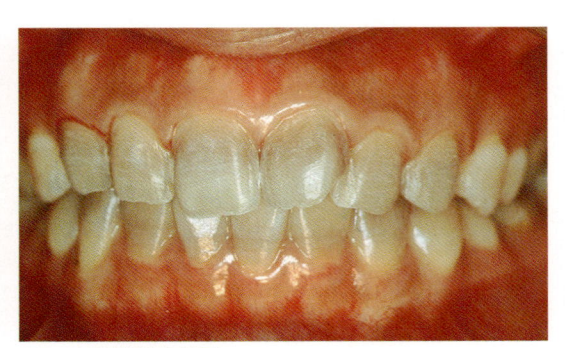

図49 窩洞形成終了

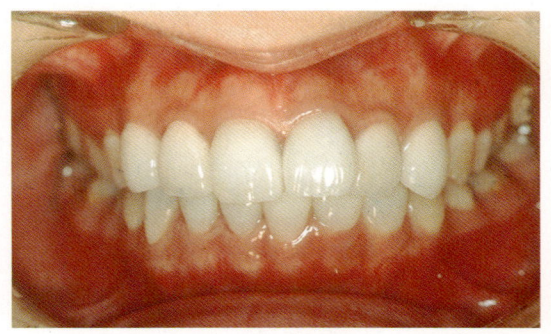

図50 ポーセレンベニア修復の完成。下顎前歯はレジンによるダイレクトベニア修復

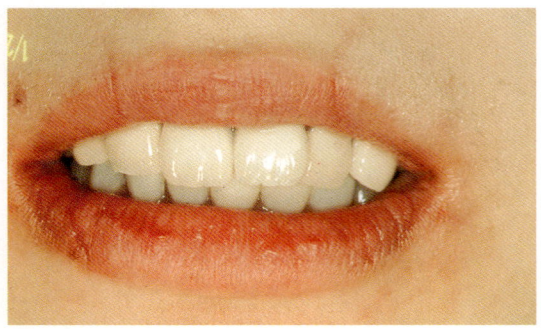

図51 口唇を閉じたところ。きわめて審美的に回復されている。

接着修復の臨床観察　161

症例6は、メタルボンドによるブリッジの破折例をメガボンドを用いて補修修復した症例である（図52〜図60）。メガボンド、ポーセレンボンドアクティベーター、クリアフィルAP－X（シェードA2）が用いられた。

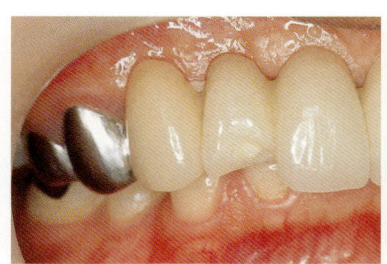

図52　メタルボンドブリッジのポンティク部分のポーセレンの破折。術前

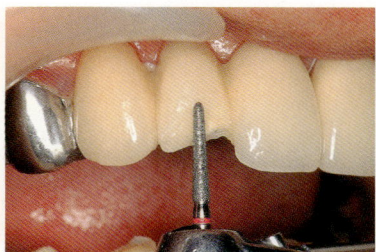

図53　ファインのダイヤモンドポイントによる破折部分の処理

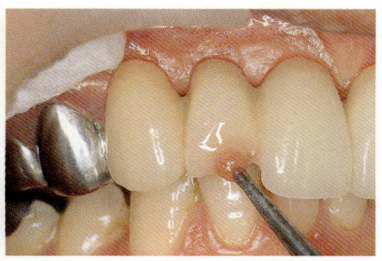

図54　K－エッチャントゲルによるリン酸処理

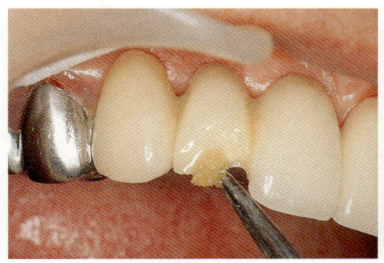

図55　水洗乾燥後、シランカップリング処理

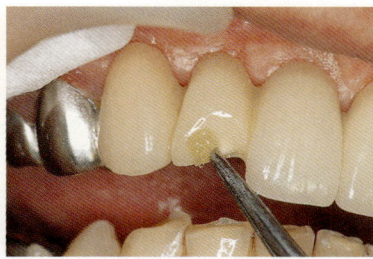

図56　メガボンドのボンディング材の塗布

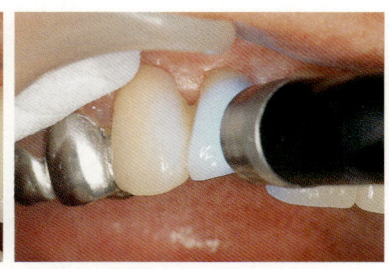

図57　光照射を10秒間行う。

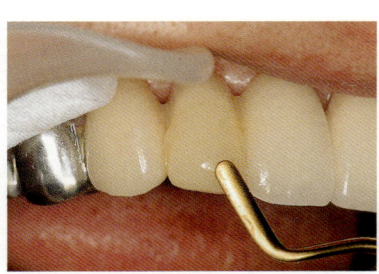

図58　レジンペーストの塡入、成形（クリアフィルAP-X，A2）

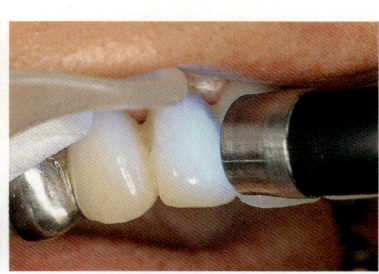

図59　光照射40秒以上行う。

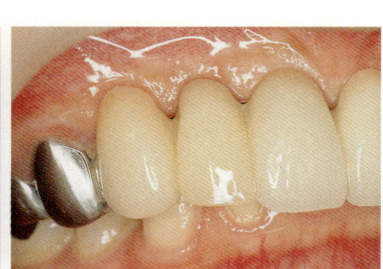

図60　仕上げ研磨を行い完成する。

症例7は、メタルボンドの歯頸部カラー金属部分露出の審美的改善の症例である（図61〜図73）。メガボンド、アロイプライマー、ポーセレンボンドアクティベーター、クリアフィルフォトオペーカー、クリアフィルAP－X（シェードOA3）が用いられた。

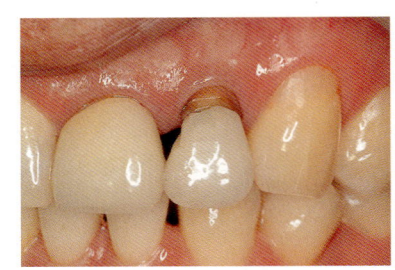

図61　メタルボンドの歯頸部カラー金属部分露出の審美的改善の症例。術前

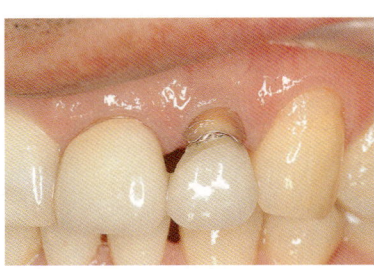

図62　形成終了、金属部分を越えてわずかにポーセレン部までマージンを延ばす。

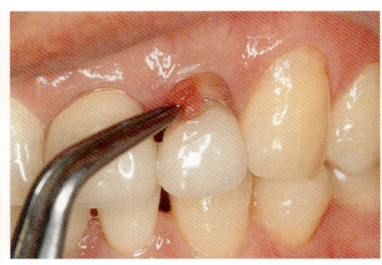

図63　K－エッチャントゲルによるリン酸処理

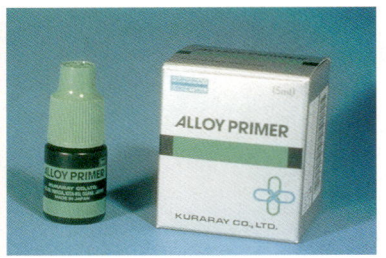

図64　アロイプライマー

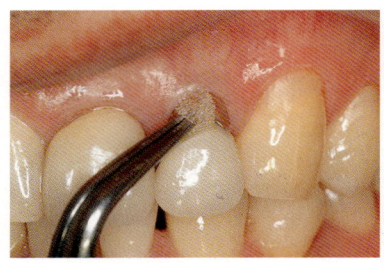

図65　水洗乾燥後、シランカップリング処理

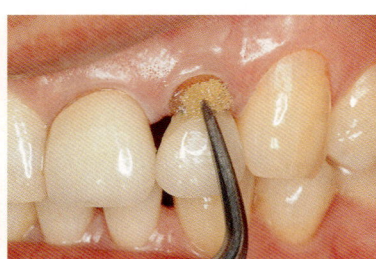

図66　メガボンドのボンディング材を塗布

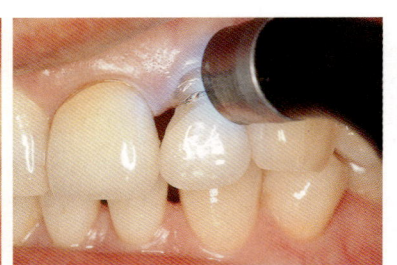

図67　光照射を10秒間行う。

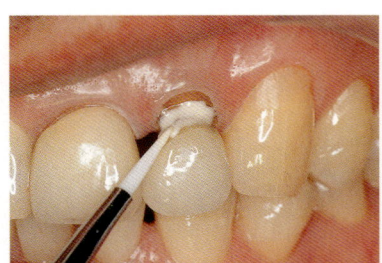

図68　クリアフィルフォトオペーカーの塗布

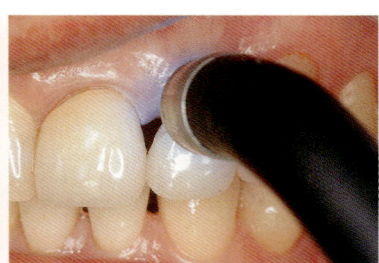

図69　光照射40秒以上行う。

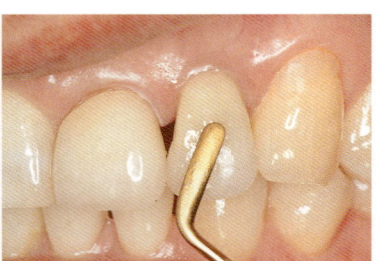

図70　レジンペーストの塡入、成形（クリアフィルAP－X，OA3）

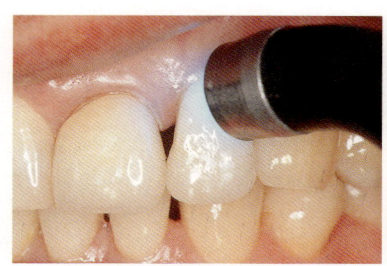

図71 光照射40秒以上行う。 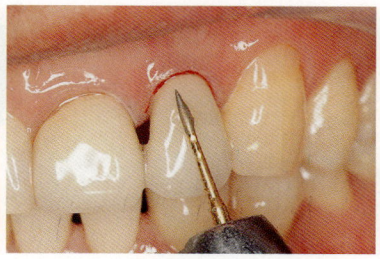　　図72 スーパーファインのダイヤモンドポイントによる仕上げ 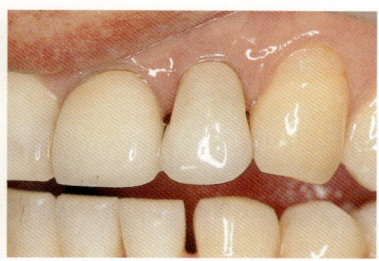　　図73 審美的な補修修復の完成

まとめ

　いずれの症例も、きわめて審美的な修復が完成し、術前の状態を患者に確認させて治療を始め、修復終了後に再度修復歯をミラーなどを用いて患者に見せ、どのような治療が行われたのかを説明した。術後の自分の修復歯を見た患者は一様に驚き、最新の歯科治療技術の進歩に感心し、これらが日本のクラレ社をはじめとするメーカーの技術により達成されたことを説明すると、また再び驚きをあらわにした。今回補修修復を含めて、メガボンドとポーセレンボンドアクティベーター、アロイプライマー、フォトクリアフィルオペーカー、パナビアフルオロセメントなどを駆使して、きわめて簡便に接着性審美修復が可能となり、患者の満足度はもちろんのこと、術者の労働負担も大きく軽減している。今後これらの審美修復材料が広く臨床で用いられ、人類の口腔の福祉と健康の増進に貢献することを願って、稿を閉じたい。

参考文献

1. 杉崎順平ら：試作一液・一液タイプセルフエッチングボンディングシステムKBNの接合界面のSEM観察、日本歯科保存学雑誌、41、秋季特別号、29、1998.

2. 杉崎順平ら：クリアフィルメガボンドのアルゴンイオンビームエッチング法を応用した歯質接合界面のFE－SEM観察、歯科材料・機械、19、Special Issue、75、2000.

再石灰化と耐酸性層形成による歯質の強化

柏田 聰明

恵愛歯科西口診療所
〒160-0023　東京都新宿区西新宿7-10-6

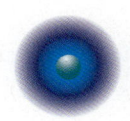

Strengthening Tooth by Remineralization and Formation of Acid Resistance Layer

Toshiaki Kashiwada

Keiai Dental Clinic
7-10-6, Nishi-Shinjuku, Shinjuku-ku, Tokyo 160-0023

再石灰化と耐酸性層形成による歯質の強化

柏田　聰明

はじめに

　いったん切削したり、抜髄したりした歯は、たとえ細心の配慮を払って修復処置を施しても、手つかずの歯と比較すると長くは持たないことを、長期の経過を観察している臨床家であれば、誰でも気づいているはずである。修復処置を考える前に、まずは生体の治癒能力を最大限に引き出し、賦活化する治療を試みるべきであり、そのためにはまず、積極的に再石灰化を図ることを重要視する必要があると考えている。

　さらには、不幸にして修復を施す場合においても、健全歯質同様の歯質の状態を維持するために、口腔内環境の改善と維持をはかり、そのうえで修復部を確実にシールすることで二次齲蝕の最大要因である細菌感染を防げれば、歯の長期保存は保てると確信している（図1）。

　しかしながら、細菌感染から防御するために行う接着は、その技法が「確立されていなかった」もしくは「統一されていない」ゆえに、確実さにおいてはパーフェクトであることが、はなはだ困難であった。もちろん、接着が十分でなく辺縁漏洩により細菌感染を起こしても、齲蝕にならないための二重の防御ができていれば、齲蝕はさらに抑制できるはずである。そのために必要なのは、細菌が生成する酸による脱灰を防ぐための歯質の強化であり、フッ素徐放技術を利用して、歯質を耐酸性に優れるフルオロアパタイトに改質することである。

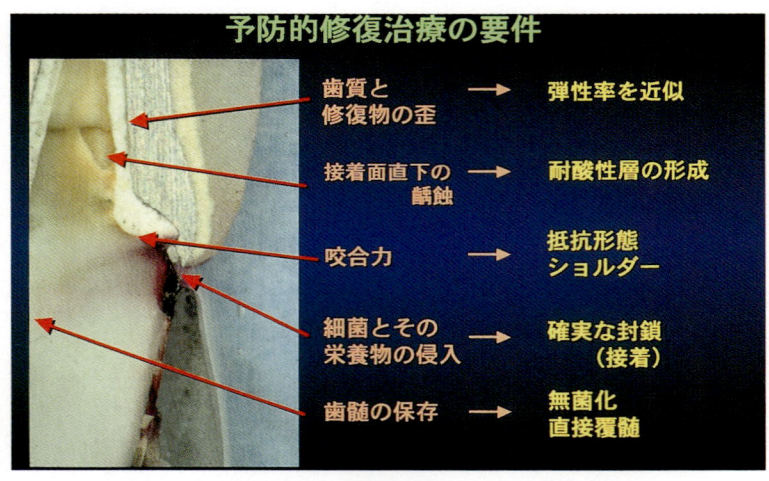

図1　歯の長期的保存を図るには予防的な修復治療が必要である。

表1 再石灰化と耐酸性層形成による歯質の強化

再石灰化と耐酸性層形成による歯質の強化
1）再石灰化による歯質の強化
　（1）口腔内環境の改善と管理
　（2）フッ素の利用（歯面塗布法，洗口法，歯磨剤の使用）
　（3）次亜塩素酸ナトリウムの使用

2）耐酸性層形成による歯質の強化
　（1）根面齲蝕予防のための耐酸性層形成
　　　——フッ素徐放性シーラント材とADゲル法の併用——
　（2）修復時の二次齲蝕予防のための耐酸性層形成
　　　——フッ素徐放性接着材とADゲル法の併用——

筆者らは、ADゲルと組み合わせ、歯冠修復においてはフッ素徐放性接着性レジンセメントであるパナビアフルオロセメントを利用してマージン部の封鎖と、また、根面齲蝕にはフッ素徐放性シーラントであるティースメイトF-1を用いることで、露出歯面の封鎖と、歯質を改質することによって、日常の臨床における二次齲蝕予防策を図っている（表1）。

1．再石灰化による歯質の強化

齲蝕は不可逆的な変化ではなく、繰り返される脱灰と再石灰化の過程が脱灰に大きく傾いた結果であることは、今日では多くの人々の知るところとなった。エナメル質はもとより、象牙質に達した齲蝕でさえも、場合によっては再石灰化が不可能ではないことを最近の研究は示している[1]。

臨床においても患者を定期的な管理下に置けば、初期齲蝕の再石灰化は決して難しいことではない。再石灰化をコントロールすることは、それは実質的に歯質の抵抗力を高めたことになり、さらには、フッ素を利用し臨界pHを下げる手段を講ずることは、歯質強化のより効果的な手段となるであろう[2]。

1）口腔内環境の改善と管理

臨床の場で遭遇する齲蝕、歯周病等の口腔内疾患は、すべて口腔内細菌に起因している。これまで行ってきた修復治療は、単に修復治療の技術水準をいかに上げるかのみに終始し、原因となる口腔内細菌を軽んじていたことにトラブル発生の一因があったのではないかと考えている。例えば、細心の注意を払って歯冠補綴を行っても、口腔内環境を無視し、カリエスリスクの高い状態のままであれば、修復部辺縁から再度齲蝕に侵され、結局、短期間で修復歯の喪失を見ることが容易に予想される。

近年の細菌学の発展は目覚ましく、齲蝕原因菌が齲蝕発生のメカニズムにどのように関係しているかが明らかにされつつある。齲蝕原因菌、なかでもLactobacillusは強力な酸産性能、耐酸性を有し、Streptococcus. mutansの有する菌体外グルカンによる付着性と合わせ、修復部近傍からの齲蝕原性を高めていること等が報告されている[3]。すなわち、これら細菌の口腔内での存在数、さらには細菌がもたらす齲蝕原性に対する生体側の状況を知ることは、修復歯の長期保存を達成するうえで重要な役割を果たすと考えている。

このような理由から、著者は、Bratthal、熊

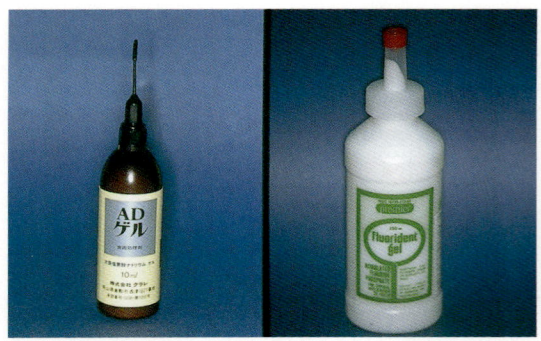

図2　積極的に再石灰化を図るためには、フッ素と次亜塩素酸ナトリウムの利用が効果的である。ADゲル（10％次亜塩素酸ナトリウムゲル）と2％フロアゲル

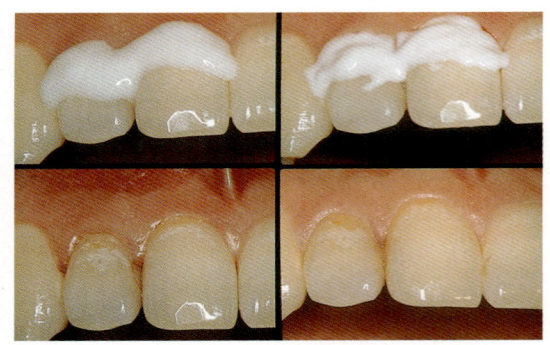

図3　左下：エナメル表面が白濁して粗造になっている。左上：ADゲル2分間塗布、水洗、乾燥。右上：フロアゲル4分間塗布、水洗。右下：45日後の表面、白濁もうすくなり、粗造も減っている。

谷ら[4]が提唱するカリオロジーに基づいた診療の概念、すなわち、ホスト側の状況を知り、リスクを最小限に抑える口腔内環境の管理手法が有効であると考えており、日々の臨床に取り入れている。具体的には、定期的に患者の細菌数、唾液分泌量、唾液干渉能等を測定し、そのスコアをレーダーチャートとして患者の口腔内環境を表わし、その結果、齲蝕の原因を極力減らすよう徹底したプラークコントロールを行い、脱灰を抑え、さらには再石灰化を促すよう、フッ素の歯面塗布法、洗口法、歯磨剤の使用等の口腔管理を実施している。

2）再石灰化促進への次亜塩素酸ナトリウムの使用

齲蝕は、歯質の脱灰と再石灰化の均衡のうえに成り立つものであり、再石灰化の方向に傾けることは、当然、齲蝕抑制に有利に働く。この脱灰と再石灰化に関わる要素を基本として、積極的に再石灰化を図るために治療で行うことは何かと考えると、それはフッ素と次亜塩素酸ナトリウムを利用することだと考えている。すなわち、同じフッ素塗布を行うにしても、次亜塩素酸ナトリウムを用いて有機物に由来する歯牙表面の汚染物質を除去した後、フッ素を塗布した方がより効果的であると考え、ADゲル（10％次亜塩素酸ナトリウムゲル）とフッ素の併用を実践してきた。

図2、3は白濁し表面が粗造になっている初期齲蝕の症例である。20歳、男性。表面を10％次亜塩素酸ナトリウムで2分間処理後、水洗・乾燥し、さらに2％フロアゲルを4分間塗布した。45日間後には粗造な面が緻密になり、白濁も薄くなっている。これに関する現象として稲葉ら[5]は、露出根面象牙質に10％次亜塩素酸ナトリウムを塗布し、2分間放置後、水洗することにより、唾液中のカルシウムとリン酸イオンによって歯質の再石灰が顕著に向上することが明らかとされている。すなわち、次亜塩素酸ナトリウム処理後の齲蝕病巣においては、有機質が除去される結果、再石灰化阻害物質が除去されるとともに、残存ミネラルが露出して、結晶成長核密度が高められる。また、結晶間スペースが広がってミネラルイオンの深部到達性が向上することにより、再石灰化が著しく促進されると考えられる。その時フッ素が微量にでもあると、さらに再石灰化が向上すると報告されており、このことはまさに筆者の考えを裏づけるものである。

2．耐酸性層形成による歯質の強化

　健全歯質同様の歯質の状態を維持して確実にシールできれば、歯の長期保存は保てると考えている。しかしながら、現段階ではシールの不確実性を考慮し、二重、三重の防御機構としてフッ素による歯質の耐酸性強化を図ることが好ましいと考えており、その意味から歯科用接着材に対するフッ素徐放技術の導入が重要になると考えている。

　近年、国内をはじめ海外でも接着性修復システムの構成材料中（例えば、レジン充塡材、ボンディング材、合着材、シーラント）にフッ素徐放性技術を導入した製品が多数開発、上市されている。フッ素徐放性材料は、歯の長期保存をサポートする上で、今後注目すべき材料であると考えている。

1）根面齲蝕予防のための耐酸性層形成　（フッ素徐放性シーラント材とADゲルの併用）

　わが国は未曾有の高齢社会を迎え、高齢者の口腔内管理の重要性が益々増えるものと予想されており、最近の高齢者の口腔状態に関しては、齲蝕、特に根面齲蝕の多さを痛感している。一般に、加齢とともに歯周病の発生率が増加することに反して、齲蝕の発生率が減少すると言われている。しかしながら、口腔管理が十分にでない場合には、歯肉が下がり根面を露出するため、根面齲蝕の罹患率は高くなっていると言われている[6]。さらに、最近よく見かける例として、高齢者は、心臓、高血圧の薬を常用することで、副作用として起こる唾液量減少のために、のど飴等を常時口にする。すなわち意識・無意識にかかわらず、自浄性を欠いた状態で絶えず糖分を供給している状態が、齲蝕を増加させている原因となっているのではないかと感じられる。

　歯冠部の齲蝕修復を確実に行っとしても、根面からの齲蝕再発が患者の必然から繰り返される現実では、結局、歯の長期保存を達成することはできない。

　従来、根面齲蝕抑制には、フッ素含有の歯磨剤の長期使用、ペレット、薬液塗布、洗口等の方法がとられてきた。しかしながらこれらの方法は、成長期の若年者の歯に対しては有効であると言われており、すなわちこのことは成熟した成人者の歯にはそれほど有効ではないことと思われる[7]。また、いきおい患者のデンタルIQの高さに依存する（患者さんに高度なデンタルIQを要求する）ため、確実性が希薄で短期間での効果を望むこともかなり困難であった。

　著者は、このような症例に対して、より効率的な齲蝕予防をするために、歯科用レジンに用いられるフッ素徐放技術を取り入れた予防的な修復方法を検討しているので、以下に紹介する[8]。

　高齢者に齲蝕が多発する露出根面をSEMで観察すると、ブラッシング指導をしているにもかかわらずSEMレベルでは、歯表面がかなり汚れていることがわかる。しかしながらこの部位をADゲルで処理し、汚れは溶解・除去し、象牙細管の開口部を確認することができる（図4、5）。

　そこで、処理された象牙質表面にフッ素徐放性レジンを塗布して打ち込むことにより、開口している象牙細管中にもレジンが侵入し、フッ素によって歯質の強化（耐酸性の獲得）ができると考え、ADゲルによる歯面処理とフッ素徐放性小窩裂溝塡塞材ティースメイトF-1（クラレ社製）を用いた根面シーリング法を考案した。

　本法は、単に汚れている歯表面をレジン材料で被覆する従来の予防的修復法とは異なり、根面をコーティングし象牙質表面を封鎖するばか

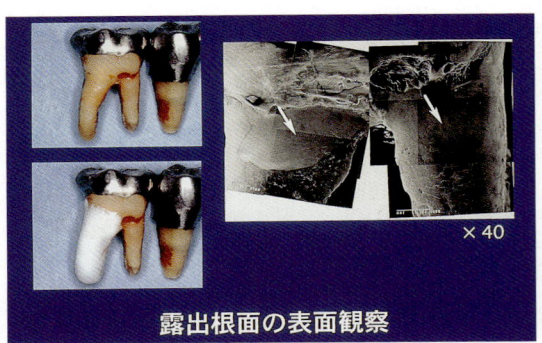

図4 ブラッシング後の露出根面象牙質。→印部分をSEM観察し、その表面をADゲルで2分間処理した。

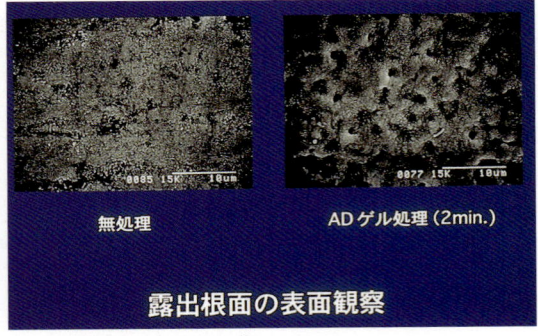

図5 露出根面のSEM像
　　　左：無処置　　右：ADゲル処理後
露出根面は、ブラッシング程度の清掃では有機質などの付着物は除去されない。ADゲル処理後は有機質が除去された。

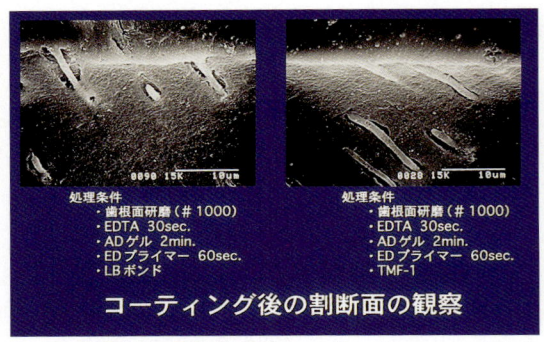

図6 実験的に露出根面をつくり、ティースメイトF-1でコーティングした．条件として、歯根面研磨：(#1000)、EDTA30秒間、ADゲル2分間、EDプライマー1分間、ティースメイトF-1でコーティング(光照射)レジンタグが象牙細管に侵入している。

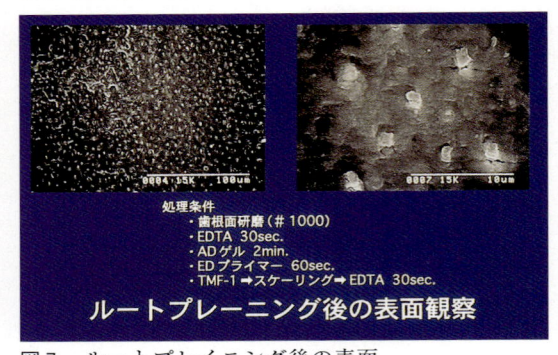

図7 ルートプレイニング後の表面
レジンコーティングは削られているが、象牙細管をレジンで封鎖している。レジンからのフッ素の徐放が期待できる。

りか、ADゲルにより細管中の殺菌を行うとともに、トームス繊維を溶解、除去し、象牙細管の深部にまでレジン材料のタグを形成させることを特徴としている。実験では、根面を再現するために根面をエメリーペーパー#1000で研磨した後、EDTAで30秒間処理し、さらにADゲルで2分間塗布後、エア乾燥し、EDプライマーで60秒間処理後ティースメイトF-1を塗布、光照射した。レジンタグが象牙細管に深く侵入している（図6）。さらに、歯周病治療後で歯肉の下がった根面に対しては、コーティングすると歯肉縁に液溜まりができ、不潔域を増大して歯周病を悪化する原因にもなりかねないため、本修復法を適用した後、ルートプレーニングを行う必要性がある。しかし、ルートプレーニングを行って歯表面のレジン材料は除去しても、細管中にレジン材料のみが残存させることにより、象牙細管の封鎖とフッ素徐放性レジンタグからの細管周辺へのフッ素徐放により、歯質強化が期待される（図7）。

筆者らは、クラレ社により開発されたフッ素徐放性シーラント材である「ティースメイトF-

表2　象牙質への耐酸性層形成についての実験材料

実験材料	
・被検体	人新鮮抜去歯
・歯面処理剤	EDTA水溶液
	ADゲル（クラレ）
	EDプライマー（クラレ）
・コーティング材	ティースメイトF-1（クラレ）
・保存液	pH7リン酸緩衝液
・人工齲蝕液	pH6クエン酸緩衝液

表3　象牙質への耐酸性層形成についての実験方法

実験方法

歯根面研磨（#1000）→ EDTA処理 30秒 → ADゲル処理 2分 → EDプライマー処理 60秒 → ティースメイトF-1 塗布・硬化

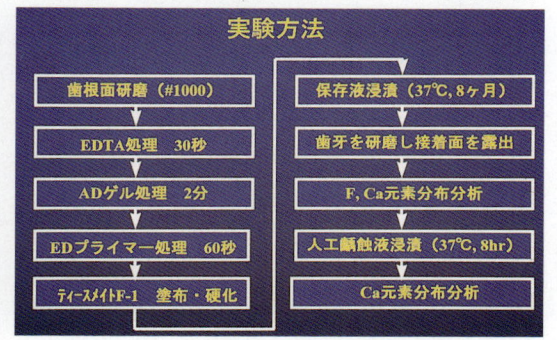

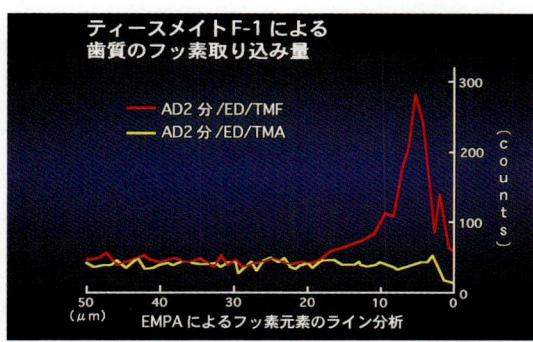

保存液浸漬（37℃, 8ヶ月）→ 歯牙を研磨し接着面を露出 → F, Ca元素分布分析 → 人工齲蝕液浸漬（37℃, 8hr）→ Ca元素分布分析

図8　象牙質への耐酸性層の形成、in vitroの実験でティースメイトF-1を塗布した場合は、接合面から約$10\mu m$の象牙質にかけて高濃度フッ素が確認された。

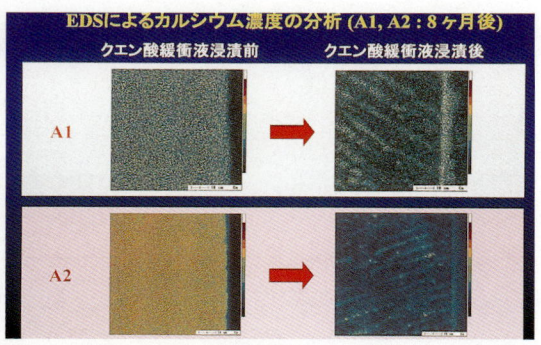

図9　pH6.0クエン酸緩衝液に8時間浸漬した後のカルシウム面分析結果（Ca-EDS）

1」を使用し、象牙質への耐酸性層の形成について、in vitroで実験した（表2、3）。ティースメイトF-1を塗布した場合は、接合面から約$10\mu m$の象牙質にかけてフッ素が高濃度に存在していることが確認された。一方、フッ素を含まないティースメイトAの場合はティースメイトF-1で観察された接合面直下でのフッ素の高濃度領域は認められなかった（図8）。

さらに、pH6.0クエン酸緩衝液に8時間浸漬した後のカルシウム面分析結果は、図9（Ca-EDS）に示すように、ティースメイトAの場合は、観察領域全面にわたりカルシウム濃度が低下し、接合面の一層および象牙細管と見られる領域に沿って、カルシウムが弱く観察されたが、ティースメイトF-1では接合面から約$10\mu m$の領域および象牙細管と見られる領域に沿って、カルシウムが高濃度に検出された。

図10、11は、これまで定期的に検診し管理をしてきた64歳の患者である。最近、成人病のために薬剤を使用しており、唾液の分泌量が減少した。そのため歯の表面が汚れやすくなり、カリエスリスクが高まったために、新たな根面シーリング法（ADSM）を行った症例である。定期的に観察し、カリエスリスクの高い場合には、ADSMを行うことによって、根面齲蝕は防げるものと考えられる。

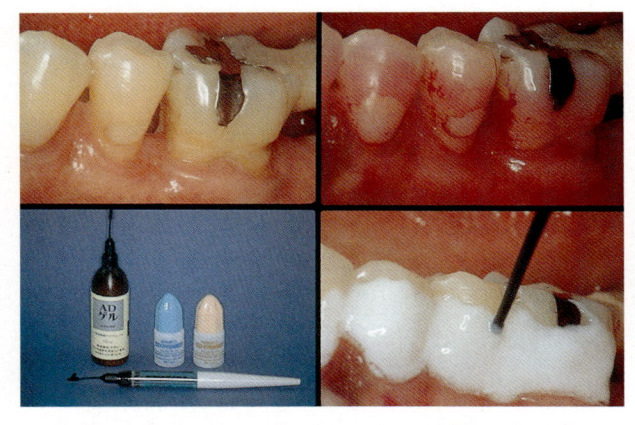

図10　64歳、カリエスリスクが高まったため、新たな根面シーリング法（ADSM）を行った症例。
左上：処置前　右上：齲蝕検知液による歯面の汚れ　左下：処置に用いた材料　右下：ADゲル2分間塗布

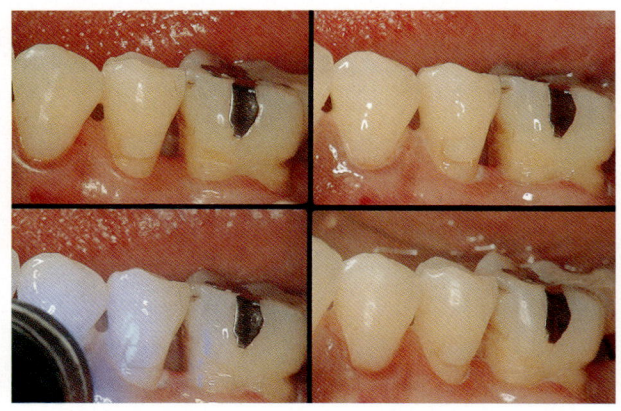

図11　左上：ADゲル処理後、歯面の汚れや有機質が除去されている。右上：EDプライマー1分間塗布、左下：ティースメイトF-1塗布・光照射　右下：コーティング後

2）修復時の二次齲蝕予防のための耐酸性層形成（フッ素徐放性接着材とADゲル法の併用）

　臨床で散見されるメタルコア脱落後の茶色く変色した象牙質表面は、コラーゲンが変成し、プラーク等の汚染物が沈着する。従来の接着材はコラーゲンに依存する、すなわち樹脂含浸層を形成することで、良好な接着力が得られることを前提としてきたが、このような歯面に対して、果たして健全な樹脂含浸層が形成できるのであろうか。

　筆者らは、このような象牙質面のコラーゲンに対しては確実な樹脂含浸層は形成されず、仮に形成されたとしても、変成したコラーゲンによりその耐久性は著しく劣ると考え、コラーゲンを除去した後に接着させる新しい歯面処理方法（ADゲル法）を考案し、本法により優れた接着力が発揮できることを明らかにした[9]。

　ADゲル法は、40%リン酸10秒処理で歯質のスメアー層を除去し、次いで10%次亜塩素酸ナトリウム水溶液を1分作用させることにより、被着象牙質面表層部の有機質を除去する方法であるが、有機質、すなわち象牙細管中のトームス繊維や管間象牙質基質のコラーゲンを除くことにより、被着象牙質表層部に多量の凹凸構造を作る[10〜12]。

　著者らは、本法を用いてパナビア21で合着した際のレジンタグの長さを観察したところ、従来法が数ミクロンであるのに対し、200〜300ミクロンのレジンタグが形成されていることを、

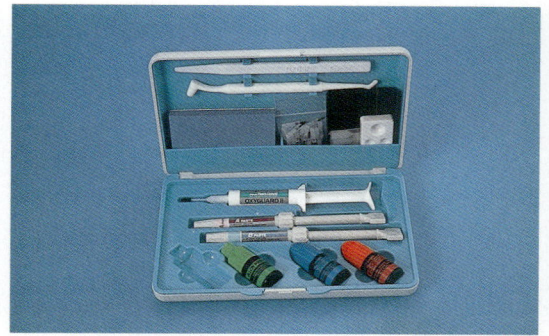

図12 象牙質への耐酸性層形成についての実験に用いたフッ素徐放性接着性レジンセメントのパナビアフルオロセメント

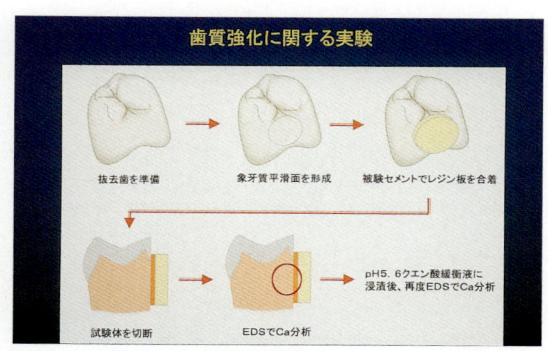

図13 象牙質への耐酸性層形成についての実験手順

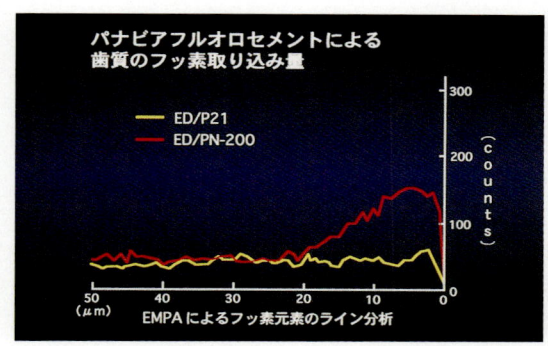

図14 パナビアフルオロセメントを使用した場合の象牙質耐酸性層形成。接合面から約20μmの象牙質にかけてフッ素が高濃度存在。フッ素を含まないパナビア21の場合は認められなかった。

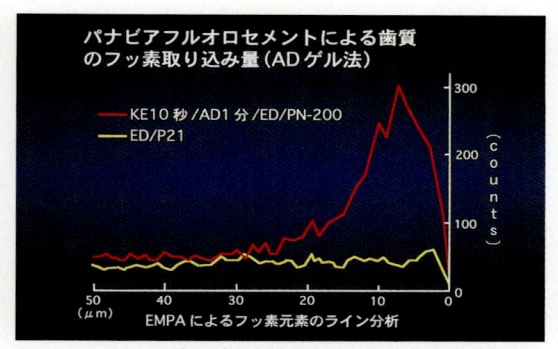

図15 ADゲル法で象牙質前処理後の象牙質耐酸性層形成。フッ素は接合面から20μmまで高濃度に分布しており、ADゲル法を用いない場合と比較し、明らかに高濃度にフッ素が分布していることを確認した。

in vitroのみならずin vivoにおける実験にても確認した[13]。

すなわち、機械的嵌合力を増強することにより、より安定した確実な接着が期待できることになる。また、ADゲル法により処理した歯面とEDプライマーとの接着界面をTEMにより観察すると、無機質のみの管間象牙質にEDプライマーが拡散浸透した樹脂含浸層類似の層状構造が確認され、タグによるマクロ的接着のみならず、ミクロ的にも均質な接着界面が得られていることが、小玉[14]により報告されている。歯質の封鎖は「接着」を用いなければできないが、「接着」を用いれば必ず十分な封鎖ができるかといえば、疑問である。それは臨床においては持続的な咬合力による接着界面の離開や、接着時の歯面の汚れなどによる不確実な接着など、確実に接着させるには不利な条件が多いからである。確実性のあるADゲル法を用いたとしても、臨床では常に確実ではないかもしれないと疑ってかかるべきであろう。封鎖が十分でないと疑うならば、細菌が侵入をしても齲蝕に罹患しないように、歯質を耐酸性に改質するような

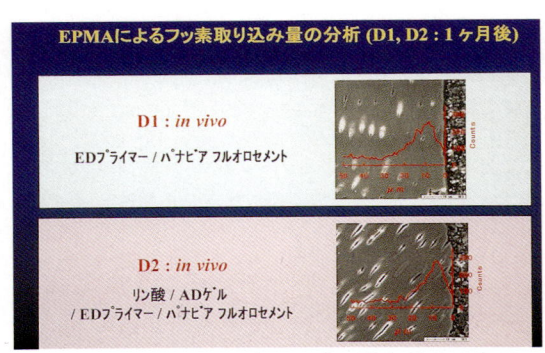

図16 *in vivo*においてもフッ素の取り込みは生じている。接着後1カ月後

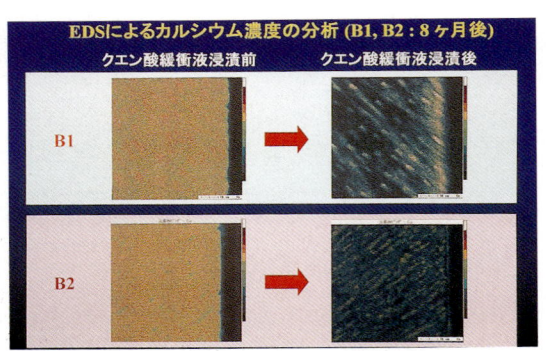

図17 pH5.6クエン酸緩衝液に8時間浸漬した後のカルシウム面分析結果（Ca-EDS）。パナビアフルオロセメントでは、接合面から約10μmの領域、および象牙細管と見られる領域に沿って、カルシウムが高濃度に検出された。

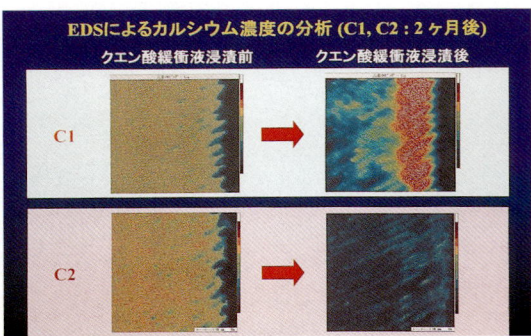

図18 ADゲル法を併用したパナビアフルオロセメントの場合は、接合面から約20μまでカルシウムがきわめて高濃度に存在。耐酸性層が形成していることを確認した。

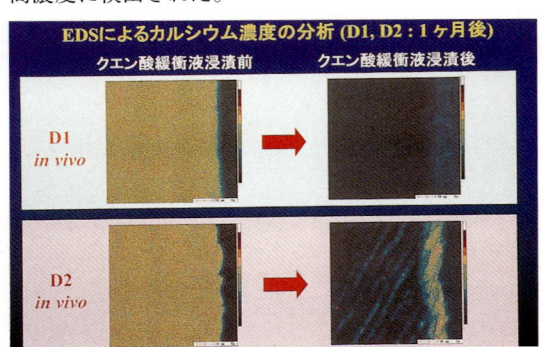

図19 *in vivo*においてADゲル法を併用した場合、合着後1ヵ月経過した歯牙で、すでに耐酸性層の形成を確認

処置が必要である。

　筆者らは、クラレ社により開発されたフッ素徐放性接着性レジンセメント「パナビアフルオロセメント」（図12）を使用し、象牙質への耐酸性層の形成について、*in vitro*と*in vivo*で実験してきた（図13）。パナビアフルオロセメントで合着した場合は、接合面から約20μmの象牙質にかけてフッ素が高濃度に存在していることが確認された。一方、フッ素を含まないパナビア21の場合は、パナビアフルオロセメントで観察された接合面直下でのフッ素の高濃度領域は認められなかった（図14）。

　ADゲル法で象牙質前処理し、パナビアフルオロセメントで合着した場合は、フッ素は接合面から20μmまで高濃度に分布しており、ADゲル法を用いない場合と比較すると、明らかに高濃度にフッ素が分布していることを確認した（図15）。また、フッ素の取り込みは*in vivo*においても生じていることが接着後1ヵ月後の観察でも確認した（図16）。

　さらにpH5.6クエン酸緩衝液に8時間浸漬した後のカルシウム面分析結果は、図17（Ca-EDS）に示すように、パナビア21の場合はクエン酸緩衝液に浸漬することにより、観察領域全

面にわたりカルシウム濃度が低下し、接合面の一層および象牙細管と見られる領域に沿って、カルシウムが弱く観察されたが、パナビアフルオロセメントは、接合面から約10μmの領域および象牙細管と見られる領域に沿って、カルシウムが高濃度に検出された。

特にADゲル法を併用したパナビアフルオロセメントの場合は、接合面から約20μまでカルシウムがきわめて高濃度に存在し、さらに深部まで高濃度領域が及び、ADゲル法を用いない場合に比較して、より広い領域にわたってカルシウムが高濃度に存在することが観察され、酸によって溶解しにくい層、すなわち耐酸性層が形成していることを確認した（図18）。*in vivo* においてもADゲル法を併用した場合には、合着後1カ月経過した歯牙ですでに耐酸性層の形成することが確認できている（図19）。

3．フッ素徐放性接着性レジンによる齲蝕予防のコンセプト

図20、21は、フッ素徐放性接着性レジンによる齲蝕予防のコンセプトである。ADゲル法とフッ素徐放性接着性レジンを用いることによって、耐酸性層の形成が期待できる。被接着面と露出根面を接着材で封鎖するだけでなく、フッ素徐放性接着材で被うことによって、歯質の強化が図られ、細菌に対して二重三重の防御機構を築くことができると考えらる。このようにフッ素徐放性能を備えた接着性レジン（セメント）は、従来の接着性レジンと比較して、画期的であり、使用の際にADゲル法による前処理を行うことによって、より一層効果的であると考えられる。

図22〜40にフッ素徐放性接着性レジンセメントであるパナビアフルオロセメントを使用し、ADゲル法で前処理して、齲蝕予防のコンセプトを考慮して治療した症例を紹介する。

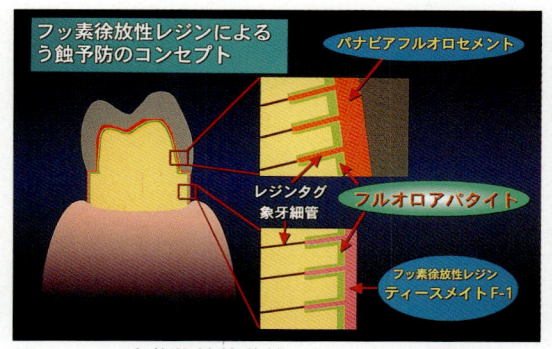

図20　フッ素徐放性接着性レジンによる齲蝕予防のコンセプト　ADゲル法によって、耐酸性層の形成が期待できる。露出根面にはフッ素徐放性シーラント材、修復物の接着にはフッ素徐放性接着性セメントの使用が効果的である。

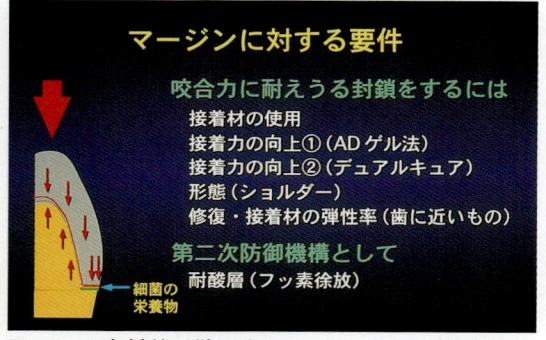

図21　二次齲蝕予防のためのコンセプト（細菌に侵入に対しての封鎖、歯質の強化、歯質に近似した弾性率の修復材、接着材の使用などが重要）

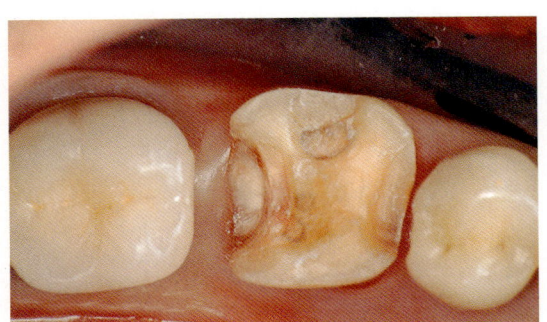

図22 二次齲蝕のために二次齲蝕予防のコンセプトを考慮して再製作。エステニアアンレーの接着にパナビアフルオロセメント使用

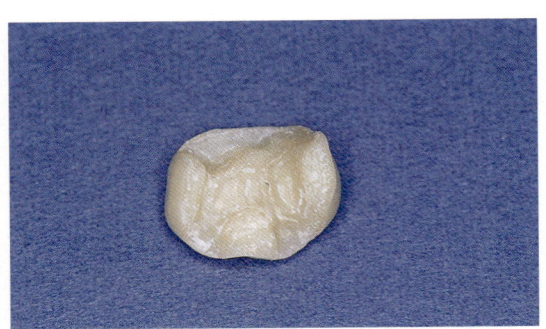

図23 製作されたエステニアアンレーの被着面

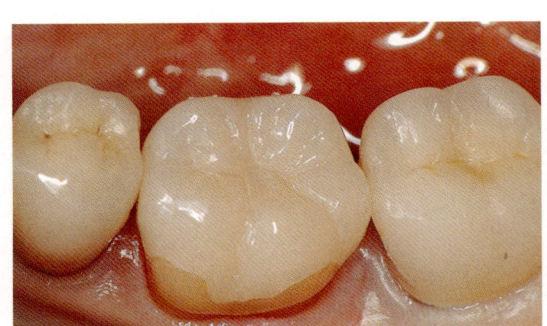

図24 試適

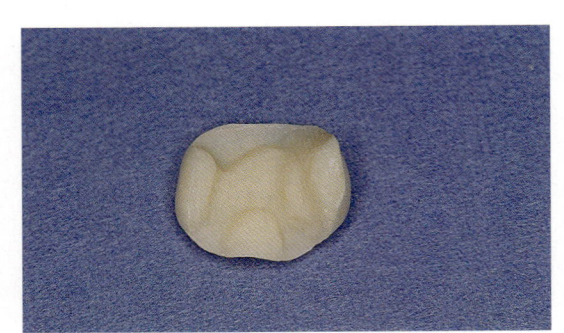

図25 約2気圧でエアブロー後の被着面

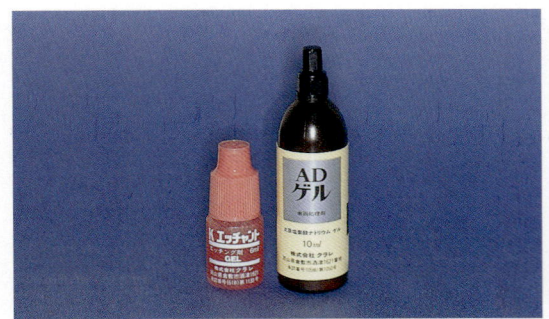

図26 ADゲル法に用いる40％リン酸ジェルとADゲル

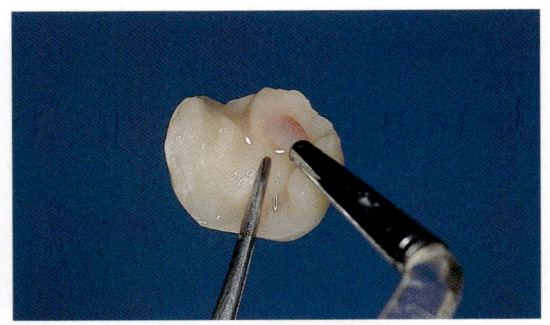

図27 エステニア被着面を5秒間以上Kエッチャント、水洗、乾燥

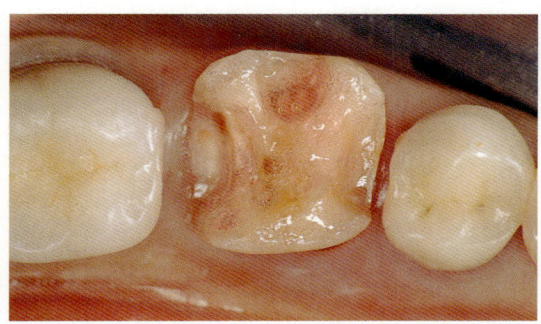

再石灰化と耐酸性層形成による歯質の強化　177

図28　歯被着面をADゲル法で処理、Kエッチャント10秒間処理、水洗、乾燥

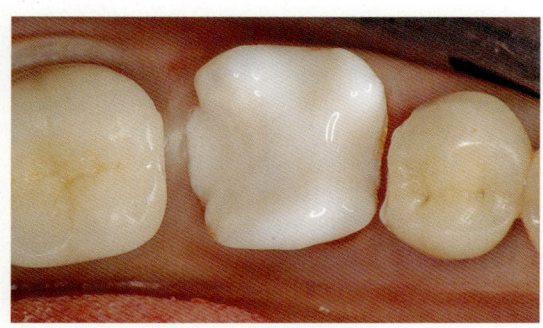

図29　ADゲル処理1、2分間処理

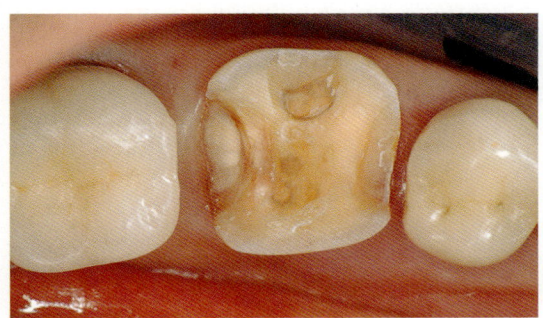

図30　水洗、乾燥後の被着面

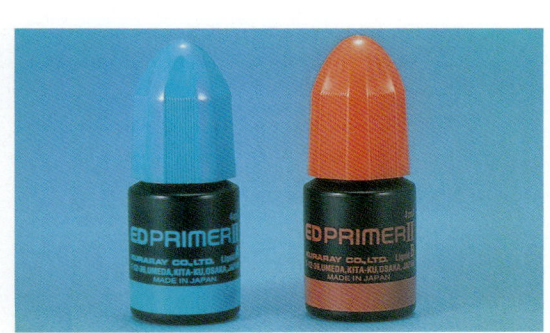

図31　EDプライマーⅡ

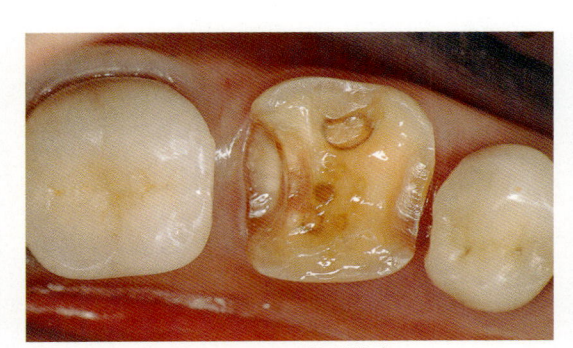

図32　EDプライマーⅡで30秒間塗布

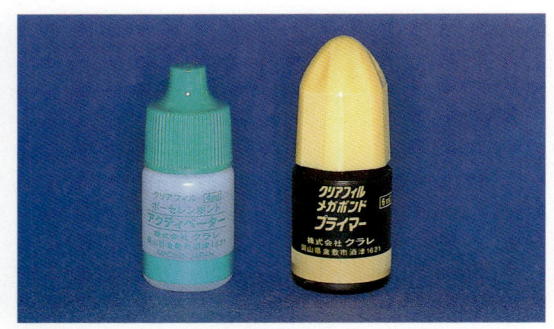

図33　ポーセレンボンド（メガボンドプライマー＋ポーセレンアクティベーター）

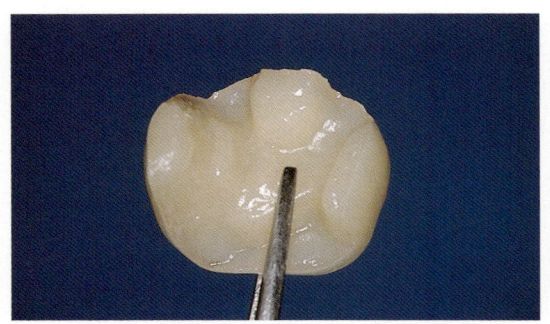

図34　エステニア被着面にポーセレンボンド塗布

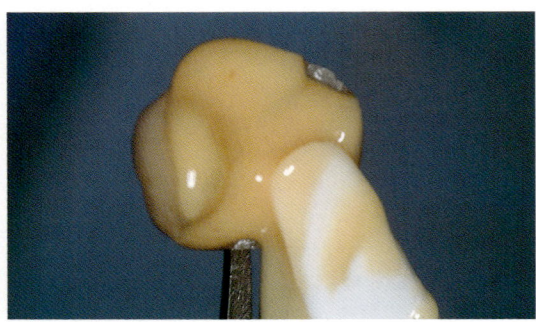

図35　パナビアフルオロセメント塗布

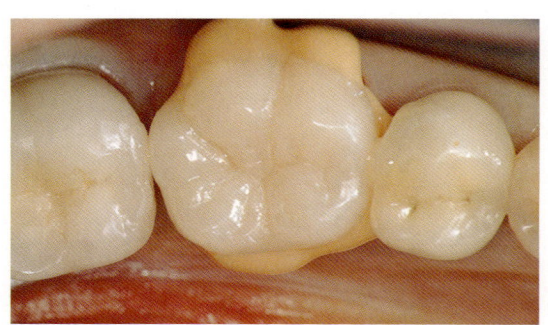

図36　歯面に圧接

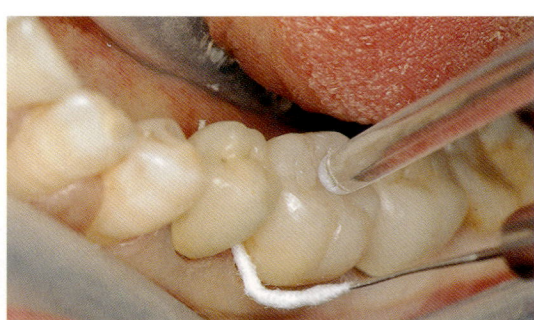

図37　余剰セメントの除去（小筆、ブローチ綿花、フロス等使用）

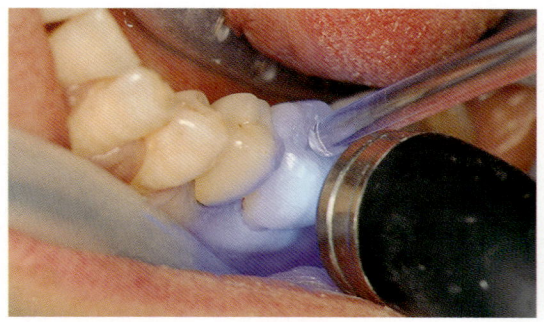

図38　軽く圧接しながら光照射

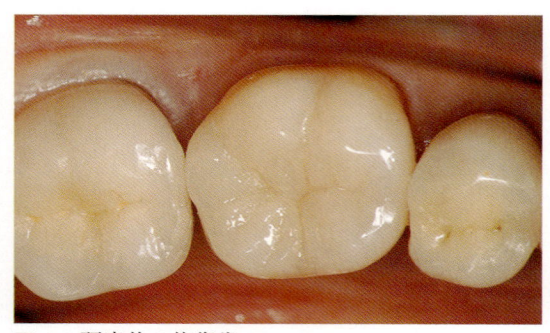

図39　研摩後の修復歯

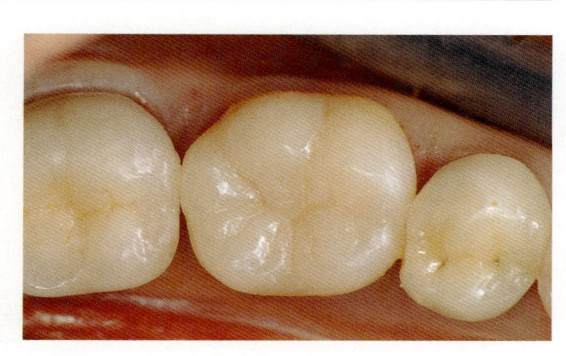

図40　14カ月後

まとめ

　これまでの補綴（修復）治療の大きな問題点は、細菌によって齲蝕・崩壊した部位を、修復（補綴）して機能回復することが主な目的であり、再治療の原因である細菌をターゲットにした治療はなされてこなかったことである。

　近年、カリオロジーの概念が普及し、また接着の進歩が著しく発達した。接着によって歯面の封鎖が以前より確実になり、二次齲蝕も大幅に減少してきたと考えられる。しかし、接着による封鎖は長期的には必ずしも確実とはいえず、修復歯を長期に保存するためには、二重三重の防御機構が必要である。

　修復治療にフッ素徐放性接着材を使用することは、防御機構をより一層強化するであろう。しかし、接着材やシーラント材がフッ素を徐放するからといって、必ずしも歯質の強化につながるとは限らない。あくまでフルオロアパタイトとして耐酸性層を形成して、確実に歯質の強化につなげていかねばならないと考える。修復治療おける二次齲蝕や根面齲蝕などを解決するには、生物学的見地からの研究が必要であると考える。

参考文献

1. Arends, J., Christoffersen, J., Ruben, J., Jongebloe, W.L.: Remineralization of Bovine Dentine in vitro ; Caries Res, 23, 309-314, 1989.
2. Ten Cate, J.M.: フッ素の使用による齲蝕予防とそのメカニズム, 歯界展望, 95(1) ; 2000.
3. Crossner C.G., Cleaesson R., Johansson T.: Presence of mutans streptcocci and various types of lactobacilli in interdental spaces to related to development of proximal carious lesion ; Scand J Dent Res, 97 307-315, 1989.
4. 熊谷崇, Douglas Bratthall, 熊谷ふじ子, 藤木省三, 岡賢二 : クリニカルカリオロジー, 医歯薬出版, 東京, 1996.
5. 稲葉大輔, 高木興, 米満正美, Joop Arends : 有機質除去処理による根面齲蝕の再石灰化促進機構, 歯界展望, 89(4) ; 961～968, 1997.
6. 眞木吉信 : これ一冊でわかる根面齲蝕のすべて, クインテッセンス出版 ; 東京, 1999.
7. 口腔保健のためのフッ化物応用ガイドブック : 日本口腔衛生学会フッ素研究部会 ; 口腔保健協会, 東京, 1994.
8. 柏田聰明, 森田誠, 橋本武典, 加藤正治 : フッ素徐放性レジン材料による歯質強化に関する研究 ; 日歯保存誌, 41, 918～926, 1998.
9. 柏田聰明, 今井洋子, 安保祐子, 比嘉隆生, 神田明美 : 次亜塩素酸ナトリウムの象牙質に対する接着効果と知覚過敏の抑制について, 接着歯学, 8 : 135, 1990.
10. 柏田聰明 : 接着技法を応用した新しい歯科治療の展開, 補綴誌, 41, 747～762, 1997.
11. 藤田栄伸, 高田由紀, 加藤丈晴, 近藤康弘, 鈴木一臣, 山下敦 : 象牙質の被着面処理が接着性レジンとの接着強さに及ぼす影響—特に有機質溶解剤の効果について—接着歯学, 8 : 227～235, 1990.
12. 細田裕康, 杉崎順平, 田上順次 : レジンの象牙質接着機構解明に関する研究（第1報　次亜塩素酸ナトリウム処理面に対する接着, 日歯保誌, 36 : 1054～1058, 1993.
13. Kashiwada, T.:In vivo Bond Strength of New Dental Adhesive to Dentin ; J. Dent Res 72 ; Special Issue IADR Abstract No. 2222, 1993
14. 小玉尚伸 : 象牙質接着に関する研究—象牙質表面処理が接着性レジンの接着性に与える影響について—, 接着歯学, 15 : 1～20, 1997

歯冠色修復における接着技術

松村 英雄／熱田 充

長崎大学歯学部歯科補綴学第一講座
〒852-8588　長崎市坂本1-7-1

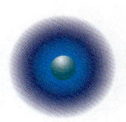

Adhesive Techniques for Tooth-Colored Restorations

Hideo Matsumura／Mitsuru Atsuta

Department of Fixed Prosthodontics, Nagasaki University School of Dentistry
1-7-1, Sakamoto, Nagasaki 852-8588

歯冠色修復における接着技術

松村　英雄／熱田　充

はじめに

　歯冠色修復においては、修復された歯の形態や色調が残存歯列とよく調和し、金属は外観にふれないことなどが要件とされる。近年、各種セラミックスや複合材料など、新素材が相次いで開発され、筆者らが所属する日本補綴歯科学会の学術雑誌においても、この分野の報告が増加している[1]。一方、齲蝕罹患歯や支台歯においては、接着剤の進歩により可及的に健全歯質を残した処置が行われる傾向にある。ポーセレンラミネートベニアや接着ブリッジは、このような保存的補綴の考え方を基盤として発展してきたが、材料の進歩とともにその術式の有効性も次第に明らかになってきた。そこで本稿では、最近の歯冠色修復、補綴における接着技術について紹介する。

症例1　前装補綴装置の前装部における審美性の確保と接着

　レジン前装冠の前装部は、耐摩耗性の高い前装材と金属用プライマーの併用によって破折、摩耗、漏洩などが起こりにくくなり、審美性が向上した。図1～13は、金銀パラジウム合金製ブリッジをセシードⅡオペークおよびエステニア（クラレ）で前装した症例である[2,3]。

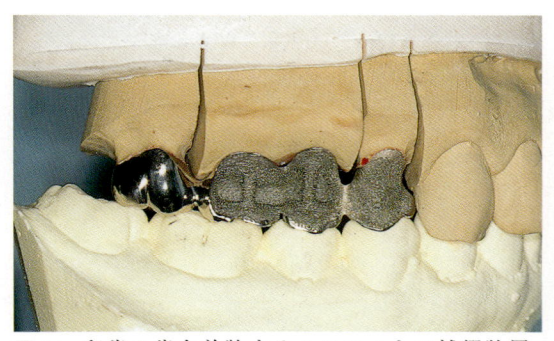

図1　臼歯3歯を前装する4ユニットの補綴装置。メタルフレームは金銀パラジウム合金（キャストウエルM.C.12、ジーシー）で製作した。

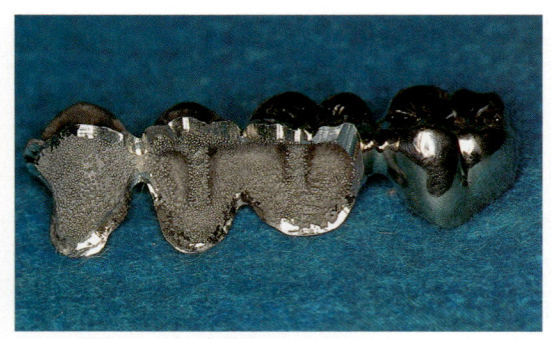

図2　機械的維持装置としてリテンションビーズとバーを使用しているが、辺縁部は色調の再現や前装作業の都合で、維持装置が削合される。また、この部分は前装材の厚みも確保しにくいので、従来の前装法では破折や漏洩の起始点となっていた。

歯冠色修復における接着技術　183

図3　前装面に粒径50μmのアルミナでサンドブラスト処理を行った後、金属用プライマーを塗布する。金銀パラジウム合金には貴金属、非貴金属両用のアロイプライマー（クラレ）が有効である。

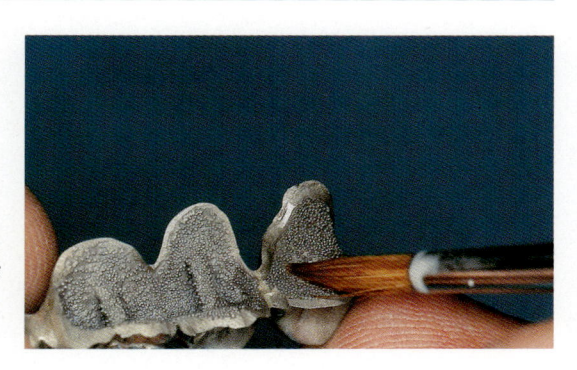

図4　アロイプライマー（右）とセシードⅡオペークプライマー（左、クラレ）。金銀パラジウム合金のサンドブラスト面に対しては、貴金属接着性モノマーを含むアロイプライマーを先に塗布する。溶媒がアセトンであるため自然に乾燥する。一方、セシードⅡオペークプライマーは重合開始剤を含み、オペークレジンの重合に寄与する。したがって、このプライマーはアロイプライマーに引き続いて使用する。塗布後、金属面が液体で濡れた状態となる。

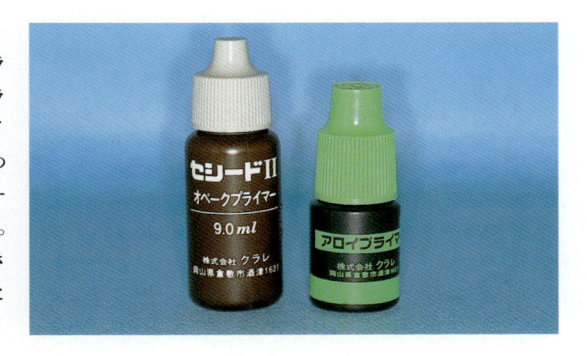

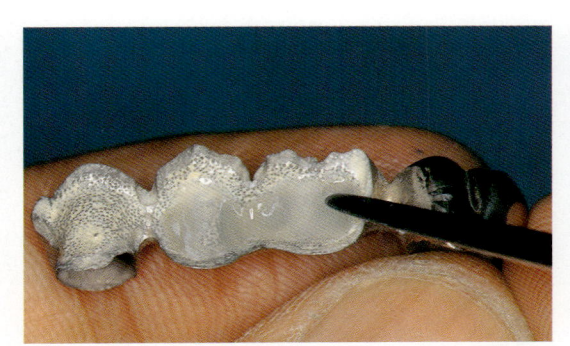

図5　セシードⅡのオペークレジンを薄く塗布後、ポンティック部の形態を整えているところ。オペークレジンは光線を遮蔽しやすいので、十分光線を照射する必要がある。

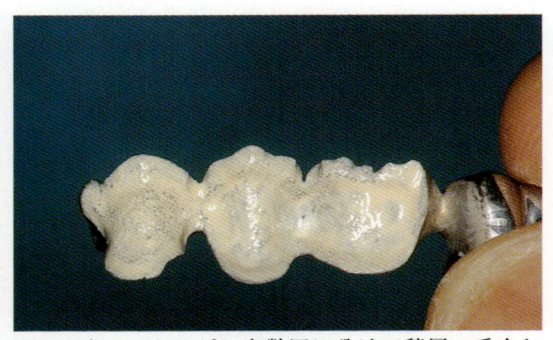

図6　オペークレジンを数回に分けて積層、重合して金属色を隠蔽する。この操作が接着耐久性を確実にする。

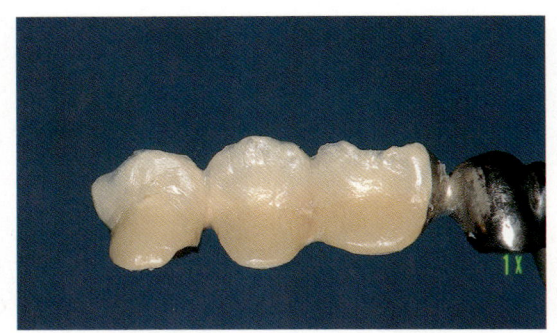

図7　オペークレジンの表面に未重合層を残した状態でエステニアのデンチン色を築盛して、光線照射を行う。前装作業の途上では中間重合器の使用が効率的である。

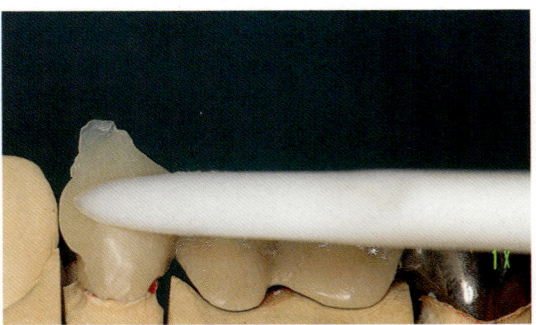

図8　豊隆、隅角の特徴などに注意しながらエステニアのエナメル色を用いて歯冠形態を形成する。

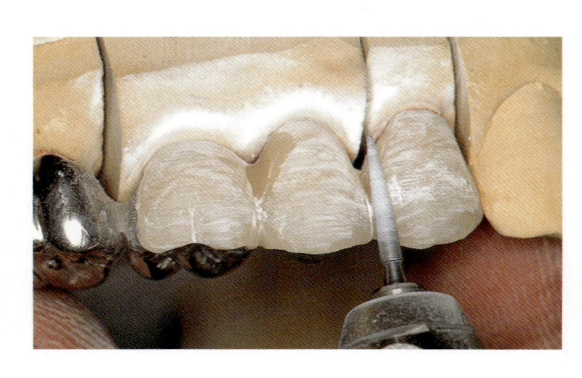

図9　エステニアの重合は光と加熱を併用する。材質が硬いので、形態修正はダイヤモンドポイントやカーバイドバーで行う。図は頬側面を削合しているところ。

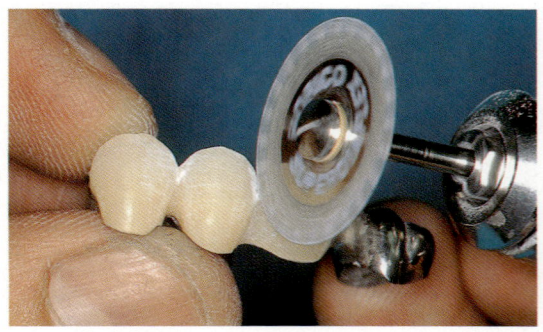

図10　鼓形空隙をダイヤモンドディスクで調整すると、立体感を出すことができる。

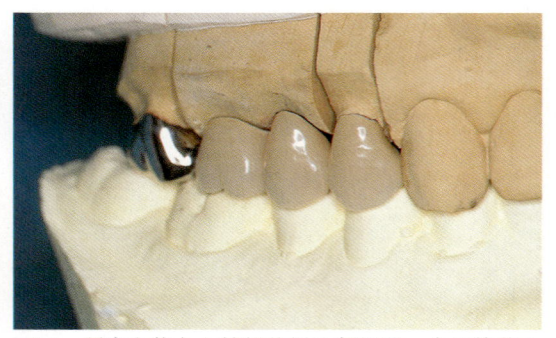

図11　研磨を終えた補綴装置の頬側面。金属接着システムを用いると前装材を広範囲で使用できるため、歯頸部や隣接面に金属が露出することはなく、咬頭付近の透明感も出しやすい。

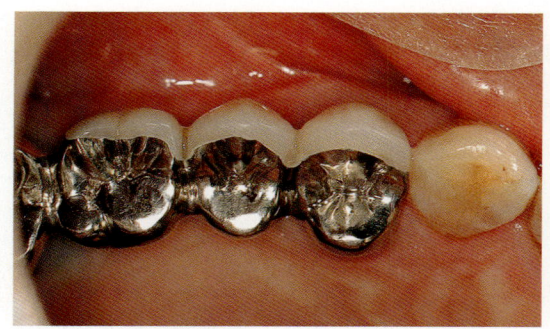

図12 装着後の咬合面観。咬合面も在来の前装材より被覆面積が多く、色調再現性が良好である。筆者らは、前装材がエステニアである症例では、咬合面の被覆範囲を陶材焼付鋳造冠と従来型レジン前装冠の中間を目安としている。ただし、前装材の種類を問わず、前装材と金属の境界部を対合歯が滑走しない設計は遵守する。

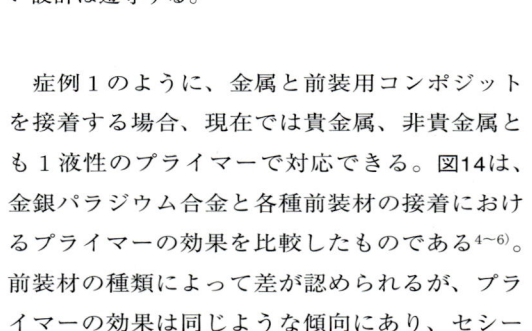

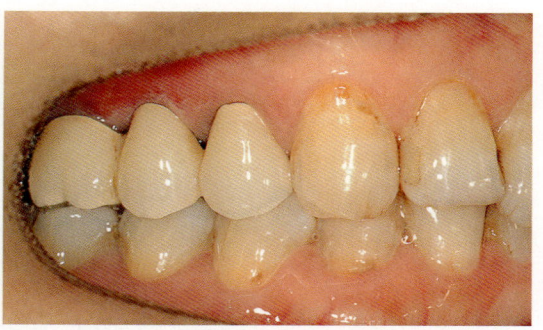

図13 装着後1年経過した状態。歯間部にわずかに着色が見られるが、摩耗や破折は認められない。

　症例1のように、金属と前装用コンポジットを接着する場合、現在では貴金属、非貴金属とも1液性のプライマーで対応できる。図14は、金銀パラジウム合金と各種前装材の接着におけるプライマーの効果を比較したものである[4〜6]。前装材の種類によって差が認められるが、プライマーの効果は同じような傾向にあり、セシードIIの接着においてはいずれのプライマーも有効であることがわかる。これらプライマーは、分子内に硫黄(S)をもつモノマーを含有し、モノマー自身が合金中の銅や貴金属成分と接着すると考えられている(表1)。

　一方、非貴金属の接着には、疎水性の高いリン酸エステルモノマー(MDP)を含むプライマーが有効で、図4のアロイプライマーやセシードIIオペークプライマーがこれに該当する[7,8]。

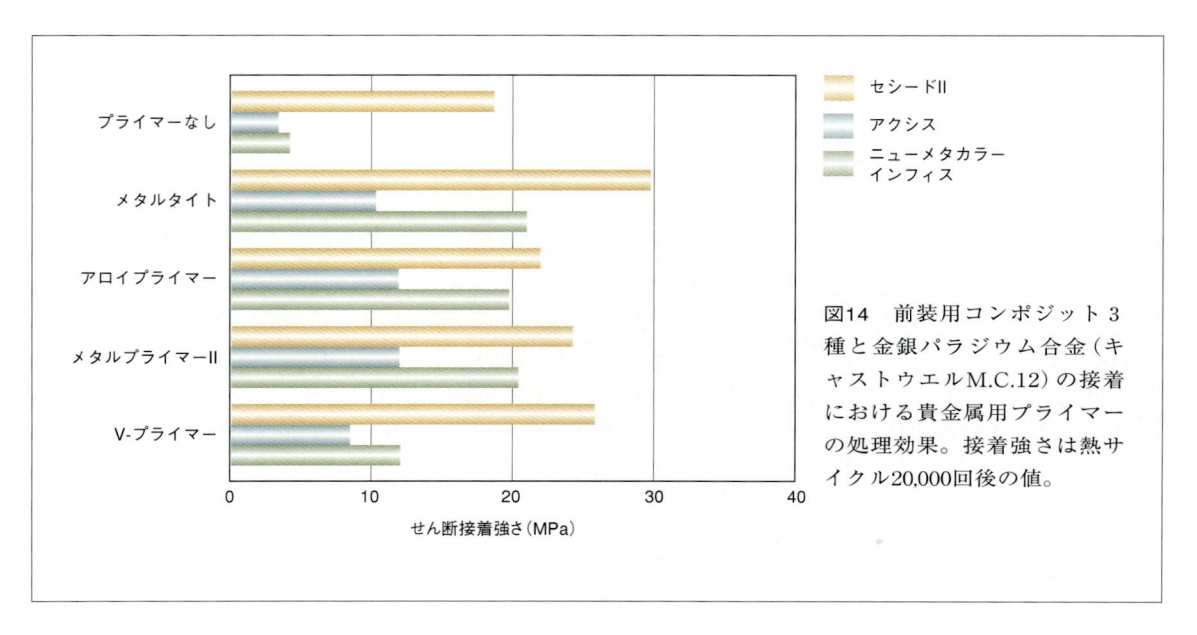

図14 前装用コンポジット3種と金銀パラジウム合金(キャストウエルM.C.12)の接着における貴金属用プライマーの処理効果。接着強さは熱サイクル20,000回後の値。

表1 主な金属用プライマー

名称	製造／取扱	接着性モノマー	溶媒	容量	適用	定価(円)
インフィスオペークプライマー	サンメディカル	VTD	アセトン	8 mL	貴金属のみ	6,400
V-プライマー	サンメディカル	VTD	アセトン	3 mL	貴金属のみ	3,200
メタルタイト	トクヤマ／トーワ技研	MTU-6	エタノール	5 mL	貴金属のみ	7,500
アロイプライマー	クラレ	VTD, MDP	アセトン	5 mL	貴金属,非貴金属	5,500
メタルプライマーⅡ	ジーシー	MEPS	MMA	5 mL	貴金属,非貴金属	6,400
アイサイトオペークプライマー	鐘紡／ヨシダ	リン酸エステル	非公表	9 mL	非貴金属のみ	6,000
アクリルボンド	松風	4-AET	非公表	7 mL	非貴金属のみ	3,600
MRボンド	トクヤマ／トーワ技研	MAC-10	非公表	5.5mL	非貴金属のみ	5,000
オールボンド2プライマーB	ビスコ	BPDM	アセトン	6 mL	非貴金属のみ	11,000
スーパーボンドモノマー液	サンメディカル	4-META	MMA	10mL	非貴金属のみ	6,900
セシードⅡオペークプライマー	クラレ	MDP	非公表	9 mL	非貴金属のみ	4,900
ソリデックスメタルフォトプライマー	松風	4-AET	非公表	7 mL	非貴金属のみ	3,800
メタファストボンディングライナー	サンメディカル	4-META	MMA	7 mL	非貴金属のみ	4,800

MEPS、MTU-6、VTDは含硫黄モノマー、MDPは疎水性リン酸エステルモノマー、その他の略号はカルボン酸誘導体モノマー。

症例2　オーバーキャスティングによる補綴装置の補修

　外傷や交通事故による歯の破折は前歯部に多く、このことは補綴処置を行った歯も例外ではない。一般に前歯補綴装置が破折する場合、歯質以外では前装部、鑞着部に多発し、金属本体が破折することは少ない。多数歯にわたるブリッジの一部が破折した症例では、修復用コンポジットによる補修が簡便であるが、切縁や機能咬頭を含むと長期間機能させることは難しい。こうした症例に対しては、オーバーキャスティングとよばれる陶材焼付鋳造補修冠で対処できる。症例2は犬歯前装部の補修症例である[9]。

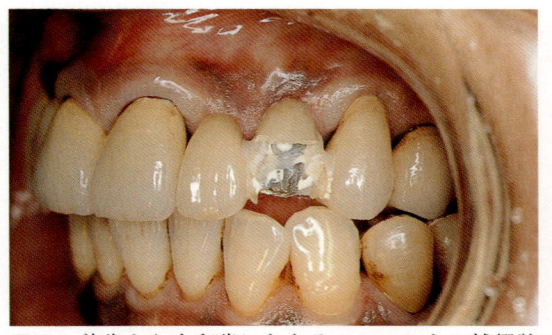

図15　前歯から小臼歯にわたる8ユニットの補綴装置において、犬歯ポンティックの陶材が破折した。対合歯の犬歯が滑走する部位にあたっている。金属はデグデントユニバーサル（デグサ）、陶材はVMK68（ビタ）。

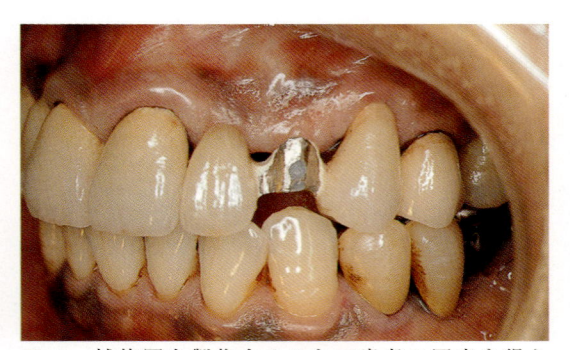

図16　補修冠を製作することで患者の同意を得た後、ポンティック部の形成を行った。アンダーカットを仮封材でブロックアウトして印象採得後、技工室で補修冠を製作した。帰宅時には即時重合レジンで暫間的に歯冠形態を回復した。

歯冠色修復における接着技術

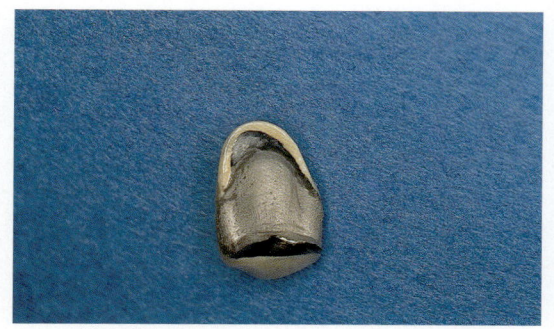

図17　補綴装置と同じ材料で陶材焼付鋳造補修冠を製作した。ブリッジの中間部では形成した部位に対して鞍状となる。接着面は試適後、アルミナサンドブラスト処理とV-プライマー（サンメディカル）の塗布を行った。

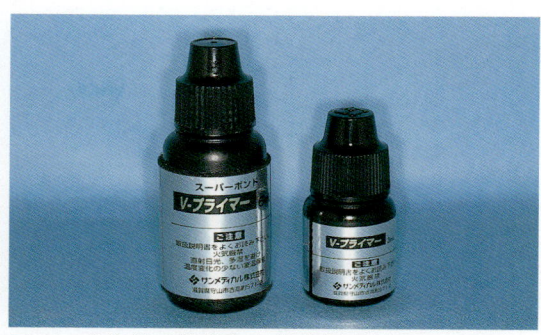

図18　本症例で使用した貴金属専用のV-プライマー。現在は3 mLで市販されている。左は従来型の6 mL。

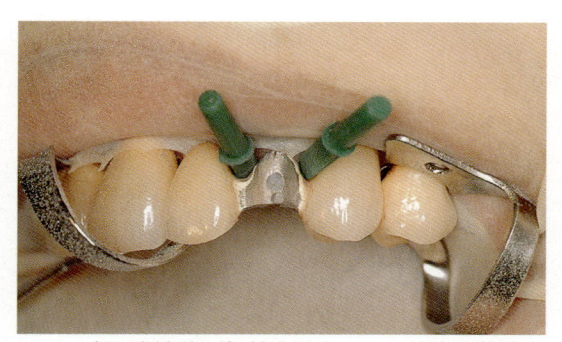

図19　次回来院時に仮封を除去し、口腔内の接着面にもアルミナサンドブラスト処理を行った。口腔内では砥粒の飛散を防ぐため、ラバーダムを装着してバキュームを併用することが望ましい。

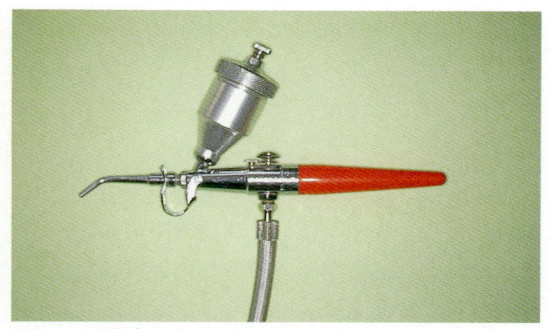

図20　口腔内サンドブラストに用いたエアーブラシ（パーシェ）。この機種はエアーシリンジの空気でアルミナを伝送するが、現在では、スプレー型の缶から圧縮空気を噴射するものなど、数種類が市販されている。

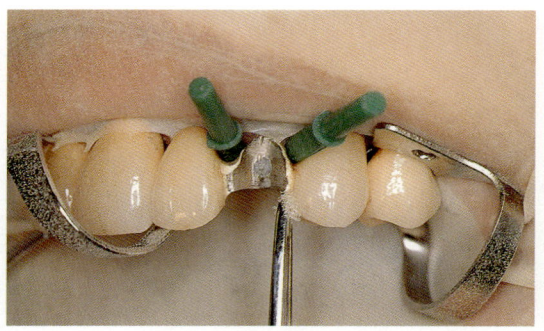

図21　サンドブラスト後、補修冠内面と同様V-プライマーを塗布した。V-プライマーは溶媒がアセトンであるため自然乾燥する。

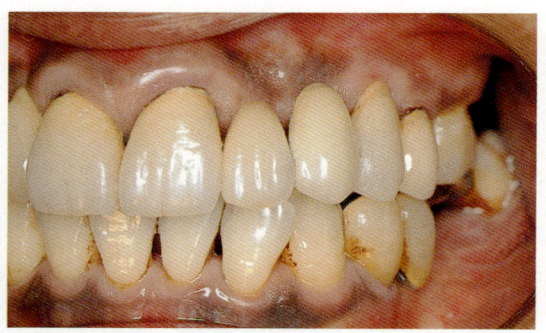

図22　補修冠を装着した状態。スーパーボンドクリア（サンメディカル）を使用して筆積法で装着した。

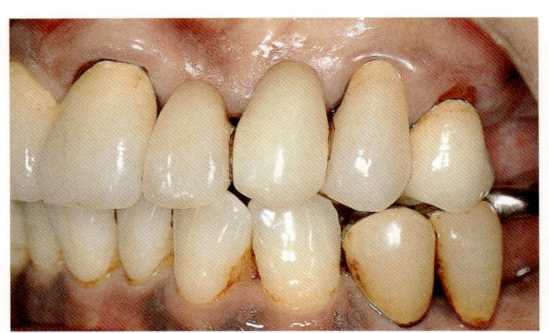

図23 装着10年後の所見。隣接面において接着剤の着色が認められるが、補修冠は異状なく機能している。

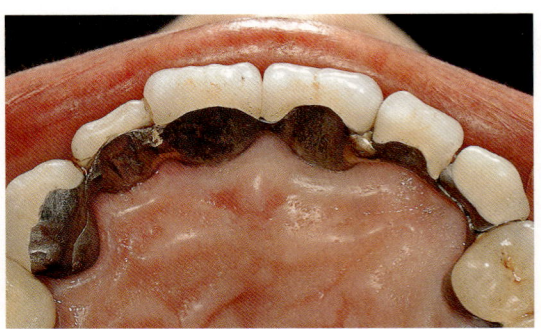

図24 同じく10年後の咬合面観。補修部の材質はもとのブリッジと同じであるため、局所的な対合関係の変化も少ないものと推定される。

　補修以外で金属どうしを接着する例としては、メタルコアに高径の不十分な鋳造冠を装着するケースなどがあり、症例によっては上記と同様な接着法も採用しうる。なお、口腔内の金属は種類が特定できないこともあり、こうしたケースでは貴金属にも非貴金属にも応用できるアロイプライマーの使用が合理的である。

　症例2の状況と関連するが、基礎実験ではある被着体に対して接着システムがどの程度有効であるかを調べるために、同種金属どうしの接着試験が行われる。図25はその一部で、各種貴金属を3種のプライマーとスーパーボンドを用いて接着した試料のせん断接着強さを示している[10〜12]。各プライマーは銀合金を除いて貴金属に対して顕著な処理効果を示している。図で純銀（非鋳造体）に対して有効な各プライマーが、銀合金に対しては無効という結果になっているが、これは耐久試験の途中で銀合金の接着界面が腐食して剥離したためである。したがって臨床においても耐食性の悪い合金に接着剤を使用する際には、注意が必要である。貴金属合金の中では、タイプⅣ金合金や金銀パラジウム合金が高い接着強さを示す傾向にある。

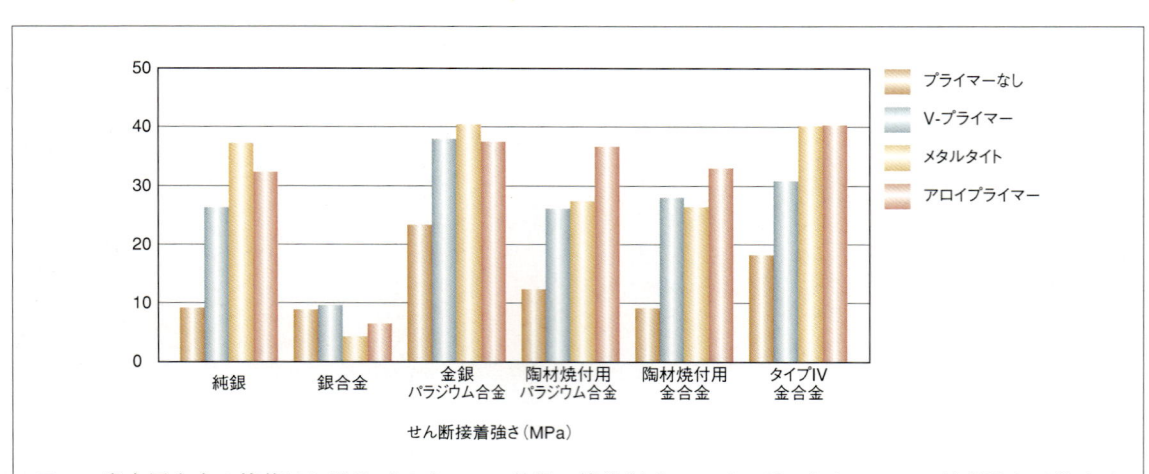

図25 貴金属合金の接着におけるプライマーの効果。接着剤はスーパーボンドオペーク、接着強さは熱サイクル100,000回後の値。

症例3　焼成陶材による歯冠色修復

セラミックスは、生体に対する安全性や色調安定性に優れることから、歯冠色修復において広く用いられている。現在、わが国ではコンピュータを応用した切削加工システムや各種キャスタブルセラミックスが市販されているが、臨床でセラミックス修復システムを導入するとすれば、接着剤を使用することが必須であるという条件はあるものの、耐火模型上で焼成した陶材が設備投資も少なく、臨床実績が多い。症例3は焼成陶材による前歯の歯冠修復症例である。

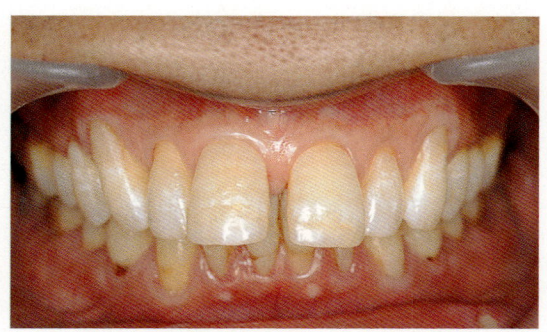

図26　患者は外国語学の教師で、主訴は上顎前歯の正中離開による発音および審美障害であった。学校が夏期休暇である約2カ月の間に診療を完結することを希望したため、矯正処置は適応外と考えられた。

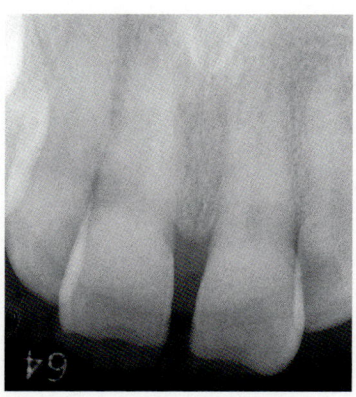

図27　初診時のX線写真。問診によれば離開は先天的とのことであった。両中切歯は骨植も良好で歯周疾患による離開でないことも推察されたが、切縁は以前、打撲による破折を経験したとのことで、コンポジット修復が認められた。

図28　術前の舌側面観。切縁に修復物が認められる。患者は職業上、審美障害よりも発音障害の解消の方を強く要望していたため、歯を切削する前に、既製のレジンシェルで暫間ベニアを製作して仮着し、離開部を閉鎖した。その結果、「発音は改善された。歯が大きくなるのは差し支えないので、この種の治療をお願いしたい」との希望であった。そこで、コンポジット修復を除去して、一部歯質を削除することについて同意を得た上で、ポーセレンベニアの製作に着手した。

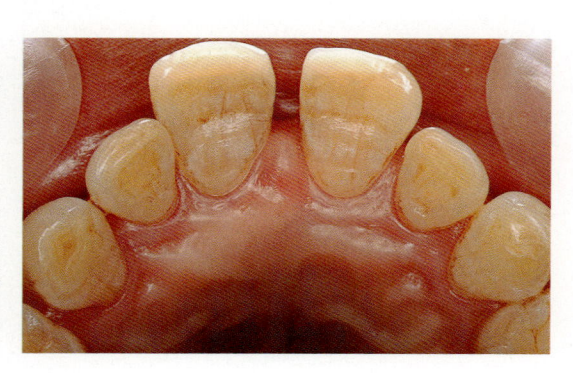

190　歯冠色修復における接着技術

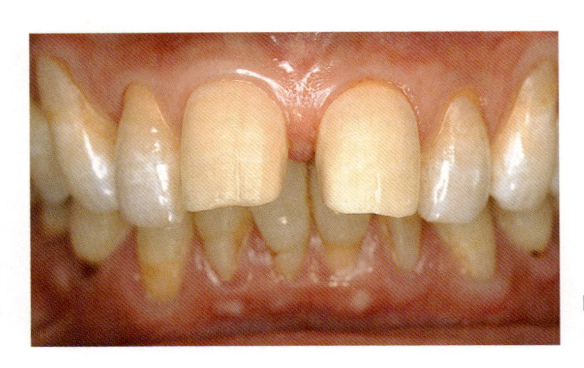

図29　切縁のコンポジット修復を除去後、唇側歯質をエナメル質の範囲内となるよう慎重に削除した。

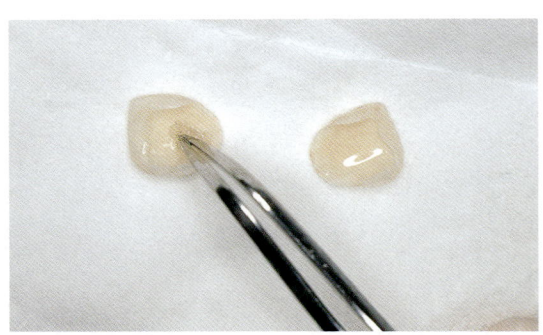

図30　焼成陶材（ラミナポーセレンとユニボンドヴィンテージ、松風）でベニアを製作した。次回来院時に試適、フッ化水素酸処理（フッ酸ジェル、ジーシー）後、装着直前にボンディング剤（クリアフィルポーセレンボンド、クラレ）を塗布しているところ。

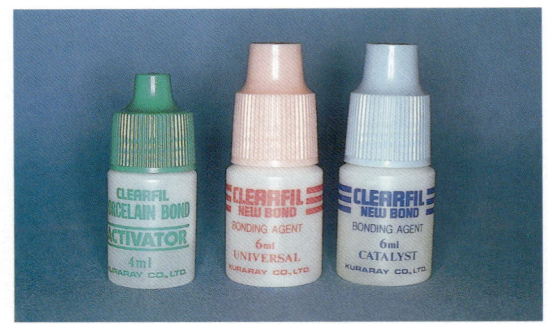

図31　ボンディング剤として使用したクリアフィルポーセレンボンド。2液性常温重合型ボンディング剤であるクリアフィルニューボンドとシランカップリング剤を含むアクティベーター（左）を組み合わせて3液型のクリアフィルポーセレンボンドとしている。

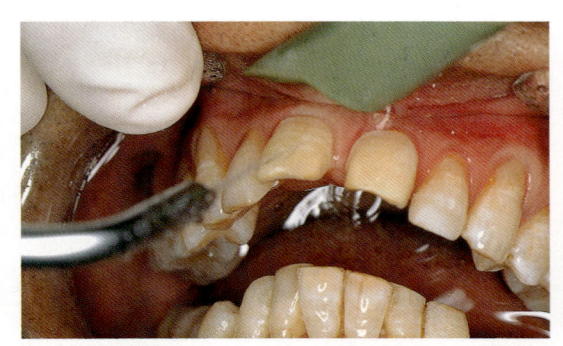

図32　接着面であるエナメル質は40％リン酸ゲル（K-エッチャント、クラレ）で30秒処理後、水洗、乾燥した。本症例はベニアが歯頸部にかかるので、ラバーダムを装着せず、口角鉤で口唇を排除して、上唇が歯面に接触しないようにした。

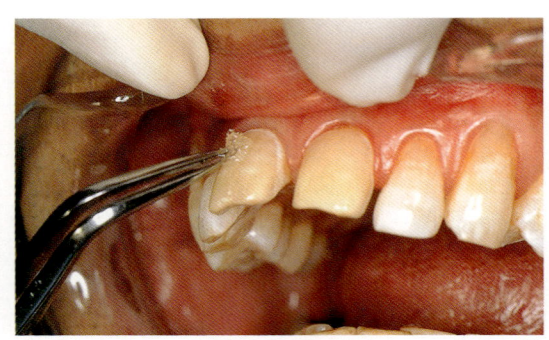

図33　ボンディング剤を歯面に塗布して、軽く圧縮空気をあてた。

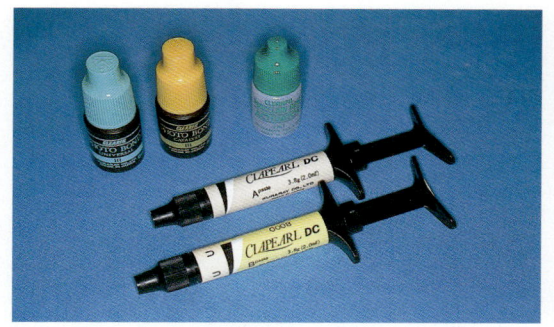

歯冠色修復における接着技術 | 191

図34 セラミックス修復物用の装着材料クラパールDC（クラレ）。デュアルキュア型2ペーストの組成であり、色調は数種類ある。後方はデュアルキュア型3液性セラミックスボンディング剤であるクラパールボンディングエージェント。接着性能はクリアフィルポーセレンボンドとさほど変わらない。

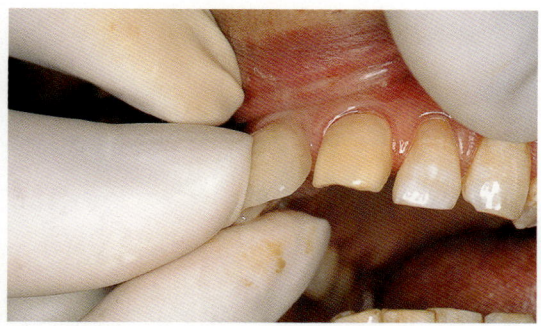

図35 装着材料クラパールDCを介してベニアを歯面に適合させている状態。本症例は2歯につき、一括で処理している。

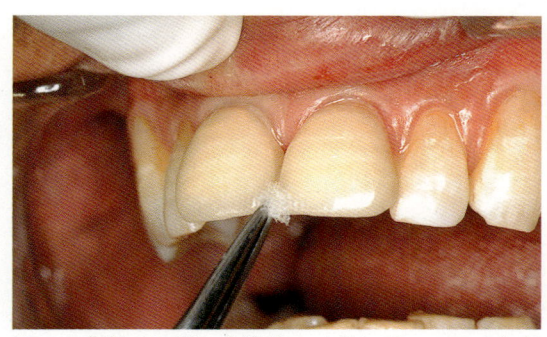

図36 余剰のレジンを綿球、スポンジ、フロスなどで除去する。装着材料がデュアルキュアなので、この作業は比較的余裕をもって行うことができる。

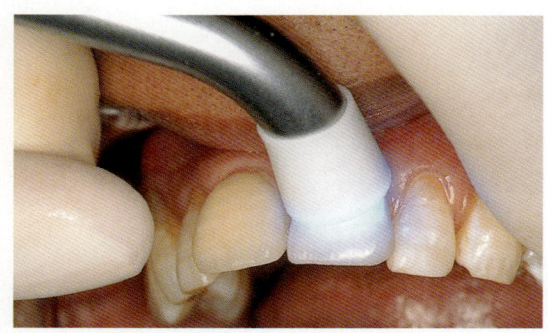

図37 光線を頰舌側からくまなく照射して重合を行った。変色歯のベニアで、マスキング陶材がある場合は、安全のため規定時間の2～3倍の照射を行う必要がある。

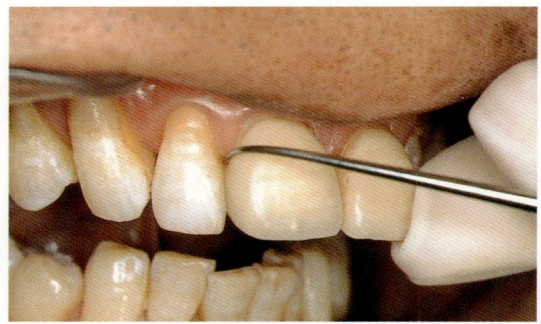

図38 歯肉溝、隣接面の余剰レジンを確認し、必要に応じて辺縁部の研磨、調整を行う。

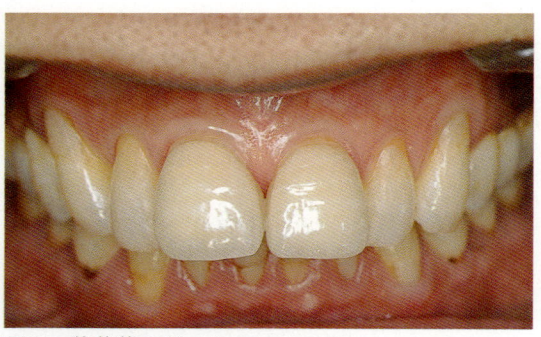

図39 装着後のポーセレンベニア

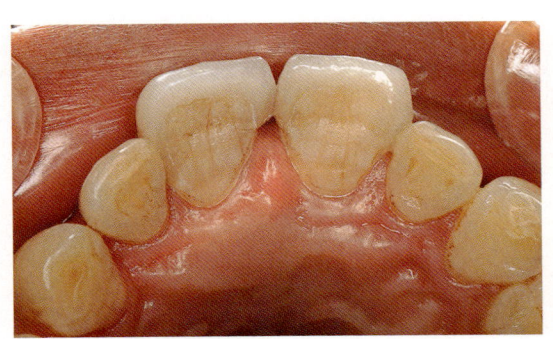

図40 装着後の舌側面観

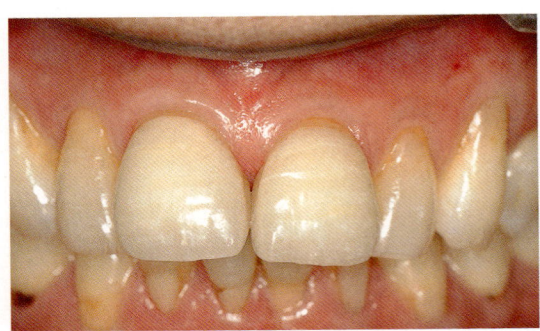

図41 装着後2年6カ月経過した状態。陶材焼付鋳造冠に比して、歯肉が退縮しても外見に変化が少ない。

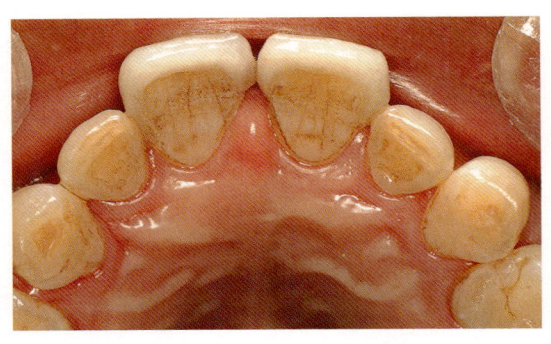

図42 2年6カ月経過後の舌側面観

　セラミックスは脆性材料であるため、修復物のトラブルとしては脱離よりも破折の方が多い。これを可及的に防止するためには、被着面の表面処理と接着剤の使用が必須となる。図43に焼成陶材接着の基本操作を示す。機械的維持はエナメル質のリン酸エッチングと陶材のフッ化水素酸エッチングによる。接着は、エナメル質ではクリアフィルポーセレンボンドに含まれる疎水性リン酸エステル（MDP）など、陶材は同じくクリアフィルポーセレンボンドに含まれるシランとMDPなどによって確保される。なお、陶材の接着におけるMDPの役割としては、接着促進よりもむしろシランの活性化であると考えられている。このことは2液、3液性のボンディング剤が陶材の接着に有効であることや（図44）[13]、MDP単体は陶材の接着にほとんど寄与しないことなどから類推できる[14,15]。なお、今回紹介した接着システムは、切端咬合など、従来ではベニアの適応禁忌と考えられていた症例でも対応しうるとの報告もある[16]。

　一方、焼成陶材以外のセラミックスで臨床成績が芳しくないものがあるとすれば、それは材料が悪いためというよりも、適切な接着処理法が開発されていないためと思われる。臨床の現場では、実験室レベルで強度が高いとされるセラミックスがセメントと十分接着していない薄層単体であったがゆえに破折した、とみなすべき症例も散見される。すなわち、歯質の表面処理法が確立されつつある現在、素材の組成に最適な表面処理法を開発することが新世代セラミックス普及への鍵となるものと考えられる。

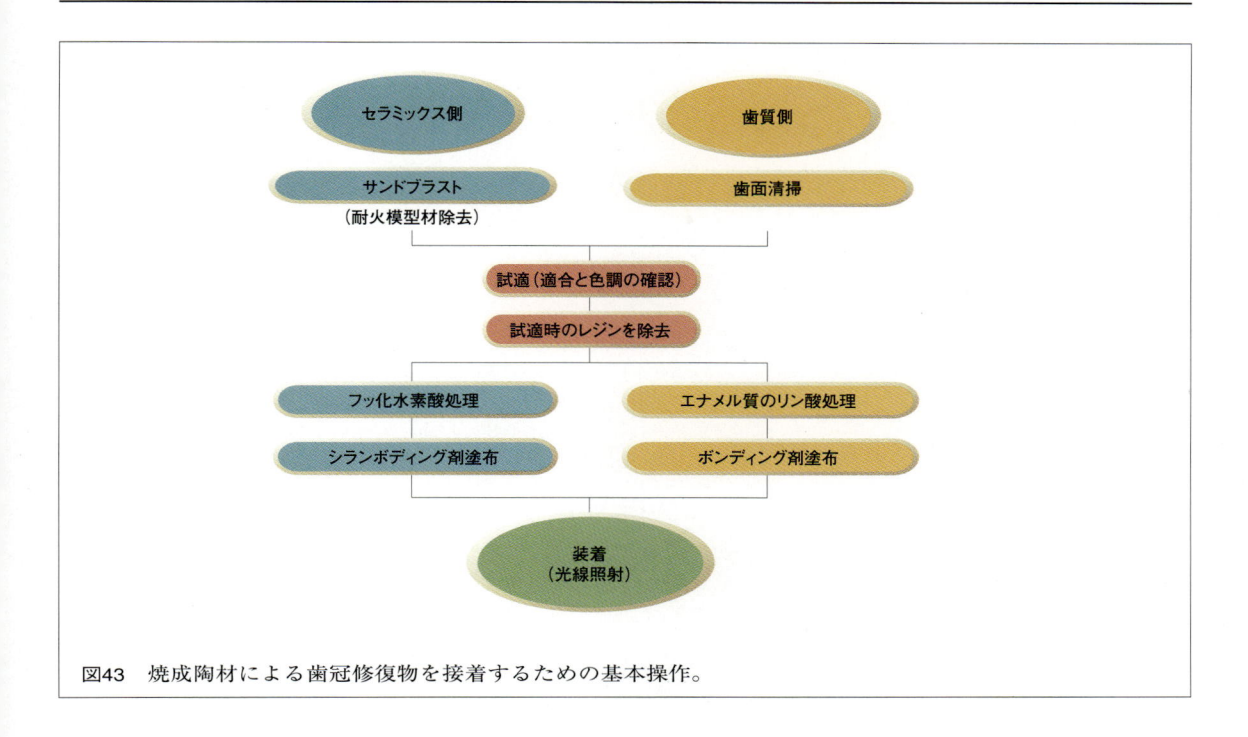

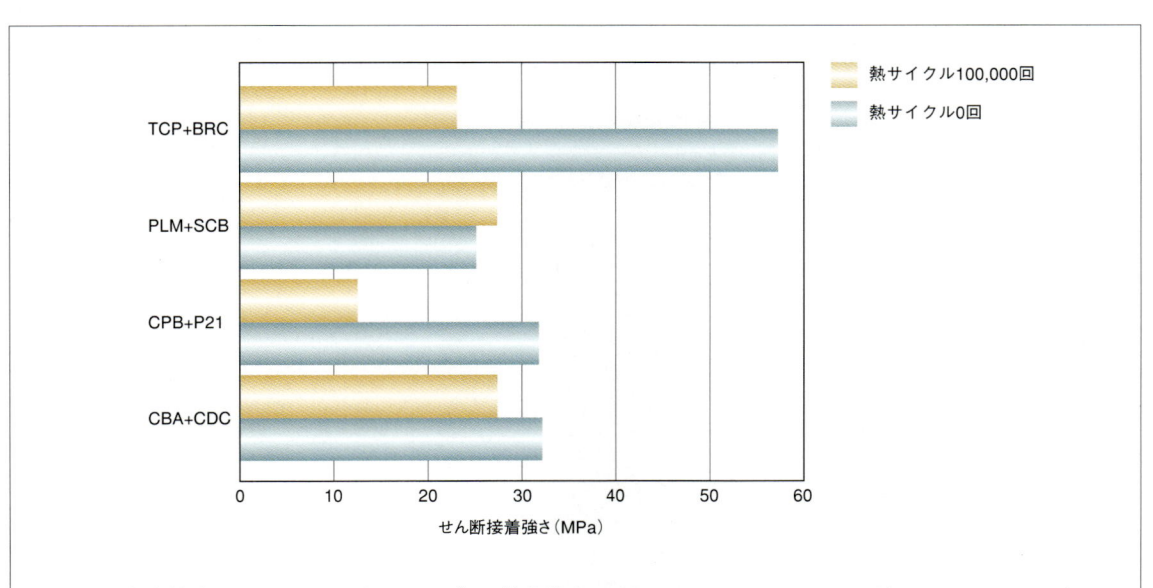

図43　焼成陶材による歯冠修復物を接着するための基本操作。

図44　焼成陶材（VMK68サンドブラスト面）の接着強さ。CBA＋CDC：クラパールボンディングエージェント＋クラパールDC，CPB＋P21：クリアフィルポーセレンボンド＋パナビア21，PLM＋SCB：ポーセレンライナーM＋スーパーボンドC＆B，TCP＋BRC：トクソーセラミックスプライマー＋ビスタイトレジンセメント。接着強さは熱サイクル0回と100,000回後の比較。

おわりに

歯冠色修復においては、長期経過の良好なシステムが現在すでに入手可能な状態にある。臨床でのポイントはある症例に対する処置法、素材、表面処理、接着剤の適切な選択であり、咬合の保全や予防を含めた総括的術後管理である。

参考文献

1. 甘利光治，柳田史城：日本補綴歯科学会雑誌掲載論文の概観 －とくに審美的歯冠補綴の変遷について－．松本歯学 26：1-14，2000．
2. 永野清司，下江宰司，松村英雄，田上直美，熱田 充：前装材と金属の維持結合におけるプライマーの効果とサンドブラスト処理の意義について．日本歯技 368：23-33，2000．
3. 松村英雄，田上直美，中村光夫：前装用コンポジットの諸性質と臨床成績．歯界展望 95：937-952，2000．
4. Matsumura H, Shimoe S, Nagano K, Atsuta M: Effect of noble metal conditioners on bonding between prosthetic composite material and silver-palladium-copper-gold alloy. J Prosthet Dent 81: 710-714, 1999.
5. 永野清司，下江宰司，松村英雄，田上直美：反応性複合フィラー含有前装材と金銀パラジウム合金の接着におけるプライマー処理効果の比較検討．日歯技工誌 20：13-17，1999．
6. 下江宰司，永野清司，松村英雄．前装用レジンと金銀パラジウム合金の接着における貴金属用プライマーの効果．日歯技工誌 20：25-28，1999．
7. 柳田廣明，平 曜輔，田上直美，松村英雄，熱田 充：前装用コンポジットのTi-6Al-7Nb合金に対する接着耐久性．補綴誌 44（103特）：145，2000．
8. 柳田廣明，平 曜輔，田上直美，松村英雄，熱田 充：前装用コンポジットレジンの鋳造チタンに対する接着耐久性．補綴誌 44（104特）：181，2000．
9. 松村英雄，熱田 充：ブリッジの接着と補修に関する最近の進歩について．歯科評論 623：103-115，1994．
10. Matsumura H, Tanaka T, Atsuta M: Bonding of silver-palladium-copper-gold alloy with thiol derivative primers and tri-n-butylborane initiated luting agents. J Oral Rehabil 24: 291-296, 1997.
11. Matsumura H, Taira Y, Atsuta M: Adhesive bonding of noble metal alloys with a triazine dithiol derivative primer and an adhesive resin. J Oral Rehabil 26: 877-882, 1999.
12. Matsumura H, Kamada K, Tanoue N, Atsuta M: Effect of thione primers on bonding of noble metal alloys with an adhesive resin. J Dent 28: 287-293, 2000.
13. 井手孝子，加藤英材，松村英雄，熱田 充：4種のセラミックス接着システムの焼成陶材に対する接着耐久性．接着歯学 18：14-21，2000．
14. Matsumura H, Kato H, Atsuta M: Shear bond strength to feldspathic porcelain of two luting cements in combination with three surface treatments. J Prosthet Dent 78: 511-518, 1997.
15. Sato K, Matsumura H, Atsuta M: Effect of three-liquid bonding agents on bond strength to a machine milled ceramic material. J Oral Rehabil 26: 570-574, 1999.
16. 加藤英材：不正歯列を伴った審美障害にポーセレンラミネートベニアで対応した症例．補綴誌 44：447-448，2000．

失活歯の接着歯冠修復

福島 俊士／坪田 有史

鶴見大学歯学部歯科補綴学第二講座
〒230-8501　神奈川県横浜市鶴見区2-1-3

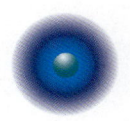

Adhesive Restorations for Endodontically Treated Teeth

Shunji Fukushima／Yuhji Tsubota

Department of Fixed Prosthodontics, Tsurumi University School of Dental Medicine
2-1-3 Tsurumi, Tsurumi-ku, Yokohama, Kanagawa 230-8501

失活歯の接着歯冠修復

福島　俊士／坪田　有史

はじめに

　歯は本来、生活歯として機能すべきものであるが、失活してもなお人工的な修復処置によって失われた形態を回復し、継続して機能を果たしうることは大変な福音といえる。実際に、日常の臨床で失活後10数年も支障なく機能している歯を見ることは珍しくなく、失活歯を有効に利用することの可能性を示している。

　失活歯の修復において、これまでのトラブルの主たるものは、修復物の脱落と歯根破折であった[1〜6]。このうち前者については、接着性セメントとりわけ象牙質に接着する第四世代のレジンセメントの登場によって、事態の改善を強く期待できる状況にある[7,8]。一方、後者の歯根破折については、頻度としては修復物の脱落よりも少ないものの、その多くは抜歯の転帰をとるため、いまなお臨床的に大きな問題として横たわっている。

　歯根破折を防止する対策には、加わる過大な力をコントロールすることと、力の受け手である歯を強化する（あるいは弱体化させない）ことがあり[9]、この両面から考える必要がある。前者には、左右側臼歯部の咬合支持を確保することや、歯ぎしりへの対処等が含まれる。また後者には、残存歯質をできる限り残すことや、窩洞内に鋭い角など応力が集中しやすい部位を作らないことが含まれる。

　本稿では、まず失活歯の支台築造に関するシミュレーション実験を紹介し、その結果を踏まえた私どもの基本的な立場を説明する。その後、前歯、臼歯の順で臨床例を供覧することにする。

1. 破折試験からの知見

　歯根破折を防止するための実験として、これまで主として破折試験が行われてきた。その結果、歯頸部の歯質を残していわゆる帯環効果を発揮させるべきこと[10〜12]、歯根部についても歯質をできる限り残すべきこと[13〜15]、したがって太いポストは避けるべきこと[16,17]などが指摘されている。

　しかし、歯冠部の残存歯質量と歯根破折との関係、クラウンを装着することの影響、破折後の再修復の可能性との関連などが、必ずしも明らかでなかった。

　石原[18]の実験は人の単根歯を用いたもので、築造方法として3種類（図1）、歯冠部の残存歯質の状態として5種類（図2）、さらにクラウンの有無について検討している。ただし、コア材料はデュアルキュア型コア用レジン（DCコア、クラレ）、合着用セメントは接着性レジンセメント（パナビア21、クラレ）である。また、既

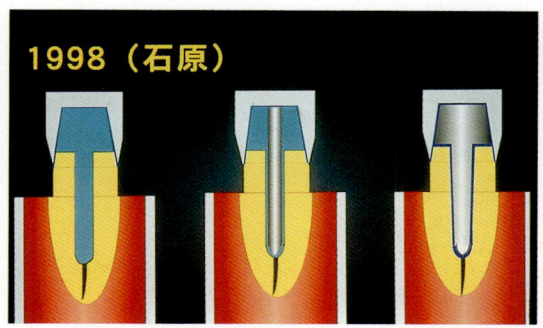

図1　3種の築造方法、左からレジン築造、既製ポスト併用レジン築造、鋳造支台築造

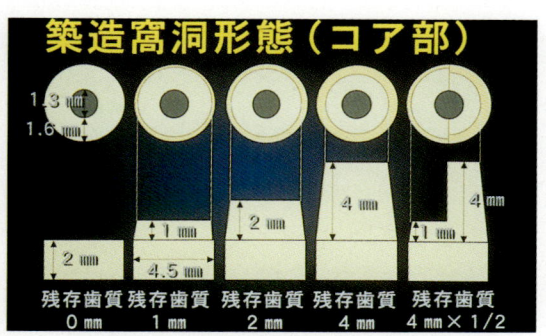

図2　築造窩洞形態、歯冠部の残存歯質が0mm、1mm、2mm、4mm、半分が1mm・他の半分が4mm（荷重方向は歯質側からと築造体側からと2方向）の5種類

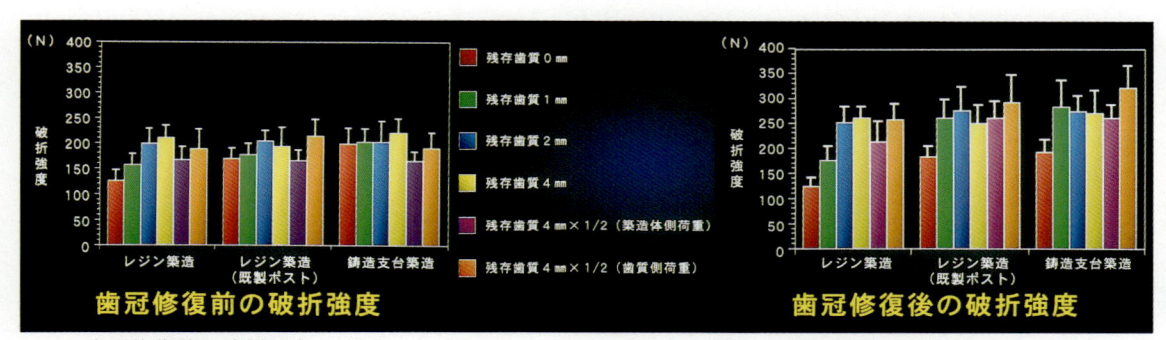

図3　歯冠修復前の破折強度

図4　歯冠修復後の破折強度

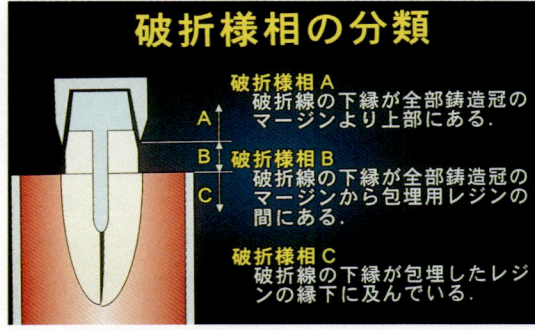

図5　破折様相の分類

図6　歯冠修復後の破折様相

残存歯質		0 mm	1 mm	2 mm	4 mm	4築×1/2（築造体側）	4築×1/2（歯質側）
レジン築造	A	10	10	0	0	7	2
	B	0	0	10	10	3	6
	C	0	0	0	0	0	0
レジン築造（既製ポスト）	A	0	0	0	0	0	0
	B	3	2	4	3	2	4
	C	7	8	6	7	8	6
鋳造支台築造	A	0	0	0	0	0	0
	B	3	6	3	5	2	6
	C	7	4	7	5	8	4

製ポストはステンレス製（ADポストⅡ、クラレ）で、同じコア用レジンでポスト孔に合着した。

その結果、①歯冠部の残存歯質が2 mm以上あるときは、どの築造方法によっても破折強度に差がない、②2 mm以下とくに0 mmとなると、築造法による差が出てくる（図3、4）。すなわち、レジン単体による築造法の破折強度は既製ポスト併用レジン築造法および鋳造支台築造法と比べて、有意に低い強度を示した。③レジン単体の築造法では、破折線が歯槽骨縁下に達することはほとんどなく、破折したとしても、その歯を再利用できる可能性が極めて高かった（図5、6）。④既製金属ポスト併用レジン築造法と鋳造支台築造法とはほとんど同じ挙動を示した。これらの築造法の破折線は大部分が歯槽骨縁下に達し、その歯の再利用はきわめて困難と思われた。⑤クラウンが有るときは、無いときよりも破折強度が高かったが、残存歯質量との関係はともに同様であった。

これらの実験結果から、金属ポストを装着してもしなくても破折強度に変わりがない、すなわち金属ポストが不要な症例の存在すること、歯冠部歯質がまったくない残根状の歯に対しては、破折強度の観点からは既製にしろ鋳造にしろ金属製のポストを利用したほうがよいこと、ただしそれが破折したときは抜歯となる可能性が高いこと、こうした症例に強度が低いことを承知でレジン単体の築造をすると、弱い力で築造体が破折すること、ただし歯は再利用できる可能性が高いことなどが分かった。とくに最後の部分については、臨床的にはどの程度の力にどの程度の期間耐えられるのか明らかにする必要があること、またこうしたスタイルの歯科治療の選択は患者の価値観に委ねられるであろうことが示唆された。

2．失活前歯の修復

失活歯であっても、残存歯質が多ければそのままレジン充填で済ますことのできる症例群がある。

症例1

例えば症例1は26歳の女性で、上顎前歯の審美障害を主訴に来院した（図7）。変色した軟化象牙質が多量にあり（図8）、それの除去後には唇側エナメル質が薄く残っただけであった。しかし、幸いに近遠心の辺縁隆線がしっかり残っていたため[19]、Walking bleach法による漂白後にコンポジットレジン充填した（図9）。

症例2

32歳の女性で他院での治療に行き違いがありテンポラリークラウンの状態で来院した（図10）。下顎の前歯が著しい叢生を呈していたがこれの修正には同意しなかった。歯内療法の状態を確認したのち（図11）、歯冠部の根管充填材を除去した。右側中切歯と側切歯の歯冠部歯質は十分残ったので（図12）、これらの歯についてはポスト孔を形成せず、コア用コンポジットレジンを充填するのみに止めた。他方、左側の中切歯と側切歯については歯冠部歯質がほとんど失われていたので、間接法による既製ポスト併用レジン築造[20]を行った。まず印象採得し作業模型を作製した（図13）。次に、コア形態を蝋型形成し（図14）、その上に透明な常温重合レジンを盛って（図15）、レジンコア製作のためのシェルとした。ワックスを流蝋し、既製金属ポストと透明シェルを準備する（図16）。既製金属ポストは既にサンドブラスト処理されているが、ボンディング処理（クリアフィルフォトボンド、クラレ）をすると、さらに接着効果が高まる。透明シェルを模型に適合し、切縁部に開けた孔からシリンジでデュアルキュア型のコア用コン

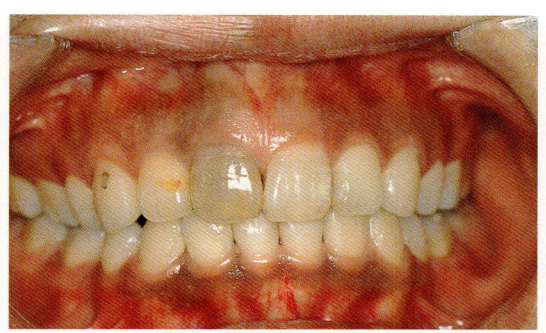

図7　歯冠部歯質が十分ある失活前歯の例。上顎中切歯の審美障害を主訴に来院した。

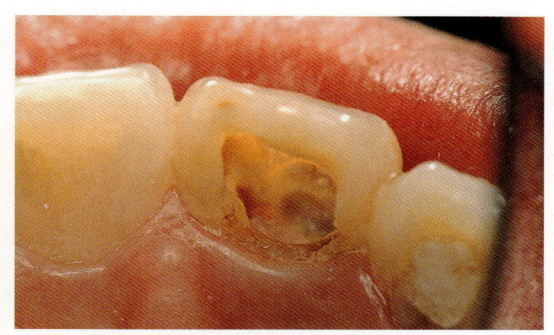

図8　変色した軟化象牙質が多量にあった。

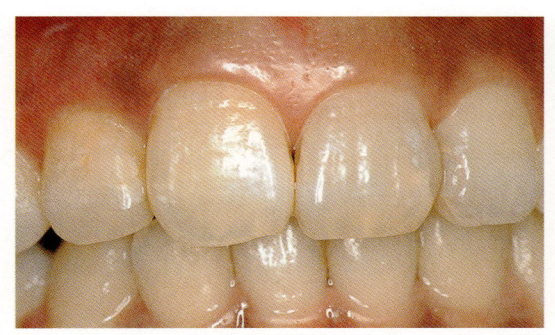

図9　Walking bleach法で漂白した後、レジン充填した。

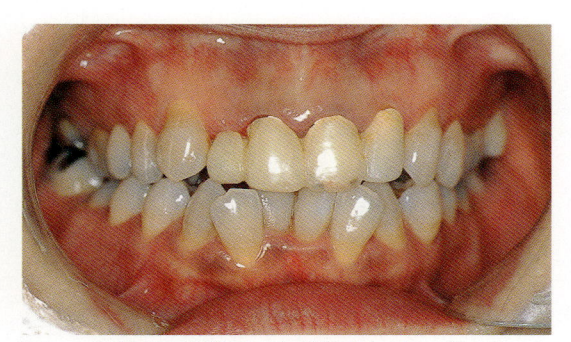

図10　初診時の状態で、上顎前歯にテンポラリークラウンが装着されている。

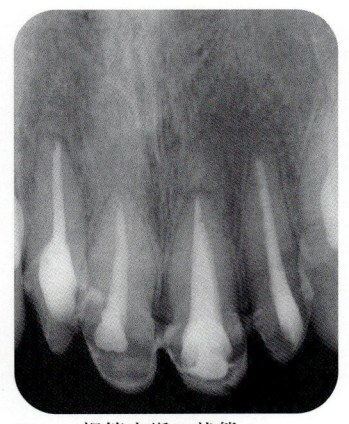

図11　根管充填の状態

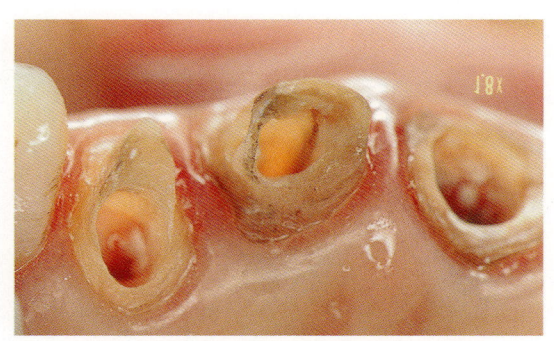

図12　 2 1 には多くの歯冠部歯質が残ったので、レジン充填のみで支台築造を終わった。

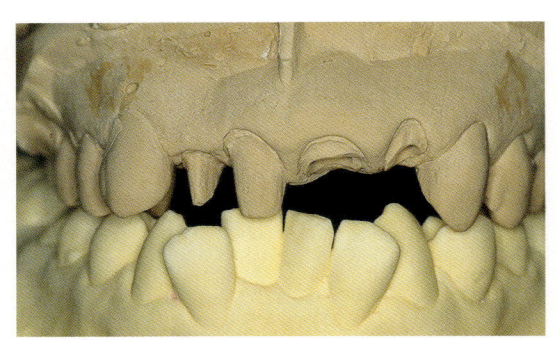

図13　1│2築造体製作のための作業模型

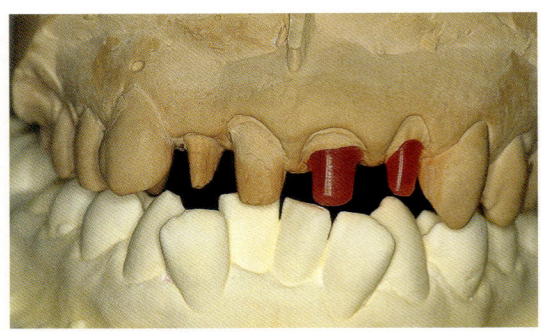

図14　蝋型形成（1│2コア形態の付与）

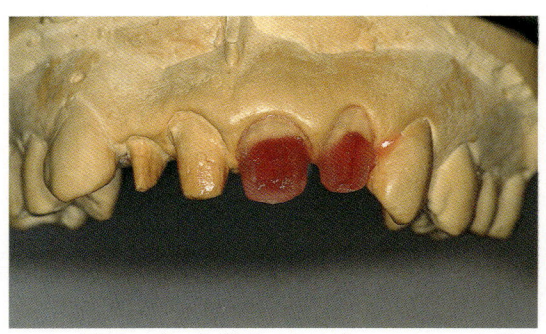

図15　透明レジンを蝋型の上に盛ってシェルを製作する。

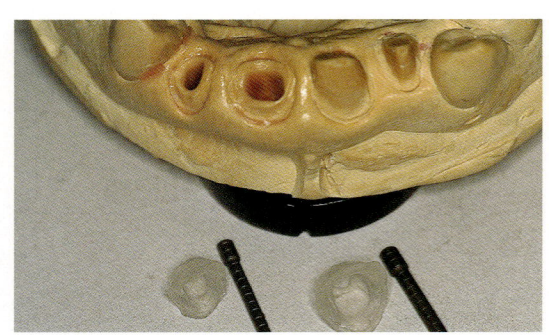

図16　製作したレジン・シェルと既製金属ポスト（ADポストⅡ、クラレ）、窩洞の大きなアンダーカットはワックスで埋めておく。

図17　窩洞にシェルをかぶせ、シェルの頂上に開けた孔からシリンジでコア用レジンを注入する。その後、同じ孔から既製金属ポストを挿入する。

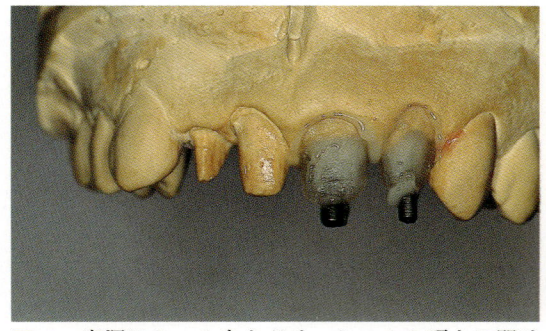

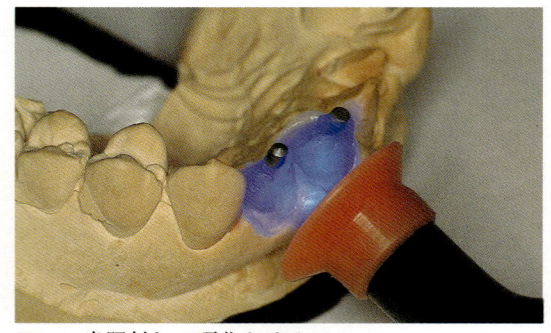

図18　光照射して硬化させる。

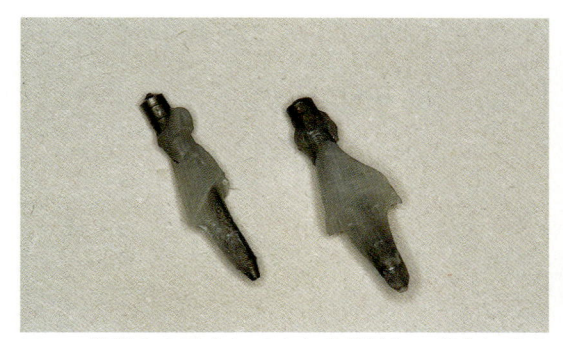

図19 模型から撤去してまた光照射し、完全に重合させる。

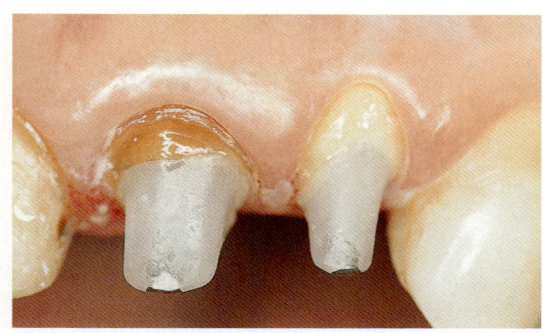

図20 完成した既製金属ポストを口腔内の支台歯に同じコア用レジンで合着する。

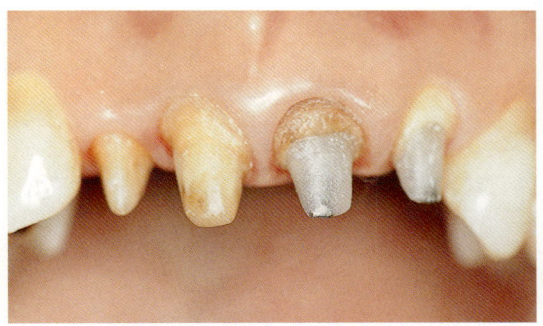

図21 コア形態を回復した上顎4前歯

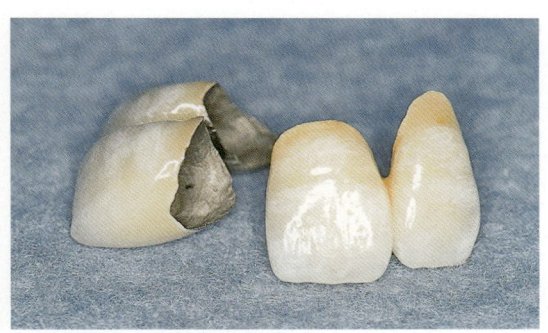

図22 製作した陶材焼付冠

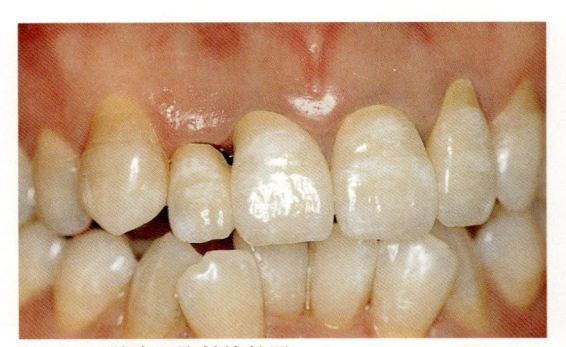

図23 口腔内の陶材焼付冠

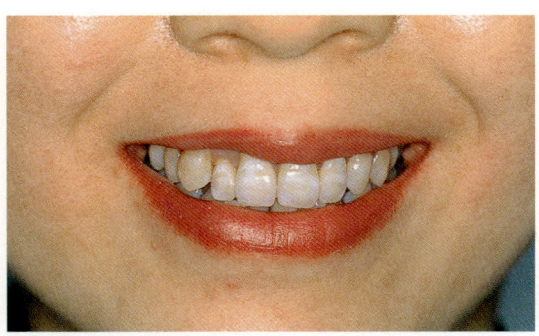

図24 3年半後のスマイル・ライン

ポジットレジンを、続いて既製金属ポストを挿入する（図17）。光照射して（図18）重合すれば、既製金属ポスト併用レジン築造体ができあがる（図19）。これを口腔内の支台歯に同じコア用レジンで合着する（図20）。これで上顎前歯の支台築造ができたので（図21）、あとは通常の操作によって、上部構造物であるクラウンを製作する。この症例では陶材焼付冠を製作した（図22、23）。3年後の診査でも特に問題はなかった（図24）。

3．失活臼歯の修復

臼歯の失活歯であってもアンレーなどの一部被覆冠で修復できる症例がある。特に大臼歯では歯が大きいので、この適応となる症例が少なくない。

症例3

症例3は33歳の女性で、周囲にかなりの歯質があるものの内側は空洞で（図25）、全部被覆タイプのクラウンを装着しようとすると、周囲の歯質をほとんど失うことになり、根管に保持を求めた条件の悪い支台築造となってしまう。こうした症例では接着を利用し、間接法で製作したコア用レジンを同じコア用レジンで合着したのち（図26）、上部構造として一部被覆冠を装着するとよい（図27）。この症例では、ハイブリッドセラミック・コンポジット（グラディア、ジーシー）を用いた。

私どもはレジン築造を原則的に間接法で行っている。その理由は、適切な支台歯形態の付与や重合に伴う収縮応力の緩和、あるいはチェアタイムの短縮に有効なだけでなく、唾液や歯肉溝からの浸出液による侵襲をできる限り防ぐためである。レジン築造は術者の技術に依存するところが大きいため、この点には特に注意が必要と考えている。

臼歯部でも単独冠の適応で歯冠部歯質が十分あるときは、金属ポストは使わない。

症例4

症例4は47歳女性のそうした症例で（図28）、模型上でレジンコアを製作したのち（図29、30）、コア用レジンで合着し（図31）、さらに上部構造物に必要な支台歯形態を付与する（図32）。この症例では ハイブリッドセラミック・コンポジット（エステニア、クラレ）（図33）を用いた。

症例5

副作用として歯肉増殖作用のある降圧剤を服用している64歳の男性で、前症例よりも歯冠部

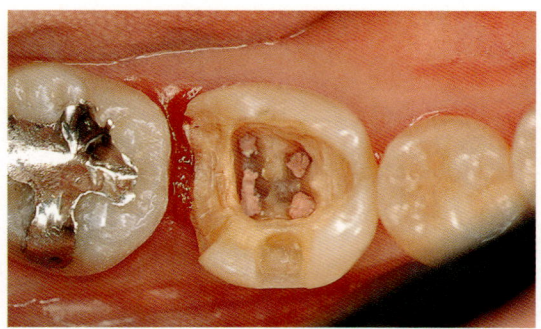

図25 大臼歯では歯内療法後に歯冠部歯質がかなり残る症例がある。

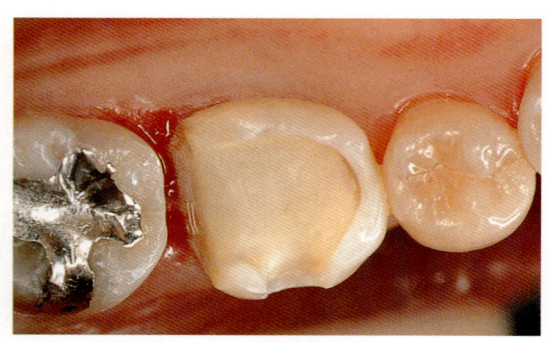

図26 間接法でレジンコアを製作し、同じコア材料でセメント合着する。

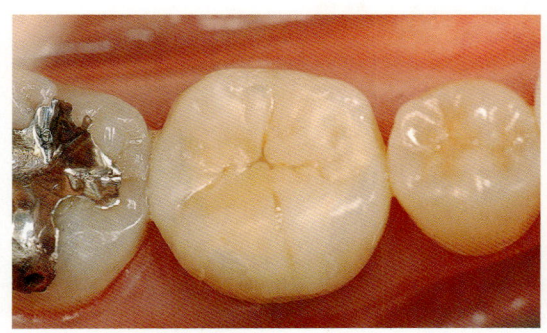

図27 咬頭を一部被覆したハイブリッドセラミック・コンポジットインレーを接着性レジンセメントで合着した。

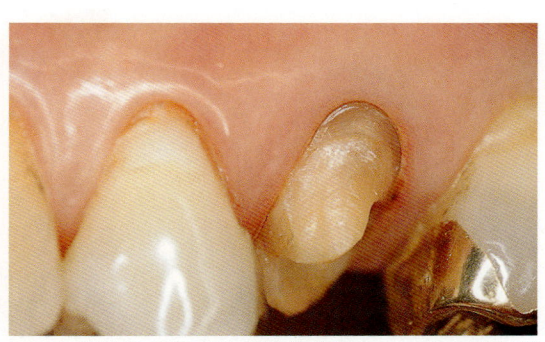

図28 歯冠部歯質が比較的多く残っている上顎左側第二小臼歯

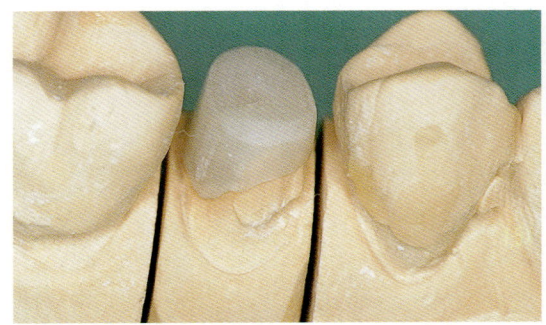

図29 間接法で製作したレジン築造体

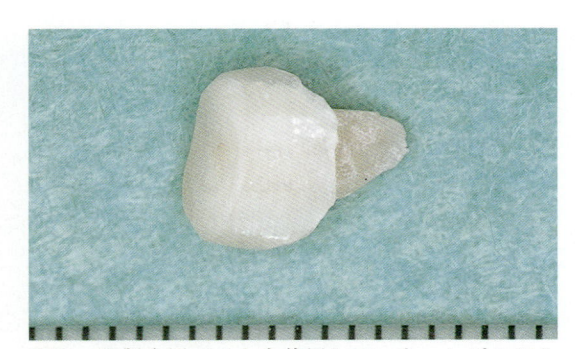

図30 既製金属ポストを使用していないレジンのみの築造体

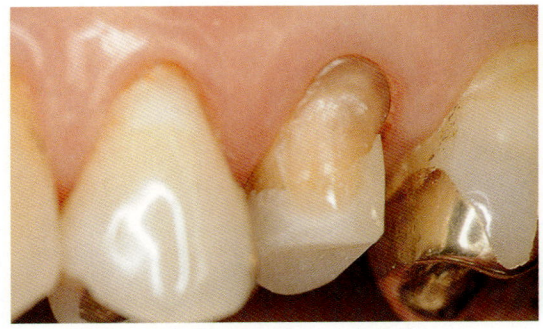

図31 同じコア材料によるセメント合着

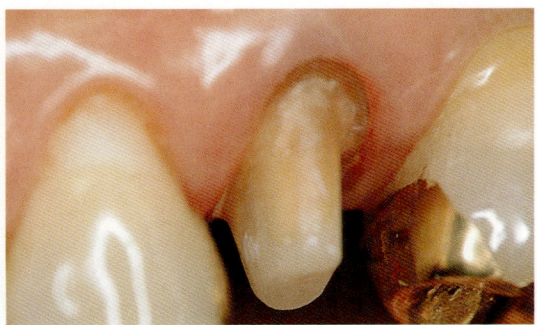

図32 ハイブリッドセラミック・コンポジットクラウンのための支台歯形成

204　失活歯の接着歯冠修復

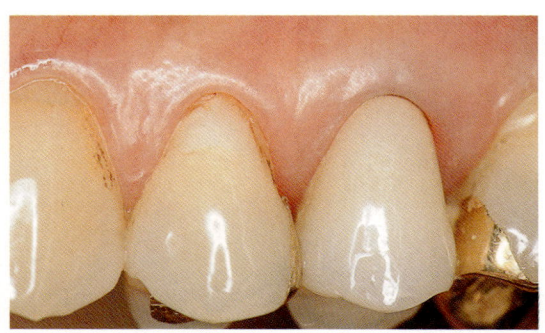

図33　セメント合着されたハイブリッドセラミクスクラウン（エステニア、クラレ）

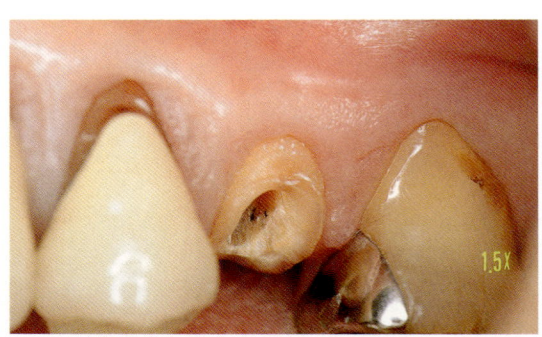

図34　歯冠部歯質の量が少ない症例ではポストを用いて破折強度を高める。

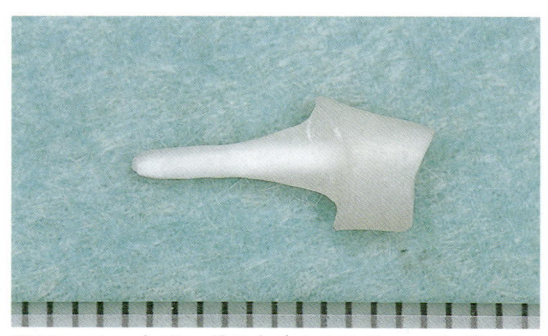

図35　ファイバーポスト（エステティックポスト、Bisco）併用レジン築造体

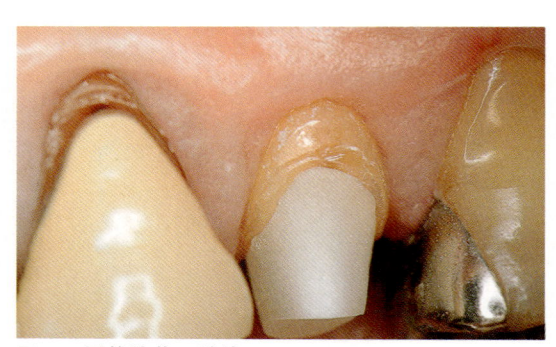

図36　同築造体の試適

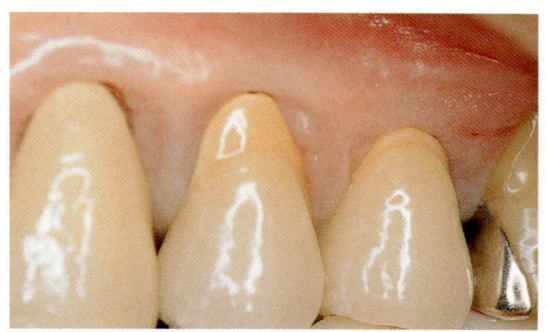

図37　セメント合着された陶材焼付冠

歯質の量が少ないため（図34）、ポストを用いた（エステティックポスト、Bisco）。ただし金属ポストでなく、曲げ強さや弾性係数が象牙質に近いファイバーポストで（図35、36）[21,22]、破折時に歯根を保存できることを意図している。上部構造としては陶材焼付冠を装着した（図37）。

まとめ

失活歯になると多くのトラブルの原因を抱え込むことになるため、できる限り失活歯にしないよう、すなわち歯髄を保存するよう常に努めなければならない。また、ひとたび失活歯となったときには、歯冠部であろうと歯根部であろうと残存歯質をできる限り残すことが重要となる。そのうえで、歯質に接着する材料を適切に使うことが歯を長期に保存する、すなわち一生自分の歯で過ごすという目的を達成するうえで肝要である。

参考文献

1. 戸代原孝義、渡辺律子、丹下幸信ほか：支台築造に関する臨床的観察（2）、脱落歯冠修復物における支台築造、補綴誌,28:271-283,1984.
2. Sorensen JA,Martinoff JT:Clinically significant factors in dowel design, J.Prosthet. Dent. 52:28-35,1984.
3. Lewis R,Smith BGN：A clinical survey of failed post retained crowns, Br. Dent. J. 165:95-97, 1988.
4. Hatzikyriakos AH,Reisis GI,Tsingos N:A 3-year postoperative clinical evaluation of posts and cores beneath existing crowns, J.Prosthet. Dent.67:454-458,1992.
5. Mentink AGB, Meeuwissen R, Kaser AF et al : Survival rate and failure characteristics of the all metal post and core restoration, J.Oral Rehabil.20:455-461,1993.
6. Torbjörner A, Karlsson S, Ödman PA: Survival rate and failure characteristics for two post designs, J. Prosthet. Dent. 73:439-444,1995.
7. Stegaroiu R,Yamada H,Kusakari H et al : Retetion and failure mode after cyclic loading in two post and core systems,J.Prosthet.Dent.75:506-511,1996.
8. 天川由美子：鋳造支台築造とレジン支台築造の保持力に関する研究、補綴誌 42:1054-1065,1998.
9. 飯島國好：歯根破折、4-9,医歯薬出版、東京、1994.
10. 渡辺厚生：支台築造に関する研究―歯冠部残存歯質の影響について―、補綴誌 34:7-17,1990.
11. Sorensen JA,Engelman MJ: Ferrule design and fracture resisitance of endodontically treated teeth, J.Prosthet. Dent. 63:529-536,1990.
12. Libman WJ,Nicholls JI : Load fatigue of teeth restored with cast posts and cores and complete crowns, Int. J. Prosthodont. 8:15-161,1995.
13. Trope M, Maltz DO, Tronstad L: Resistance to fracture of restored endodontically treated teeth, Endodont. Dent. Traumatol. 1:108-111,1985.
14. Trope M, Ray HL: Resistance to fracture of endodontically treated roots, Oral Surg. Oral Med. Oral Pathol. 73:99-102,1992.
15. Morgano SM: Restoration of pulpless teeth, J.Prosthet.Dent.75:375-801,1996.
16. Trabert KC,Caput AA,Abou-Rass M: Tooth fracture - A comparison of endodontic and restorative treatments, J.Endodont. 4:341-345,1978.
17. Stockton LW: Factors affecting retetion of post systems: A literature review, J.Prosthet.Dent. 81:380-385,1999.
18. 石原正隆：支台築造された失活歯の残存歯質が破折強度および破折様相に与える影響、鶴見歯学、24:157-170,1998.
19. Smith CT, Schuman N: Restoration of endodontically treated teeth, A guide for the restorative dentist, Quintessence Int. 28:457-462,1997.
20. 坪田有史：間接法によるコンポジットレジン支台築造、日歯評論、669:145-147,1998.
21. Sidoli GE,King PA,Setchell DJ: An in vitro evaluation of a carbon fiber-basen post and core system, J.Prosthet.Dent.78:5-9,1997.
22. Martinez-Insua A, Silva L, Rilo B et al: Comparison of the fracture resistance of pulpless teeth restored with a cast post and core or carbonfiber post wth a composite core, J.Prosthet.Dent.80:527-532,1998.

接着ブリッジの技法と臨床

山下 敦

岡山大学名誉教授
〒700-8525　岡山市鹿田町2-5-1

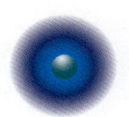

Adhesion Bridge Technique and Clinical Applications

Atsushi Yamashita

Professor Emeritus Okayama University
2-5-1, Shikata-cho, Okayama 700-8525

接着ブリッジの技法と臨床

山下　敦

はじめに

　私が大学を卒業して10年程経過した時、附属病院での診療でインレーやクラウンのマージンに起因するトラブルが多く、その補修に多くの時間が費やされることに頭を痛めていた。また、少数歯欠損をブリッジで加療する場合、健全で無傷な歯を多量に削除形成することに大変抵抗を感じていた。マージンのトラブルの解決には、口腔衛生の確立が最も重要であると理解し、患者にTBIの徹底を要求した。無傷の歯には、できるだけ歯牙削除量の少ない部分歯冠補綴で対応し、ピンの併用も多用した。しかし、いずれも二次齲蝕の抑制や脱離の解消には繋がらなかった。しかし、ピンレストレーションのなかで前歯生活歯の唇面から歯髄を避けて舌側に0.7mmの穴を開け、ボルトとナットに相当するピンとメタルバッキング（維持装置）を歯にネジ止めして動揺歯を固定したり、ブリッジの支台装置に応用するNon parallel horizontal pin technique (SMS) は、ほとんど歯を削らないためトラブルは全くなく、いずれの症例も長期間機能した。

　このような臨床経験から、当時はインレーやクラウンのマージンに起因するトラブルは、マージンのフィットより歯牙削除が大きく関与すると理解し、修復・補綴物を長期間機能させるには歯質と人工物の一体化が図れる材料が望ましく、さらに人的介入の少ない技法によらなければならないという結論に達した。しかし、いかにせん当時はそのような材料はなく、維持を求めて歯を多量削除する診療を余儀なくされていた。

　一方、日本接着歯学会の前身である接着研究会ができる数年前に増原英一先生、森田隆一郎氏、井上昌幸先生、荒井敏夫先生らとご一緒に最先端の歯科医療について語る会を持った。その会で、増原英一先生が新規に開発された歯科用接着材4-META/MMA-TBBレジンの補綴領域での応用の可能性について討議した。この歯質ならびに金属に接着する新規な接着性レジンは、私の歯科臨床の理念である「人的介入の少ない生体尊重の歯学」に合致する材料であることから、その可能性を求めて臨床試用したのが接着ブリッジのはじまりである。

　1980年、横浜で開催された第67回日本補綴歯科学会[1]の特別講演で増原英一先生が「接着性レジンの進歩と歯科医療」と題して特別講演され、真坂信夫先生、山下の接着ブリッジが紹介された。歯質と金属に接着する新規な歯科接着材により歯質削除を最少にした、いわゆる「接着ブリッジ」は、マスコミの知るところとなり、瞬く間に広がった。技法の裏づけが不十分なまま、名前が広まったことに一抹の不安を覚えながらも、臨床家諸氏の熱い視線を感じながら接着ブリッジの各構成要素の研究に着手した。

1. 接着技法の概要

　初期の接着ブリッジの支台歯被着面処理は、Buonocoreのリン酸エッチング[2]を応用した。接着ブリッジのリテーナー用金属は、安定した接着強さを示すとされるNi-Cr合金[3]（SB-Bondloy,）を用いた（図1）。接着に必要なリテーナー金属の被着面処理は、クラウン咬合面の機能的咬合調整法[4]に用いた50ミクロンの酸化アルミニュームをエアーエリーザー（図2）でブラスティングして微細凹凸構造を形成した後（図3）、酸化被膜生成のために当時は濃硝酸に60分間浸漬する方法をとった[5]。

　リテーナーデザインは、リテーナーの接着面積を徐々に拡大し、さらに橋体に回転として働く咬合力に抵抗するレスト様フックを持ったデザイン（前歯タイプA1～A4、臼歯P1～P3、S1[6]）を試用した（図4、5、6）。

　数年が経過した時点で、接着ブリッジを手掛けられた臨床医の間で「接着ブリッジは早期に落ちる」と囁かれはじめ、そのトーンは次第に大きくなった。原因を調べるために岡山大学歯学部付属病院が外注する複数の技工所に、一般臨床医が依頼された接着ブリッジの作業模型を見せてもらうことにした。模型上の接着ブリッジのリテーナーデザインのほとんどは、接着維持のみに依存するものであった。一般臨床医には「歯質と金属に強固に接着する」のであれば、機械的維持はなくても十分であろうと理解されたためと思われた。数年後、私の症例のなかにも機械的維持の無いリテーナーデザインA1、P1や動揺歯接着固定法のリテーナーデザインS1の一部に、剥離あるいは脱離するものがでてきた。これらの剥離の原因を詳細に検討したところ、歯面に酸化被膜の黒色が付着していることから、接着に不可欠な酸化皮膜が厚すぎ、酸

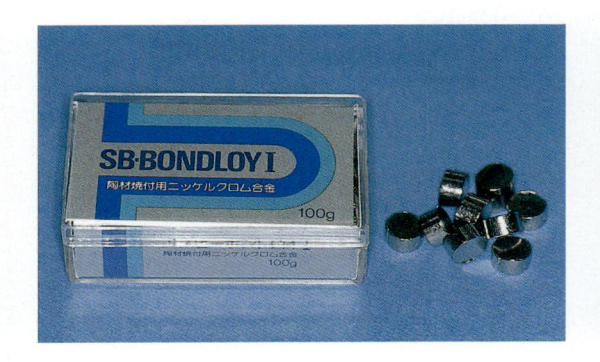

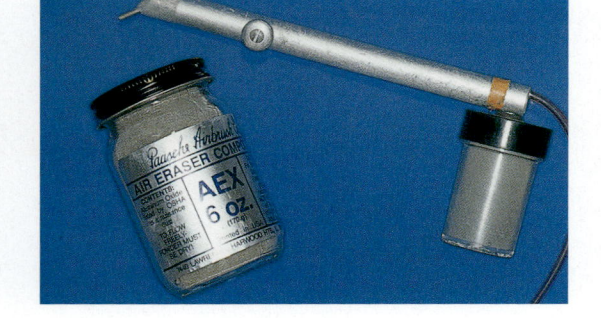

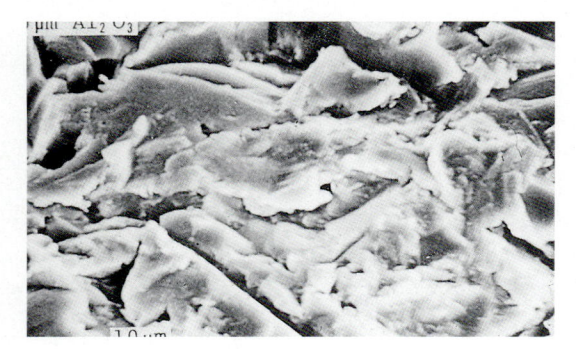

図1　接着ブリッジ専用 Ni-Cr合金（SB-Bondloy）
図2　50ミクロンの酸化アルミニュームをブラスティングするエアーエリーザー
図3　アルミナでブラスティングしたNi-Cr合金の被着面

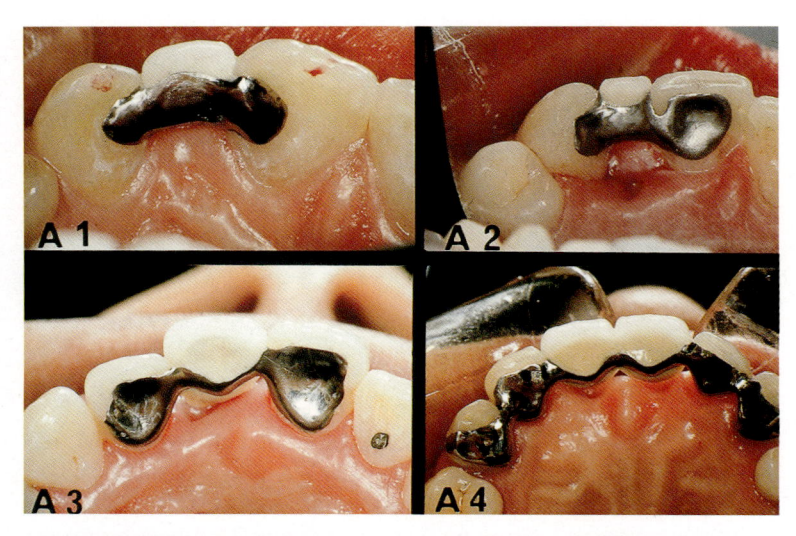

図4　前歯接着ブリッジのリテーナーデザイン

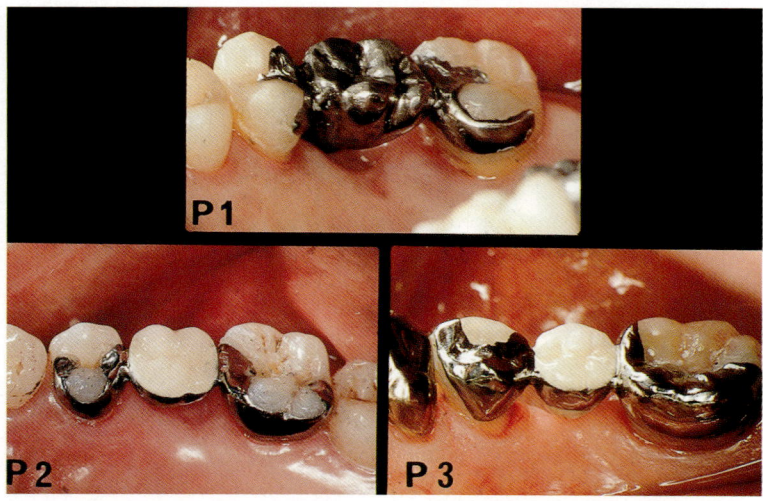

図5　臼歯接着ブリッジのリテーナーデザイン

化皮膜での凝集破壊が起こっていることが判明し、濃硝酸1時間浸漬による酸化被膜生成法にかわって、皮薄な酸化膜が形成できる方法を検討した。その結果、50ミクロンの酸化アルミニュームをエアーエリーザーでブラスティングして微細凹凸構造を形成した被着面に極めて薄い酸化膜と、さらに微細凹凸表面の一部をエッチングする陽極酸化法による酸化膜形成器「EZ-Oxisor[7]（モリタ）」を考案した（図7）。

金属被着面処理が解決したところで、早期に適正なリテーナーデザインを確立すべく検討を進め[8, 9]、可及的に接着面積が広く、機械的維持を持った前歯はタイプA5、臼歯はタイプP4のリテーナーデザインが比較的歯牙削除量が少なく、咬合力に抵抗することができると推測し、以後の基本的リテーナーデザインはA5、P4、S2またはS3を使用することに決定した（図8、9）。

初期の接着ブリッジはNi-Cr合金を使用したが、物理的性質の優れた歯科用金合金にも接着させることができないものかと検討をすすめた。外国でも検討された貴金属と接着は不可能

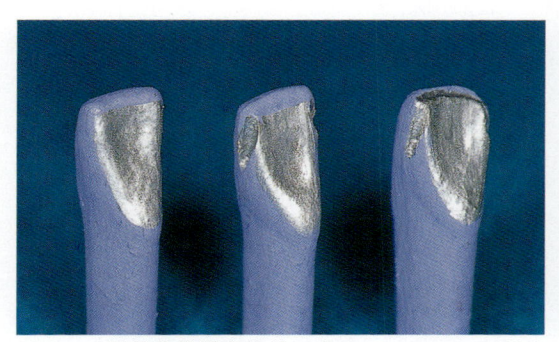

図6 下顎前歯動揺歯接着固定のリテーナーデザイン

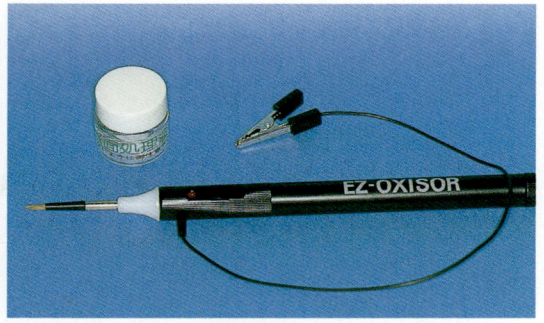

図7 Ni-Cr合金専用酸化膜形成器「EZ-Oxisor」

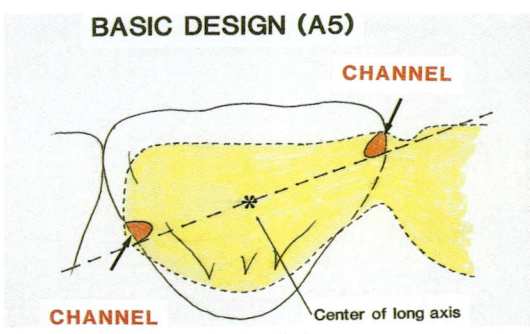

図8 前歯接着ブリッジの基本リテーナーデザイン

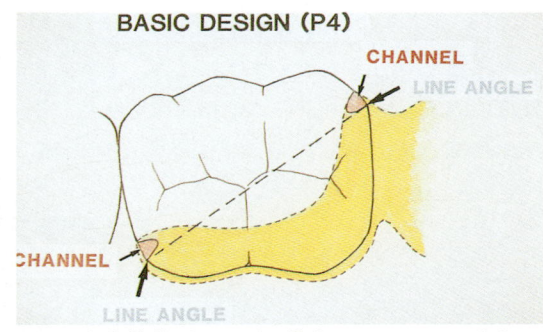

図9 臼歯接着ブリッジの基本リテーナーデザイン

であったが、私は金合金被着面にSnを電着させるSn電析法[10]（クラエース、クラレ）を考案した。金合金との接着が可能になったことから、適合精度のよい金合金の接着ブリッジが作製できるようになった。しかし、このSn電析法は浸析式のため操作が煩雑であることから、電析液を筆で被着面に塗布する簡易型Sn電析装置（クラエースミニ、モリタ）に改良した。これを機に、ADA規格のタイプ、金合金よりさらに剛性の接着ブリッジ専用金合金[11]（マックスゴールド、日本歯研）を開発した。Sn電析法によって金合金にも接着するようになったことから接着ブリッジに留まらずインレー、クラウンなど従来のリン酸セメントによる合着は、接着材に切り替わって使用されるようになり、修復・補綴歯の延命に繋がった。接着材も接着ブリッジの初期に使用した4-META/MMA-TBBレジンに加えてコンポジット接着性レジンは、第四世代の接着材にまで発展した。

このように最初の接着ブリッジは短期間で脱離したが、リテーナーデザイン、専用金属の開発、金属被着面処理の改変、第4世代の接着材の開発などによって、ようやく安定した接着ブリッジとして認められ、岡山大学歯学部歯科補綴学第一講座（山下敦）、広島大学歯学部歯科補綴学第二講座（浜田泰三教授）、長崎大学歯学部歯科補綴学第一講座（熱田充教授）の三大学の接着ブリッジが高度先進医療として厚生省の認可を受けた。

私は、これまで世界に先駆けて日本で生まれた歯科接着材を、リン酸セメントに続く新規な歯科材料とは捉えず、「ゼロの概念[12]」に基づく

医療」すなわち、「生体侵襲（人的介入）の少ない生体尊重の医療」が可能な「思想の材料」と捉え、さらに不幸にして多量の歯質削除を余儀なくされた「修復・補綴歯の延命を図る」ことができると考え、接着に関する臨床研究を続けてきた。15年間が経過したところで、これまで手掛けてきた接着技法による修復・補綴治療が、加療歯の延命に繋がっているかを評価するために疫学調査[13]することにした。補綴歯の調査対象は1982年から15年間の補綴科カルテを5名毎に系統抽出（システマティックサンプリング）し、研究デザインは後追い調査で、抽出された接着ブリッジ295個に関して、生存分析にはKaplan-Meierを用いて生存曲線を作り、生存率を調べた。本研究のウィークポイントは、天念歯の無処置経過群がないことである。完全な連続サンプルでないため（5人毎のランダムサンプリング）各群を比較をする際に、サンプル数の不足に起因するバイアスが生じることがある。カルテ上の後追い調査であるため、各治療群（接着性レジン群と既存セメント群）の重症度のコントロールが困難である。特に、カリエスリスク、歯周病罹患リスクのコントロールが困難である。カルテの記載漏れから、脱離の原因の特定が困難なケースがある。また、評価者が治療法に対してブラインドにできず、バイアスの介在を許している。最終来院日より後の経過に関しては不確定要素が多いなどがあげられるので、その分差し引いて評価していただきたい。

2．接着ブリッジの生存率

図9は、脱離後再製した従来型ブリッジと接着ブリッジの生存率を示したものである。接着ブリッジの生存率は、15年後でも90.1％が機能している。これに対し、従来型ブリッジは51.2％と低い生存率であった。図10は、従来型ブリッジと接着ブリッジの初診時および脱落時の総残存歯数と支台歯数を比較したものである。従来型ブリッジでは、脱落時に支台歯が再使用できる率が低いのに対し、接着ブリッジでは支台歯が再使用できる率が高かった。このことは、従来型ブリッジより接着ブリッジの方が患者の受ける利益が多いことを示している。

歯質削除を必然としていた従来の補綴治療法のなかで、ゼロの概念に基づく「最少の歯質削除」に取り組んだ接着技法は、初期の接着ブリッジでは苦い経験も味わったが、補綴治療のエンドポイントであるQOLの向上に少しは寄与していることが確かめられた。

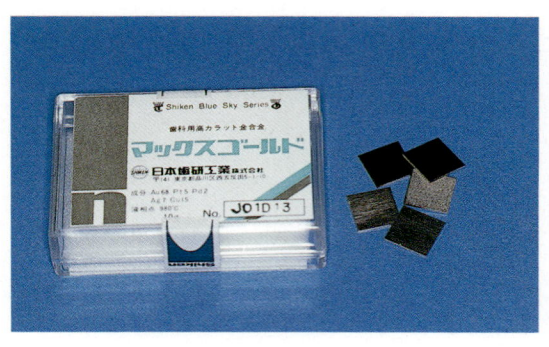

図10　接着ブリッジ専用の金合金「マックスゴールド」

3．接着ブリッジの要件

　ここで接着ブリッジを長期間機能させるための留意点をまとめると、つぎのようである。
1．接着ブリッジの支台歯は骨植堅固であること。
2．欠損歯数は原則として2歯までとし、3歯欠損の場合は支台歯数を増やす。
3．リテーナーデザインは可及的に接着面積を広くとり、接着維持に加えチャネル（グルーブ）など機械的維持の併用を基本とした前歯接着ブリッジは、タイプA5（図11）、臼歯接着ブリッジはタイプP4（図12）、動揺歯接着固定はタイプS2またはS3（図6）とする。
4．剛性の高い接着ブリッジ専用Ni-Cr合金または専用金合金を使用し、適合精度を高める。
5．接着材は4-META/MMA-TBBレジンあるいはリン酸エステル系では第四世代以上の接着材を使用すること等である。

4．前歯接着ブリッジの手順

(1) スタディモデル上での装着方向、チャネルならびにアウトラインの位置決定

　前歯、臼歯に限らずスタディモデル上での装着方向、チャネルならびにアウトラインの位置決定することは、重要である。ことに2歯ならびにそれ以上の欠損の場合は、スタディモデル上でサベヤーを使って装着方向（図12）とチャネルの位置およびアウトラインを決め模形に鉛筆で書き込んでおく。特にサーベイイングした最高豊隆部とリテーナーのアウトラインの関係を吟味し、接着面積が少ない場合は、削除する部位を赤鉛筆でマークしておく。リテーナーのアウトラインは、基本的には切端から少し離す。切端の透明度が強い場合は、図13のように唇面から金属色が透けて見えないように約1mm離す。歯頸部は必ず歯肉縁から1mm離す。決して接着面積を広げるために歯肉縁下まで延長してはならない。欠損側隣接面は、最高豊隆部から上をすべて被う。もし最高豊隆部が切端寄りに位置して接着面積が広くとれない場合は、最高豊隆部の部分を少し削除して最高豊隆部を下げ、接着面積を広くする。

　実際の形成時は、削除部位、アウトラインなどを書き込んだスタディモデルを見ながら形成

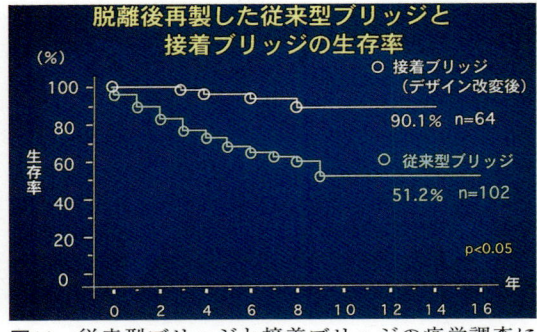

図11　従来型ブリッジと接着ブリッジの疫学調査による生存率

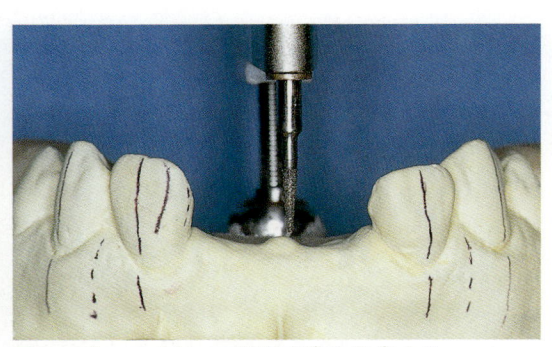

図12　サーベイヤーで装着方向を決定する。

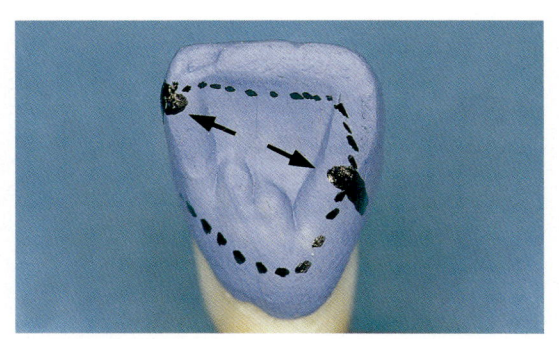

図13 前歯接着ブリッジの基本リテーナーデザイン。実線はチャネル、破線はアウトライン

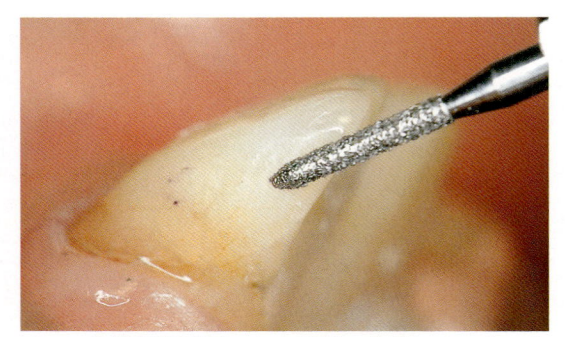

図14 欠損側隣接面のやや舌側の位置にチャネルを形成する。

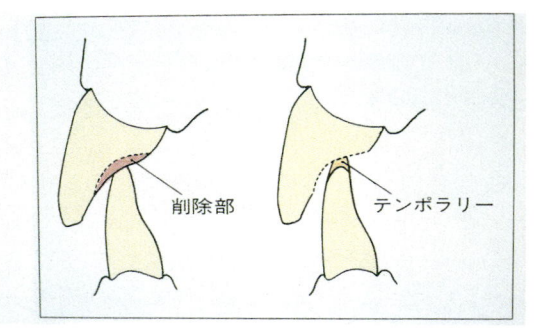

図15 テンポラリーは対合歯にコンポジットレジンを付ける。

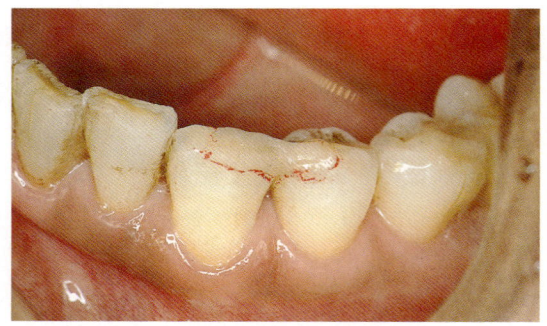

図16 対合歯の切端に付けたコンポジットレジンのテンポラリー

すると、チャネルの方向がまちまちになったり、削除を忘れたりすることなく、適正な接着面積をもった適合のよい接着ブリッジが完成する。技工士にはその模型を手渡し、ワキシングに役立ててもらう。

(2) リテーナーの形成

前歯欠損側のチャネルの形成は、図14のようなダイヤモンドインスツルメントで唇側に、メタルが出ないようにやや口蓋側に傾斜させた方向で、チャネルの深さは約0.8mmに形成する。歯の形態によってチャネルの先端部が最高豊隆部より出る場合があるが、それでよい。遠心側の対向するチャネルは図13のように必ずラインアングルを越えた位置、すなわち歯を長軸の側面から把持するように形成する。形成で特に注意することは、金属リテーナーの厚みが最低0.7mm必要なため、対合歯と接触している部位はその厚みを確保するように削除形成する。対合歯との間に十分な間隙がある場合は、形成しない。

(3) テンポラリー

印象が終わると次回来院までの間テンポラリーを装着して、支台歯の移動が起こらないようにする。特にBコンタクトを削除する上顎の接着ブリッジには、テンポラリーが必要である。どの場合もテンポラリーは形成した支台歯の方に作るのではなく、図15、16のように対合歯にコンポジットレジンを接着して作る。一方、形成が終わった歯はチャネル形成した部の汚染防止に仮着材を充填しておく（図17、18）。

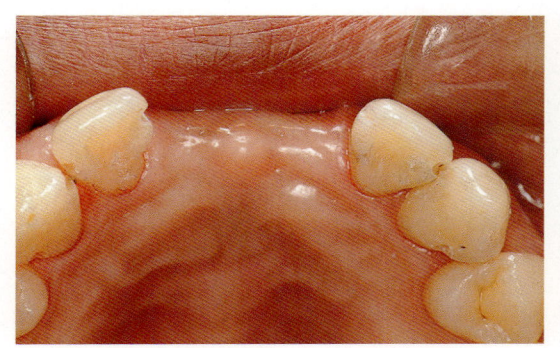

図17　形成の終わった接着ブリッジの各支台歯

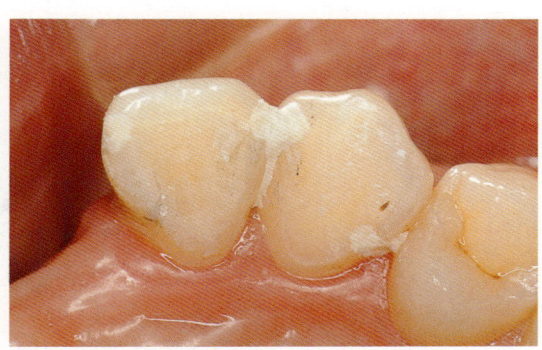

図18　形成、印象後のチャネルには仮封材でシールする。

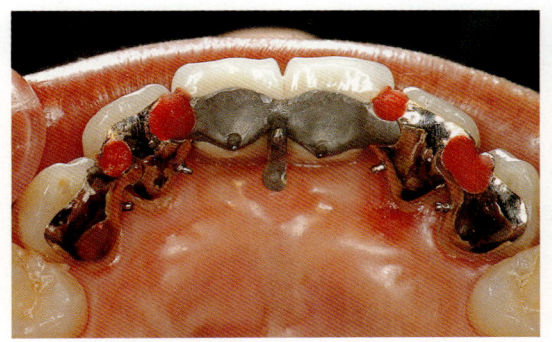

図19　試適後コア採得のために即時重合レジンで固定する。

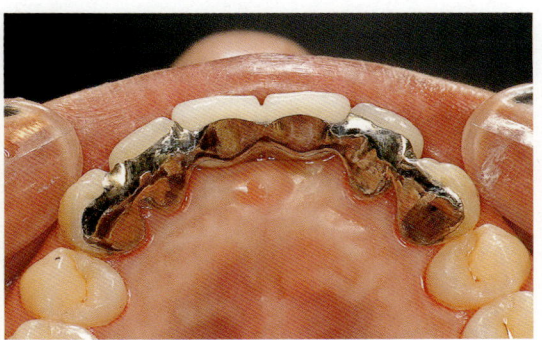

図20　接着の終わった前歯接着ブリッジ

(4) リテーナーおよびポンテイックの試適

　リテーナーおよびポンテイックは個々に適合をチェックする。適合精度をあげるには内面を50ミクロンのアルミナでブラスティングし、マレットで輝点がでなくなるまで繰り替えし槌打して適合精度を高める。個々の適合のチェックが終わると図19のように即時重合レジンで固定し、鑞着のためのコア採得の準備をする。

(5) 金属被着面の処理（スパーボンドC&Bを使用する場合）

　ブリッジが出来上がったら再度試適し、適合精度を確認して接着に備える。4-META/MMA-TBBレジンスパーボンドC&Bで接着する場合は、50ミクロンのアルミナでブラスティング後、Vプライマーを塗布する。

(6) 金属被着面の処理（パナビアフルオロセメントを使用する場合）

　サンドブラスティング後、付属のアロイプライマーを塗布する。

(7) 支台歯歯面処理（スパーボンドC&Bを使用する場合）

　支台歯歯面処理で注意することは、インレー窩洞などを利用する場合、象牙質があるため、クエン酸塩化第二鉄水溶液で10秒間処理し、水洗乾燥する。パナビアフルオロセメントに使用するADゲル（次亜塩素酸ナトリューム）は、スパーボンドC&Bの接着強さを著しく低下さ

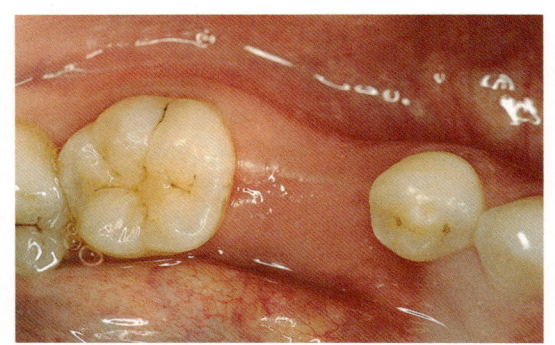

図21 可徹床義歯の入っていた＃36欠損

図22 臼歯接着ブリッジの基本リテーナーデザイン。銀色の部位はリテーナーで被う。矢印小はチャネルの対向関係。矢印大は咬合回転力

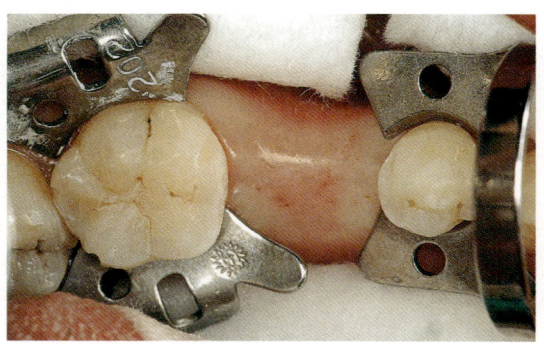

図23 チャネル形成の終わった各支台歯

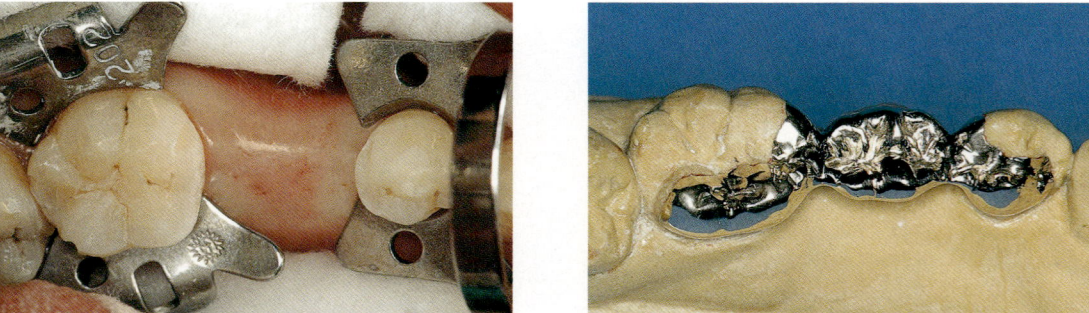

図24 出来上がった臼歯接着ブリッジ

るので、絶対に使用してはならない。

(8) 支台歯歯面処理（パナビアフルオロセメントを使用する場合）

インレー窩洞など象牙質面がある場合は、リン酸で10秒処理後、ADゲルで1分30秒処理すると、接着強さはリン酸処理だけの場合より二倍以上の接着強さになる。

(9) スパーボンドC&Bで接着する場合

スパーボンドC&Bを使用する場合は、混和した接着材がスラリー状（ゾル状）の内に使用して、浮き上がりを防ぐ。スラリー状で操作時間を長くするには、スーパーボンド・ステーションを使ってダッペンディッシュの温度を8℃に保ち、操作する（図20）。

(10) パナビアフルオロセメントで接着する場合

ADゲル（次亜塩素酸ナトリュウム）処理が終わるったら付属のEDプライマーで30秒処理後、パナビアフルオロセメントを等長に練板上に取り出し、20秒練和して接着する。余剰のセメントは筆で取り除き、光照射できない部位は付属の空気遮断材オキシガードⅡを塗布し、他の部位は光照射して硬化させる。

5．臼歯接着ブリッジ

臼歯接着ブリッジは、前歯接着ブリッジよりリテーナーデザインはやさしい。

　図21は、＃36欠損に対して可徹式義歯が加療されていた症例である。臼歯1歯欠損の接着ブリッジの基本リテーナーデザインは、やや舌側に傾けた方向から装着するデザインにする。チャネルは図22のようにリテーナーが歯を把持するように、ラインアングルより外側に位置させる。

　軸面は欠損側と舌面を被う。欠損部軸面の最高豊隆部の位置が咬合面寄りで接着面積が少ない場合は、軸面を少し削除して鑞着部の補強と接着面積を大きくする。舌側軸面の豊隆が大きい場合は、少し削除して舌感が悪くならないようにする。図23は、図22と全く同じ位置に形成した。図24はリテーナーとポンティックを個別に作り、試適後鑞着したところ。図25は、接着に備え50ミクロンのアルミナでブラスティングしたところである。この後、貴金属接着プライマーを塗布する。図26は完成した接着ブリッジである。この症例は16年後、＃35に二次齲蝕が発生し、修理し再使用している。

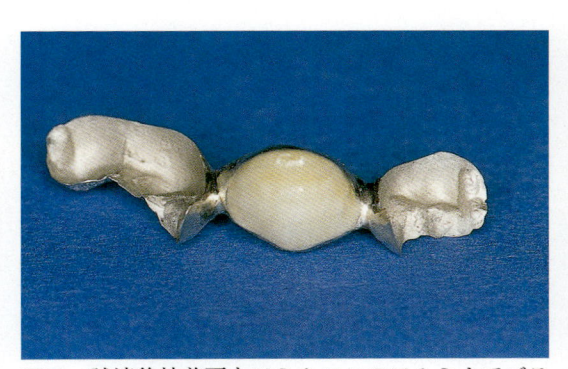

図25　試適後被着面を50ミクロンのアルミナでブラスティングする。

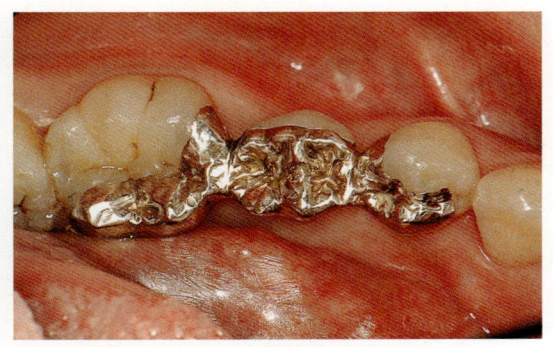

図26　接着の終わった臼歯接着ブリッジ

参考文献

1. 増原英一：接着性レジンの進歩と歯科医療．第67回日本補綴歯科学会学術大会．1980．
2. Buonocore M. G.: A simple method increasing the adhesion of acrylic filling matrials to enamel surface. J Dent Res 34: 849, 1955.
3. 竹山守男，橿渕信郎，中林宣男，増原英一：歯科用即硬性レジンに関する研究(17)歯質おおよび歯科用金属に接着するレジン．歯理工誌 19：179、1978．
4. 三谷春保，山下　敦：エヤーブラシと食品咀嚼法併用による"機能的咬合調整法"．歯界展望．34：177〜184、1969．
5. 山下　敦，山見俊明：架工義歯における接着性レジンの応用　その1　歯科用非貴金属合金に種類と金属被着面処理が接着力に及ぼす影響について．補綴誌 26（3）：584-591．1982．
6. 赤木昭子，前田　裕，矢谷博文，山下　敦：前歯接着ブリッジのリテーナーデザインおよび金属の種類が接着力におよぼす影響．補綴誌 30（4）：830-839．1986．
7. 山下　敦，山見俊明，石井雅之，山口威，浦本利生：架工義歯における接着性レジンの研究　その3　接着性レジン用ニッケルクロム合金とその接着強さならびに接着耐久性について．補綴誌　26：1118〜1127、1982．
8. 酒井秀之，矢谷博文，近藤康弘，山下　敦：前歯接着ブリッジのリテーナーデザインおよび金属の種類が接着力におよぼす影響．補綴誌 36（1）：15-25．1992．
9. 藤田元英：臼歯部接着ブリッジのデザインの要件は何か．歯科技工別冊「接着ブリッジの臨床と歯科技工」72-73．1985．
10. 山下　敦，近藤康弘，藤田元英．：歯科接着性レジン・パナビアEXの歯科用合金に対する接着強さ　その2　貴金属合金との接着について．補綴誌　28（6）：1023．1033．1984．
11. 岩藤健太，近藤康弘，矢谷博文，山下　敦，貞金雄治，真庭秀世，大塚昌助：接着ブリッジ、スプリント用試作金合金の特性と接着力について．補綴誌 31（2）：305-315、1987．

12. 黒岩保文：患者の理解を得て最適な歯科医療を進めるためのヘルス／ケア情報マニュアル　'90基礎編．IMS普及推進編集委員会，オーガナイゼーション・モデル　静岡，1989．

13. 山下　敦，辻　清薫：臨床疫学調査からみた接着技法の臨床効果．補綴誌 41：895-901, 1997．

新しく開発された床用軟質裏装材の性質と使用法

守澤 正幸／早川 巖

東京医科歯科大学大学院　医歯学総合研究科　口腔機能再構築学系専攻
摂食機能回復学講座　摂食機能評価学分野
〒113-8549　東京都文京区湯島1-5-45

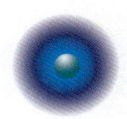

Properties of a New Soft Denture Liner and its Clinical Application

Masayuki Morizawa／Iwao Hayakawa

Complete Denture Prosthodontics, Department of Masticatory Function Rehabilitation, Graduate School,
Tokyo Medical and Dental University
1-5-45, Yushima, Bunkyo-ku, Tokyo 113-8549

新しく開発された床用軟質裏装材の性質と使用法

守澤　正幸／早川　巖

はじめに

　高齢者人口の増加に伴い、義歯装着者では義歯の使用年数が延長することにより、著しい顎堤吸収を示す症例が増加している。顎堤の吸収が著しくなると、被覆粘膜も菲薄になるので、咬合時の衝撃は緩和されずに直接歯槽骨に伝えられることになる。その結果、顎堤の負担が増大し、咀嚼時に疼痛が生じやすくなる。

　このような症例に対処する一方策として、義歯床粘膜面を軟らかい材料"軟質裏装材"で裏装する方法が用いられている。Lammieらは、義歯に軟質裏装材を使用することにより咬合圧が分散され、骨の再生が認められたことを報告している[1]。また、Parkerは、シリコーンゴムをショックアブソーバーとして、義歯床と人工歯の間にサンドイッチ状にはさむことにより、床下粘膜に伝わる咬合時の衝撃力を減少させることができることを報告している[2]。このように軟質裏装材は失われた顎堤粘膜の粘弾性を補い、そのクッション作用により咬合時の衝撃を緩和することができる[3,4]。さらに、軟質裏装材を使用すると義歯装着者の咀嚼機能が向上するという報告もある[5,6]。

　軟質裏装材は材質により、アクリル系、シリコーン系、およびオレフィン系に分類される。アクリル系軟質裏装材は、アクリル樹脂からなる義歯床と良好な接着性を有するが、添加されている可塑剤が徐々に溶出し、変質や劣化が生じ硬くなるので、口腔内における長期の使用は困難である。シリコーン系軟質裏装材は、化学的に安定な材料で長期間弾性を維持するが、レジン床との接着性がなく接着剤が必要である。また、修正面の研磨が難しい。オレフィン系軟質裏装材は、優れた弾性を有し吸水性もほとんどない材質であるが、変色しやすいく、技工操作も煩雑である。

　義歯裏装材は、裏装方法により、直接法で使用するもの、間接法で使用するもの、いずれの方法でも使用できるものに分けられる。直接法は、直接口腔内で用いるため、比較的操作が簡便であるが、裏装形態のコントロールが難しく、必要な厚さを確保したり、均一な厚さで裏装することが困難である。一方、間接法は印象採得後、技工室で裏装操作を行うので、チェアータイムが短くなり、裏装形態や厚さをコントロールすることができる。また、材料の理工学的性質も直接法で製作した場合よりも優れている。

　現在、多くの軟質裏装材が市販されているが、いずれも耐久性、吸水性、着色、レジン床との接着強さの不足、菌の繁殖および研磨の難しさなどに問題が残っている[7~10]。

　今回、耐久性に優れ、長期にわたり適度な粘弾性を維持し、直接法および間接法で使用できる床用軟質裏装材が開発された[11,12]。そこで、この新しく開発された軟質裏装材の性質と、これを使用する術式について報告する。

1．新しい床用軟質裏装材の性質

1）新開発軟質裏装材

今回新たに開発された軟質裏装材"クリアフィットLC"は、衝撃吸収性を有するイソプレン系エラストマーを主剤として配合したワンペーストタイプの光重合型軟質裏装材である。新裏装材は、ペースト、プライマー、コーティング材で構成されている。
（新材料の組成に関しては、本書基礎編・山口著「イソプレン系エラストマーを応用した義歯床用軟質裏装材の特性」を参考。）

2）理工学的性質

クリアフィットLCの理工学的性質については、基礎編において詳しく述べられているが、いずれの床用材料とも接着がきわめて良好で、優れた耐着色性を示し、吸水量および溶解量も少なく、水中における安定性が極めて高い。加えて汚染や劣化が少ないことより軟質裏装材として適材であることが示されている．

3）臨床評価

（1）粘弾性について

軟質裏装材として重要な性能である粘弾性について、基礎と臨床実験から評価を行った[11~14]。

基礎実験では、円板状の試料を作成後、37℃恒温槽に保管し、クリープメータを使用して粘

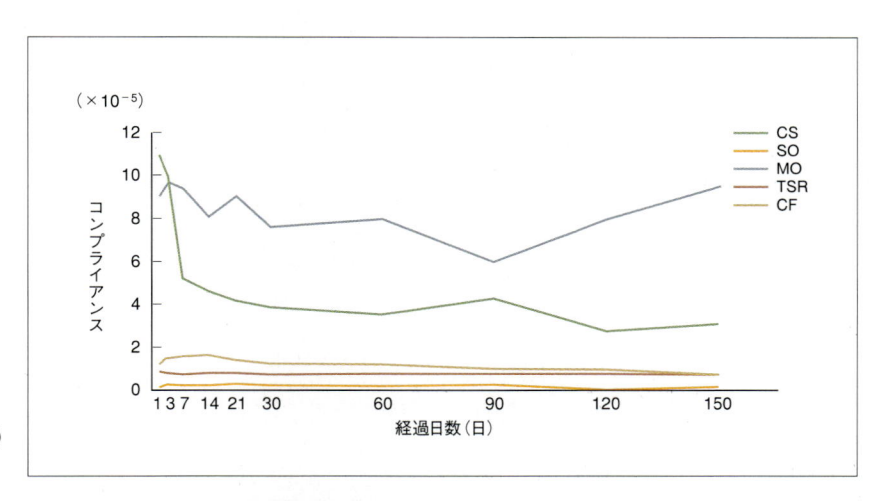

図1 瞬間弾性変形部（S1）の経時的変化（基礎実験）

表1 瞬間弾性変形部の平均値と標準偏差　　　　　　　　　　　　　　　　　　　　($\times 10^{-5}$)

経過日数	CS 平均値	CS 標準偏差	SO 平均値	SO 標準偏差	MO 平均値	MO 標準偏差	TSR 平均値	TSR 標準偏差	CF 平均値	CF 標準偏差
1日	10.96	0.33	0.14	0.06	9.15	3.60	0.81	0.04	1.19	0.09
3	9.95	2.74	0.22	0.05	9.75	3.24	0.82	0.08	1.47	0.24
7	5.26	2.52	0.24	0.05	9.39	4.92	0.76	0.08	1.61	0.21
14	4.64	1.40	0.14	0.11	8.08	3.15	0.79	0.10	1.67	0.25
21	4.19	1.50	0.20	0.12	9.08	3.78	0.78	0.09	1.40	0.13
30	3.88	1.24	0.20	0.13	7.63	3.45	0.73	0.07	1.24	0.62
60	3.55	1.42	0.15	0.11	8.05	1.57	0.76	0.11	1.21	0.27
90	4.31	1.14	0.18	0.12	6.02	1.80	0.77	0.05	1.01	0.26
120	2.77	0.35	0.04	0.02	8.07	2.36	0.79	0.05	0.95	0.07
150	3.14	0.59	0.11	0.12	9.55	1.16	0.77	0.06	0.77	0.13

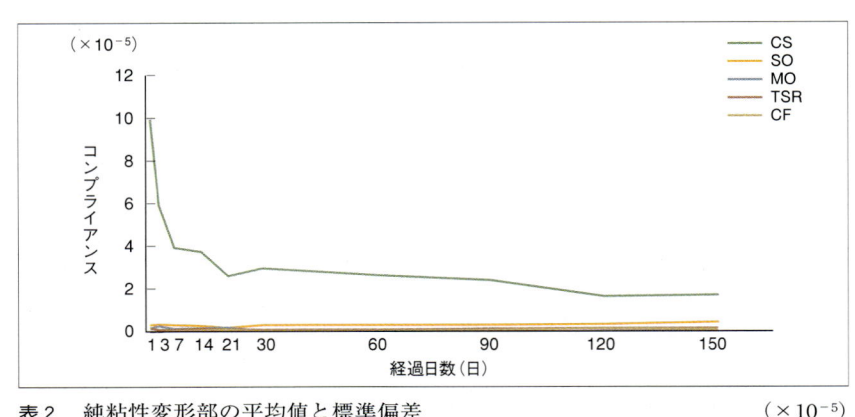

図2 純粘性変形部（S3）の経時的変化（基礎実験）

表2 純粘性変形部の平均値と標準偏差 （×10⁻⁵）

経過日数	CS 平均値	CS 標準偏差	SO 平均値	SO 標準偏差	MO 平均値	MO 標準偏差	TSR 平均値	TSR 標準偏差	CF 平均値	CF 標準偏差
1日	9.80	1.97	0.27	0.01	0.18	0.17	0.02	0.01	0.04	0.01
3	5.89	2.49	0.31	0.03	0.24	0.17	0.02	0.01	0.06	0.04
7	4.18	2.20	0.32	0.05	0.15	0.10	0.02	0.02	0.05	0.01
14	4.07	1.42	0.30	0.03	0.19	0.16	0.02	0.01	0.07	0.02
21	2.93	1.87	0.20	0.17	0.18	0.11	0.02	0.01	0.05	0.03
30	3.37	1.25	0.33	0.06	0.08	0.04	0.01	0.02	0.05	0.02
60	3.06	1.28	0.33	0.05	0.10	0.01	0.03	0.02	0.06	0.02
90	2.64	0.64	0.33	0.09	0.14	0.03	0.02	0.00	0.05	0.00
120	1.50	0.32	0.30	0.05	0.12	0.05	0.02	0.18	0.06	0.01
150	1.55	0.35	0.41	0.05	0.12	0.07	0.02	0.01	0.06	0.01

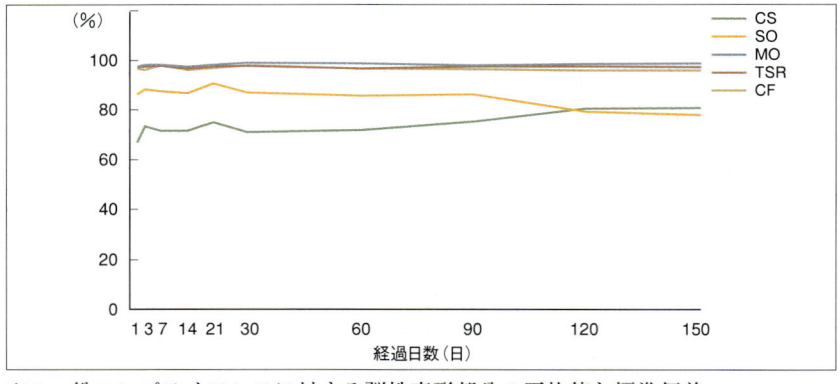

図3 総コンプライアンスに対する弾性変形部分の割合（S1+S2/S1+S2+S3）の経時的変化（基礎実験）

表3 総コンプライアンスに対する弾性変形部分の平均値と標準偏差

経過日数	CS 平均値	CS 標準偏差	SO 平均値	SO 標準偏差	MO 平均値	MO 標準偏差	TSR 平均値	TSR 標準偏差	CF 平均値	CF 標準偏差
1日	67.62%	2.45	87.05%	0.32	98.37%	0.76	97.84%	1.16	97.36%	0.59
3	73.91	4.83	88.31	1.12	98.12	0.55	98.02	0.74	97.00	1.40
7	72.07	2.92	87.98	2.43	98.64	1.02	98.05	1.64	97.83	0.49
14	72.23	2.81	86.93	1.37	98.02	0.58	97.51	0.48	96.66	0.60
21	75.11	7.73	91.01	7.96	98.32	0.13	97.41	1.35	97.44	1.03
30	71.36	2.59	87.37	1.04	99.13	0.07	98.25	1.81	97.23	0.14
60	72.26	3.42	85.69	1.72	98.92	0.14	96.88	1.85	96.78	0.53
90	75.55	0.42	86.47	2.46	98.17	0.71	97.68	0.31	96.56	0.62
120	80.21	0.79	79.43	3.86	98.65	0.19	97.69	13.49	96.44	0.64
150	80.82	1.99	77.70	6.83	98.88	0.64	97.57	0.88	95.78	0.91

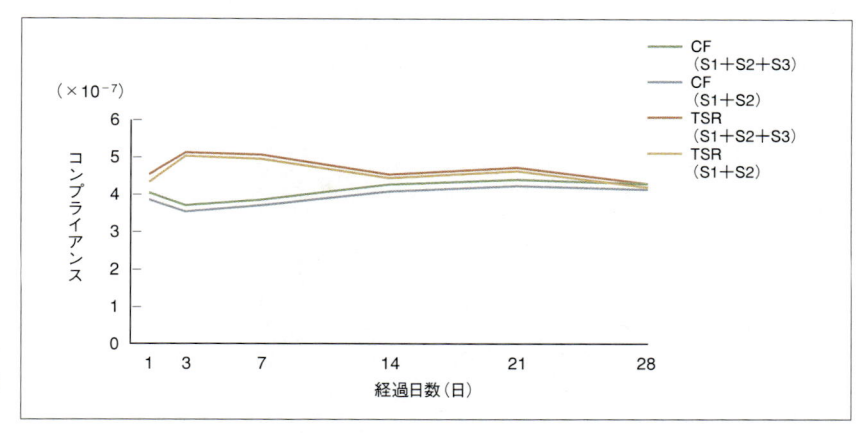

図4 総コンプライアンス（S1+S2+S3）と弾性部分（S1+S2）の経時的変化（臨床実験）

表4 総コンプライアンスと弾性部分の平均値と標準偏差 （×10⁻⁷）

経過日数	CF（S1+S2+S3）		CF（S1+S2）		TSR（S1+S2+S3）		TSR（S1+S2）	
	平均値	標準偏差	平均値	標準偏差	平均値	標準偏差	平均値	標準偏差
1日	4.03	0.70	3.84	0.64	4.57	1.42	4.36	1.08
3	3.70	1.08	3.52	0.97	5.14	1.00	5.04	0.91
7	3.87	1.33	3.70	1.25	5.07	1.19	4.96	1.10
14	4.28	1.24	4.10	1.18	4.56	1.24	4.44	1.16
21	4.42	1.07	4.23	1.05	4.74	0.99	4.64	0.92
28	4.30	1.23	4.16	1.17	4.34	0.97	4.22	0.89

弾性を5カ月間測定した。クリアフィットLC（クラレ、以下CF）と、対照としてアクリル系軟質裏装材のCoe-soft（GC-America、以下CS）およびSoften（亀水化学、以下SO）、シリコーン系軟質裏装材のMollosil（Molloplast、以下MO）およびトクヤマソフトリライニング（トクヤマ、以下TSR）を測定に用いた。その結果を図1～3および表1～3に示す。

瞬間弾性変形（S1）は、アクリル系、シリコーン系ともに大きな変形（CS、MO）と小さな変形（SO、TSR）のものが見られ、新材料CFは、その間の値を示した（図1、表1）。

純粘性流動変形（S3）はCSのみ大きな値で著しい変化を示した（図2、表2）。

弾性変形部（S1+S2）と純粘性変形部の比率を見ると、アクリル系（CS、SO）では粘性要素が大きく、シリコーン系（MO、TSR）では弾性要素が大きい値を示した。CFはアクリル系とシリコーン系の間の比率を示した（図3、表3）。

臨床実験では、顎口腔系に異常を認められない上下顎無歯顎者5名（男性1名、女性4名、年齢76歳～80歳、平均年齢77.8歳）について、使用中の下顎義歯に裏装を行い、裏装材の粘弾性の経時的変化を測定した。裏装材には、クリアフィットLCとトクヤマソフトリライニングを用いた。その結果を図4および表4に示す。

臨床においても、CF、TSRとも粘弾性が保持されていた。CFは、メタクリル酸エステルを重合させるタイプであることから、アクリル系軟質裏装材に分類されるが、可塑剤を配合せず、主成分であるクッション性を担うイソプレン系エラストマーの溶出が無いため、優れた粘弾性的性質が維持されたと考えられた。

以上、新しい軟質裏装材クリアフィットLCは、基礎編において述べられている動的粘弾性試験の結果と同様に、アクリル系とシリコーン

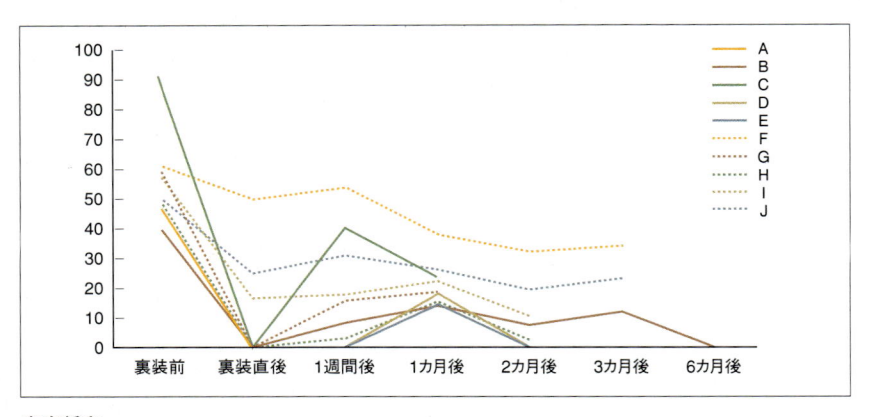

疼痛緩和

患者	裏装前	裏装直後	1週間後	1カ月後	2カ月後	3カ月後	6カ月後
A	47	0	0	18	0		
B	40	0	8	14	7	12	0
C	91	0	40	24			
D	62	0	0	15	0		
E	49	0	0	14	0		
F	61	50	54	38	32	34	
G	59	0	16	19			
H	50	0	3	16	2		
I	57	17	18	22	11		
J	51	25	31	26	20	23	

図5 VASによる疼痛緩和効果の評価
（痛みのない状態を0、著しい疼痛を100とした）

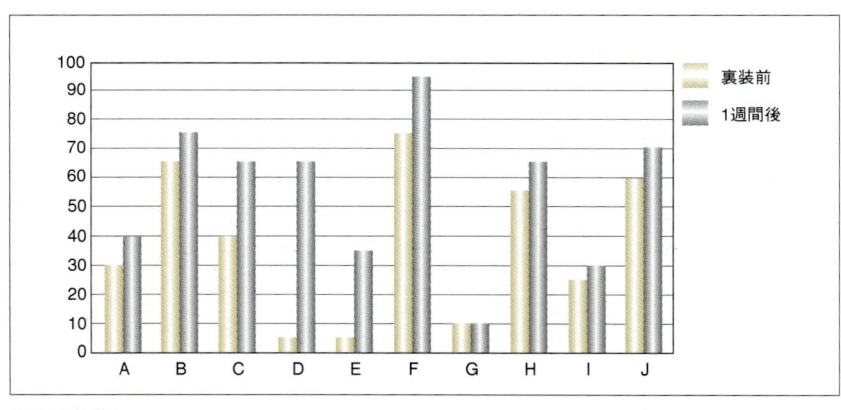

摂取可能率

患者	裏装前	1週間後
A	30	40
B	65	75
C	40	65
D	5	65
E	5	35
F	75	95
G	10	10
H	55	65
I	25	30
J	60	70

図6 摂取可能率による咀嚼能率の評価

系の中間の粘弾性を示した。また、臨床においても、弾性変形部と純粘性変形部の比率の変化が著しく少なく、通常の負荷が加わった場合には弾性的に反応し、衝撃的な負荷が加わった場合には粘性的に反応するという、特徴的な粘弾性を維持していることが示唆された。

(2) 疼痛緩和について

視覚アナログ尺度(Visual analog scale, VAS)を用いて、新軟質裏装材の裏装後の疼痛緩和効果を評価した結果を図5に示す。VAS法とは、両端を著しい悪化と著しい改善とし、途中に説明のない1本の10cm程度の直線上に×か↑を記入し、端からの距離で改善の程度を評価する方法である。

義歯装着者10名(男性3名、女性7名、年齢69歳〜88歳、平均年齢78.6歳)にクリアフィットLCを使用し、裏装材の疼痛緩和効果を評価した。軟質裏装材を使用する前に比べて、裏装直後における疼痛が著しく緩和され、その後も測定値は、変動があるものの小さく、疼痛を緩和する効果が持続していることが考えられた。

(3) 咀嚼能力向上について

摂取可能な食品のアンケート調査である食品摂取状況調査[15]に基づいて、新軟質裏装材の裏装後の咀嚼能力への影響について検討した(図6)。この方法は、義歯の良否による咀嚼能力の変化を適切に評価できる20種の食品中、普通に食べられると回答した食品の割合を被験者の摂取可能率とし、評価する方法である。

疼痛緩和効果を評価した同一の義歯装着者に食品摂取状況を調査したところ、10名中9名が、軟質裏装材を使用する前に比べて、裏装1週間後における咬合摂取可能率が大きくなり、新材料の使用により咀嚼能力が向上したことが考えられた。

2. 裏装術式

今回開発した床用軟質裏装材の直接法裏装術式について検討した結果、下記の方法で操作すると、最も材料の性能が発揮できることを認めた。

1) 義歯の適合性、形状などを点検し、必要に応じて形態を修正する。
2) 義歯床の裏装粘膜面および辺縁部をカーバイドバー等で一層削除する(図7)。
   辺縁部はラウンドバー等でステップを形成する(図8)。

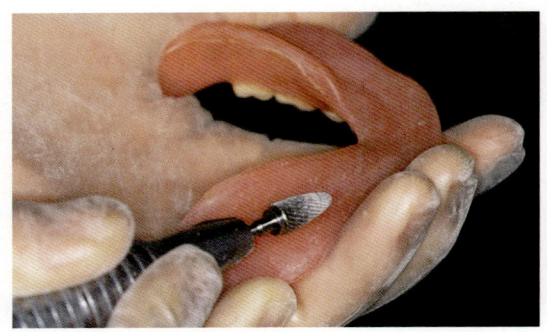

図7 裏装面のレジン削除

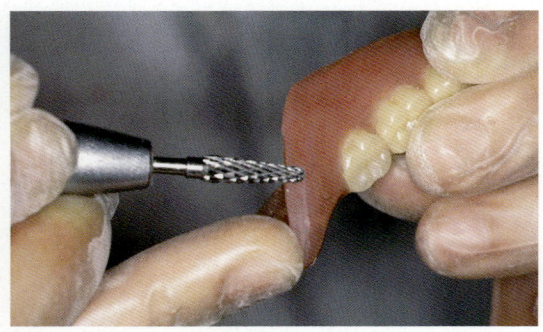

図8 辺縁部にステップ付与

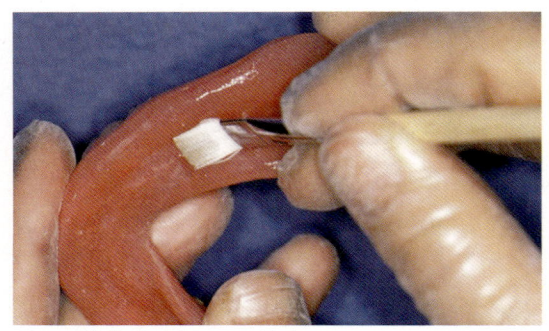

図9　接着プライマーの塗布

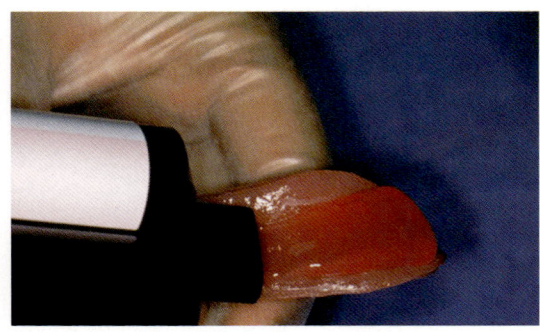

図10　ペーストの盛り上げ

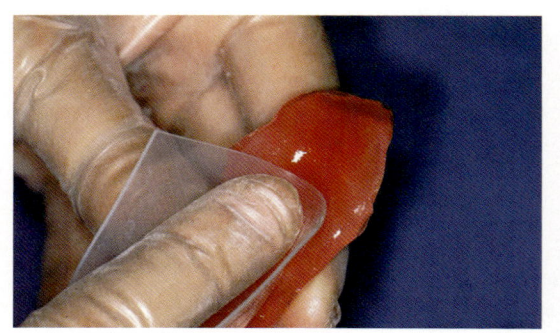

図11　ペーストの裏装面への圧接

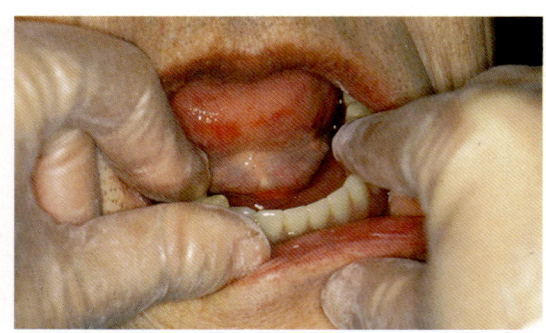

図12　口腔内での機能印象

3) 削除したレジン面に接着プライマーを塗布し（図9）、30秒間自然乾燥する。
   接着を確実にするために、裏装域よりやや広めにプライマーを塗布する。
   金属床に使用する場合は、金属面を前処理（サンドブラストもしくは一層の削除）後、貴金属プライマーを予め塗布、乾燥する。

4) カートリッジをディスペンサーに装着し、ペーストをゆっくり押し出しながら裏装面に盛り上げる（図10）。
   ディスペンサーに装着する前に、カートリッジをポリ袋に入れ、約40℃の温水中で1～3分間暖めることにより、ペーストの盛り上げおよび印象操作が行いやすくなる。

5) シリコーンシートを用いて、手指でペーストを義歯粘膜面に圧接する（図11）。
   接着界面に気泡を巻き込んだ場合は、メスで切込みを入れて脱泡する。

6) 義歯を口腔内に挿入後、軽く咬合させ、通法に従い機能印象を行う（図12）。

7) 義歯を口腔外に取り出し、裏装面をよく調べ、過剰部分をハサミ、メス、ナイフなどで除去する（図13）。この操作を繰り返し、適切な裏装面が得られたら義歯を口腔内へ戻し、冷水でゆすがせてから取り出す。
   2分間以上予備照射を行い、移行部をカーバイトバーやシリコンポイントなどを用いて形態修正することもできる。

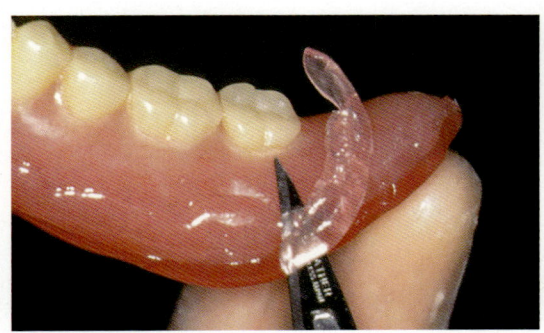

図13　トリミング

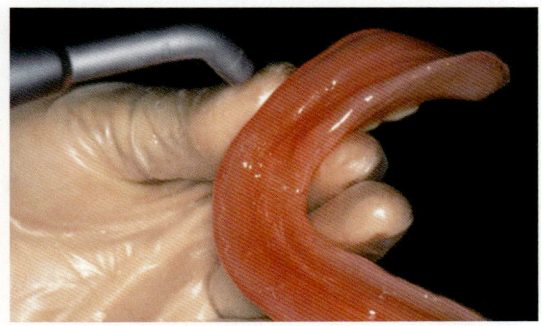

図14　弱圧エアーで乾燥

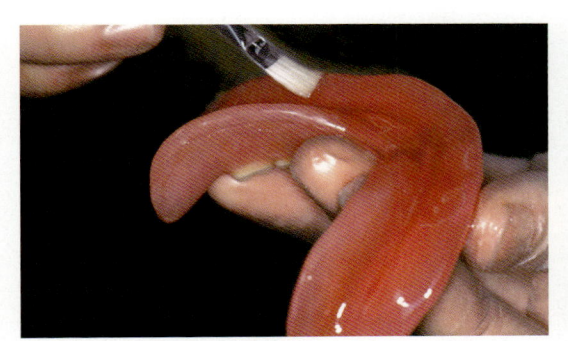

図15　コーティング材の塗布

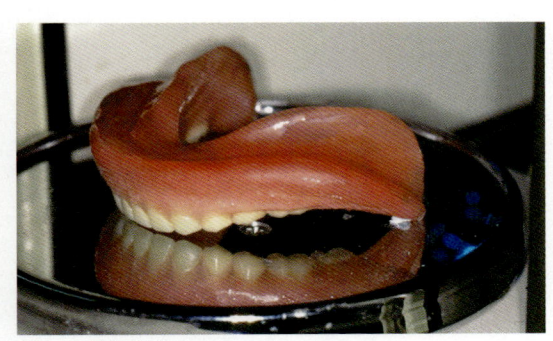

図16　重合硬化

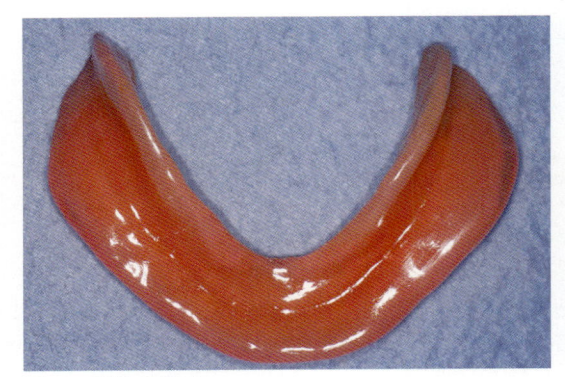

図17　裏装の完成

8) コーティング材の白濁や剥離の原因になるので、ペースト上の水分を弱圧エアーで乾燥する（図14）。
9) 裏装域より広めにコーティング材を塗布し（図15）、30秒間自然乾燥する。
10) α－ライトⅡ（モリタ）を用いて、4分間ペーストの重合を行う（図16）。
11) 修正が必要な場合は、カーバイトバーやシリコンポイントを用いて低速回転で辺縁部の形態修正および研磨を行う。修正前に義歯を冷却することにより操作性が向上する。形態修正した後は、必ず修正部位に再度コーティング材を塗布し、4分間光照射する（図17）。

3．臨床への応用

症例1

　69歳の女性で、咬合時に下顎顎堤全域にわたって疼痛が起こり、十分に咀嚼ができないという訴えで来院した。

　口腔内所見では、X線写真でも明らかなように下顎顎堤の吸収が著しく、また顎堤粘膜も菲薄で弾性がなく、数ヵ所に褥創性潰瘍が認められた（図18-1、18-2）。上下の全部床義歯は、床外形が幾分不十分であったが、咬合関係、粘膜面の適合度など特に問題となる点は認められなかった。

　このような症例では、下顎の顎堤の吸収が著しく、かつ被覆粘膜も菲薄なため、咬合圧が加わると粘膜組織が圧迫されて疼痛が生じるものと判断し、軟質裏装材を用いて失われた粘膜の粘弾性を補い、咬合時に生じる衝撃を緩和することにした（図18-3）。

　その結果、咬合時の疼痛はほとんど消失し。以後5カ月間満足して義歯を使用している。5カ月後の診査では、裏装面に若干の着色が認められたが、材質の変化などの異常は認められなかった（図18-4）。

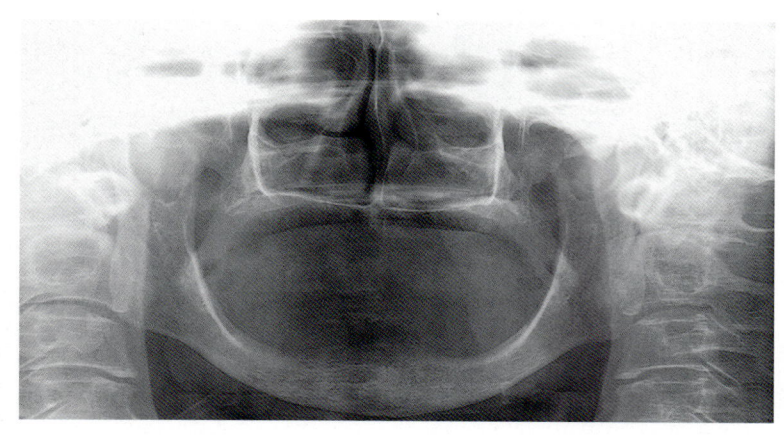

図18-1　X線写真

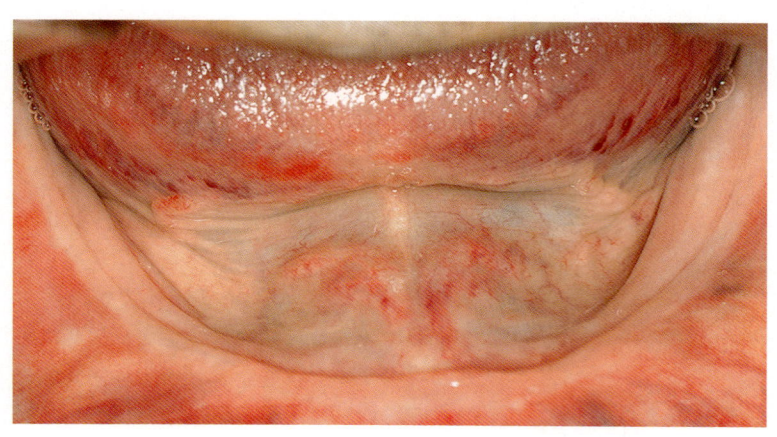

図18-2　口腔内写真

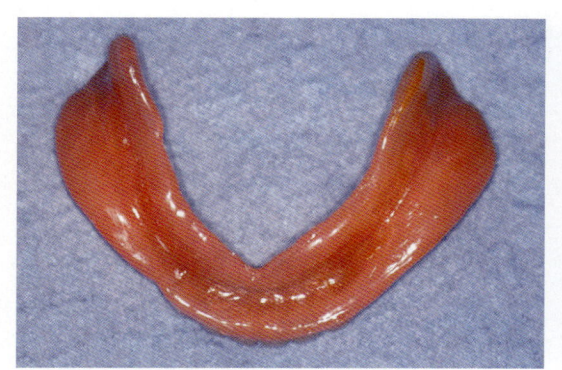

図18-3　裏装直後の下顎全部床義歯

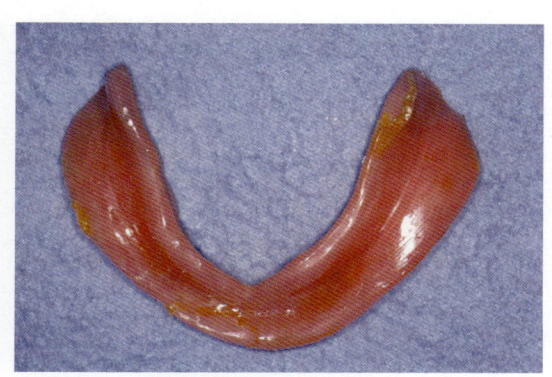

図18-4　5カ月後の裏装材表面

症例2

　患者は、88歳の男性で下顎全部床義歯の動揺が著しいため、十分に咀嚼できなく、咬合時に疼痛が生じ、会話もうまくできないという訴えで来院した。

　口腔内所見では、下顎顎堤が吸収しほぼ平坦で粘膜も菲薄で弾性がなかった。また、下顎舌側後方にアンダーカットがみられ、触診すると顎舌骨線が鋭く突出していた。下顎の全部床義歯は、下顎顎舌骨線部の床外形が不充分で粘膜面の適合度も悪く、動揺および疼痛の原因であると考えられた。

　そこで、下顎顎舌骨線部を常温重合レジンで延長したのち、軟質裏装材を用いて義歯の維持力を改善することをはかった（図19-1）。

　その結果、維持力は著しく向上し、新義歯製作までの約3カ月間満足して義歯を使用することができた。新義歯装着時の診査では、裏装面に若干の着色が認められたが、材質の変化などの異常は認められなかった（図19-2）。

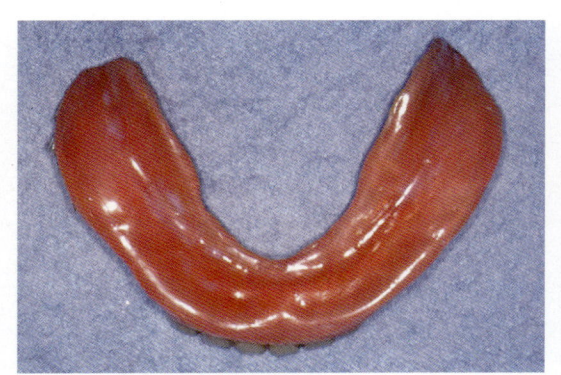

図19-1　裏装直後の下顎全部床義歯

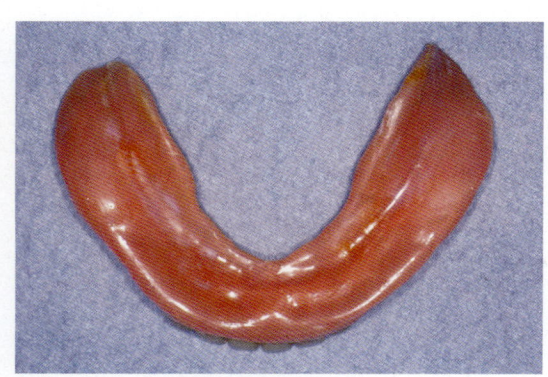

図19-2　3カ月後の裏装材表面

おわりに

 イソプレン系エラストマーを主剤として配合したワンペーストタイプの光重合型軟質裏装材の性質と使用法について説明した。

 新材料は、様々な床用材料と接着性がきわめて良好で、優れた耐着色性および耐水性をを示し、適度な粘弾性特性を長期にわたり維持し、疼痛緩和や咀嚼能力を向上する効果が期待されるので、特に顎堤の吸収が著しく、粘膜下組織が菲薄で、咬合時に疼痛が生じる症例において、有効な床用軟質裏装材と考えられる。

参考文献

1. Lammie, G. A. and Stores, R. : A preliminary report on resilident denture plastics. J.Prosthet.Dent. 8: 411-424, 1958.
2. Parker, H. M.: Impact reduction in complete and patial dentures. A pilot study. J.Prosthet.Dent. 16: 227-245, 1966.
3. 米山喜一:咬合力の床下組織への伝達に関する基礎的研究. 鶴見大歯学 16:173-195、1990.
4. 河野文昭、永尾 寛、野田正純ほか:軟質裏装材の衝撃緩衝に関する研究 第一報 板状試料の衝撃緩衝能. 補綴誌 37:1172-1179、1993.
5. 守澤正幸、小林章二、高橋保樹、渡辺一騎、平野滋三、早川 巌、長尾正憲:軟質裏装材を使用した全部床義歯の咀嚼運動に関する研究. 補綴誌 40・96回特別号:120、1996.
6. 高橋保樹:軟質裏装材の使用が全部床義歯装着者の咀嚼機能に及ぼす影響. 口腔病学会雑誌 60:15-34、1992.
7. 西村文夫:軟質裏装材 義歯裏装材の理工学的性質. 日本歯科医師会器材調査委員会報告. 東京、日本歯科医師会. 1997.
8. 平澤 忠、平林 茂:市販各種リベース材の現状とその材料学的な整理として. Quint. Dent. Tech. 12:1475-1486、1987.
9. 鷹股哲也、落合公昭、倉沢郁文ほか:最近の軟質裏装材3種類の変色について. 補綴誌 35:542-555、1991.
10. 鷹股哲也:軟質裏装材の術後経過観察-ポリオレフィン系軟質裏装材について-. 松本歯学 18:64-70、1992.
11. 守澤正幸、早川 巌、山口里志、畑中憲司、増原英一:新しい軟質リライニング材の開発. 歯科材料・器械、18・特別号 33:124、1999.
12. 守澤正幸、早川 巌、平野滋三、小林章二、高橋保樹、山口里志、畑中憲司、増原英一:新しい軟質リライニング材の性質. 補綴誌、43・101回特別号:124、1999.
13. 平野滋三、守澤正幸、早川 巌ほか:粘膜調整材の粘弾性挙動-臨床評価に関する検討-. 補綴誌 38・92回特別号:59、1994.
14. 守澤正幸、村岡 学、平野滋三、早川 巌:新しい軟質リライニング材の臨床評価-粘弾性の経時的変化について-. 補綴誌 43・102回特別号:135、1999.
15. 内田達郎、下山和弘、長尾正憲:全部床義歯装着者の咀嚼能力とその変化の評価を目的とした摂取状況調査表の検討. 補綴誌 36:766-771、1992.

索　引

あ

アクシス …………………………………185
アダプチック（J&J）……………………18
アパタイト結晶 …………………………155
アマルガム …………………………………27
アルミナ …………………………………183
アロイプライマー ……47, 63, 163, 183, 185

い

イソプレン …………………………66, 221
意図的露髄 ………………………………122

う

ウェッジ …………………………………140
ウェッジマトリックス …………………108
ウェットボンディング …………………29
ウェットボンデング法 …………………30
齲蝕の治療 ………………………………139
齲蝕結晶 …………………………………153
齲蝕象牙質外層 …………………………139

え

エアーエリーザー ………………………209
エステニア ………………………………182
エナマイト …………………………………94
エナメル質 ……………………………27, 34
エナメル質への接着 ………………………28
エナメル質支台歯 …………………………28
エラストマー ………………………………66
エリオットの歯間離開器 ………………108
永久変形 ……………………………………71

お

オーバーキャスティング ………………186
オペークレジン ……………………144, 183
オルソマイト ………………………………80
オルソマイト・スーパーボンド …………19

か

カルボキシレートセメント ………………26
化学吸着 ……………………………………58
化学結合 ……………………………………27
可逆性歯髄炎 ……………………………123

き

キセノン放電管 …………………………149
貴金属合金 …………………………………58
貴金属接着性モノマー ……………………54
貴金属接着用プライマー ………………117
既製ポスト併用レジン築造 ……………198
臼歯接着ブリッジのリテーナーデザイン …210
臼歯接着ブリッジの基本リテーナーデザイン
　　　　　　　　　　　　　　　　　　…211
金銀パラジウム合金 ………………182, 188
金属プライマー …………………………142
銀合金 ……………………………………188

く

クエン酸／塩化第二鉄溶液 ……………116
クッション性 ………………………………67
クラパール ………………………………191
クラパールボンディングエージェント …191
クリアシールF …………………………49, 102
クリアシールFの臨床成績 ……………111
クリアシールF塗布法 …………………109

クリアフィル …………………………………… 190
クリアフィルAP-X ………………………………… 49
クリアフィルST …………………………………… 50
クリアフィルニューボンド ……………………… 44
クリアフィルフォトボンド ……………………… 44
クリアフィルポーセレンボンド ……………… 190
クリアフィルボンドシステム－F …… 19, 42
クリアフィルメガボンド ………………… 47, 152
クリアフィルメガボンド
　ポーセレンボンディングキット ………… 47
クリアフィルライナーボンド ………………… 44
クリアフィルライナーボンドⅡ ……… 44, 152
クリアフィルライナーボンドⅡΣ …………… 45
グラスアイオノマーセメント ………………… 26
偶発露髄 …………………………………………… 123

け

結晶構造 …………………………………………… 107

こ

コラーゲン ……………………………… 28, 33, 34
コラーゲン線維 ………………………………… 155
コンサイス（3M） ……………………………… 18
互変異性化 ………………………………………… 59
口腔外科用ブラケット …………………………… 90
口腔内接着法 …………………………………… 130
咬合摂取可能率 ………………………………… 225
高出力光照射器 ………………………………… 148
高分解能電子顕微鏡の所見 ………………… 107
高分子鎖の絡み合い ……………………………… 27
咬翼エックス線写真 …………………………… 105
骨吸収を伴う破折 ……………………………… 128
骨吸収を伴わない破折 ………………………… 128
根面シーリング法（ADSM） ………………… 171
根面齲蝕 ………………………………………… 169

さ

3種混合抗菌剤 ………………………………… 124

サンドブラスト ………………………………… 183
再植を伴う接着法 ……………………………… 130
再石灰化 ………………………………………… 167
再石灰化阻害物質 ……………………………… 168
材料試験 …………………………………………… 35
酸性のHEMA水溶液プライマー ……………… 30
残留脱灰象牙質 ………………………… 31, 32, 35

し

10-3 ……………………………………… 29, 30, 36
10％次亜塩素酸ナトリウム ………………… 172
シーラント ……………………………… 57, 58, 94
シーラントの長期観察 ………………………… 101
シール …………………………………… 27, 28, 34
シール性 …………………………………………… 34
シールドレストレーション …………………… 51
シラン ……………………………………… 81, 192
シランカップリング剤 ………………………… 142
支台歯歯面処理（スパーボンドC&Bを
　使用する場合） ……………………………… 215
支台歯歯面処理（パナビアフルオロセメントを
　使用する場合） ……………………………… 216
次亜塩素酸ナトリウム ………………………… 29
自己再生力 ………………………………………… 26
視覚アナログ尺度 ……………………………… 225
歯科材料 …………………………………………… 26
歯科用レジン ……………………………………… 14
歯科用接着性レジン ……………………………… 14
歯科理工学 ………………………………………… 27
歯根破折 ………………………………………… 196
歯質の再石灰化 ………………………………… 104
歯質強化 ………………………………………… 167
歯質接着強さ …………………………………… 153
歯髄炎 ……………………………………………… 34
歯髄刺激 …………………………………………… 32
歯髄保護性（Pulpaverträglichkeit） ……… 22
歯髄保護被膜 …………………………………… 119
失活歯 …………………………………………… 196

樹脂含浸エナメル質 …………………………28
樹脂含浸スミヤー層 ……………………35, 36
樹脂含浸層 …………………………………21, 116
樹脂含浸象牙質 ………27, 29, 31, 32, 33, 34, 36
収縮 ……………………………………………29
収縮脱灰象牙質 ………………………………31
修復物が脱落 …………………………………26
充塡用接着性レジン …………………………81
充塡用即時重合レジン「Palavit®」………15
術後疼痛 ………………………………………26
瞬間弾性変形 ………………………………223
純粘性流動変形 ……………………………223
小窩裂溝のインピーダンス …………………96
小窩裂溝齲蝕 …………………………………94
焼成陶材 ……………………………………189
衝撃力 …………………………………………70
食品摂取状況調査 …………………………225
深在性齲蝕歯 ………………………………117
審美修復 …………………………………27, 138

す

スーパーボンド …………………………62, 188
スーパーボンドC&B ……………………21, 116
スクラッチポイント …………………………97
スミヤー層 ……………………………29, 30, 32
スミヤー層の除去法 …………………………29
垂直破折歯根 ………………………………126

せ

セシードⅡ ……………………………182, 185
セルフエッチングプライマー …29, 31, 32, 44, 140
セルフエッチングレジンボンディング ……152
ゼロの概念 …………………………………212
せん断試験 ………………………………32, 35
接合界面のSEM観察 ………………………153
接触点の回復 ………………………………140
接着アマルガム法 …………………………117
接着ブリッジ ………………………………182

接着ブリッジの疫学調査 …………………213
接着ブリッジの生存率 ……………………212
接着ブリッジの要件 ………………………213
接着ブリッジ専用Ni-Cr合金（SB-Bondloy）…209
接着ブリッジ専用金合金 …………………211
接着材 …………………………………………34
接着剤 …………………………………………26
接着歯冠修復 ………………………………196
接着試験 ………………………………………35
接着試験法 ……………………………………28
接着性コンポジットレジン「Palakav®」……18
接着性シーラント「エナマイト」…………19
接着性プライマー ……………………………21
接着性モノマー ………………………………40
接着性レジン「F1」…………………………22
前歯接着ブリッジのリテーナーデザイン …210
前歯接着ブリッジの基本リテーナーデザイン
　………………………………………………211

そ

象牙質 ……………………………………27, 34
象牙質の保護 …………………………………34
象牙質への接着 …………………………28, 29, 36
象牙質支台歯 …………………………………28
象牙質接着の安定性 …………………………32
象牙質知覚過敏症 …………………………147
象牙質知覚過敏症の治療 …………………147
臓器移植 ………………………………………27

た

タイプⅣ金合金 ……………………………188
ダイレクト・ボンディング・システム …19, 81
ダンベル型試料 ………………………………35
ダンベル型象牙質試料 ………………………36
多官能メタクリレート ……………………152
待機的治療法 ………………………………124
耐酸性層 ……………………………………175
第一大臼歯の齲蝕 ……………………………95

脱灰象牙質 …………………………27, 29, 30, 34

ち

チイラン …………………………………………60
チオン系接着性モノマー …………………………21
知覚過敏症状（術後の）…………………………139
知覚過敏象牙質 …………………………………32

つ

ツーステップシンプリファイドレジン
　ボンディングシステム …………………………152
追加充填 …………………………………………142

て

ティースメイトA …………………………………101
ティースメイトF …………………………………99
ティースメイトF-1 ……………………………48, 100
ティースメイトS …………………………………101
ティッシュエンジニアリング ……………………36
ディ・ボンディング ………………………………82
デルトン …………………………………………94
適合精度 …………………………………………27
電子線微小部分析装置
　（electron probe micro analyzer）…………104

と

トータルエッチング法 ……………………………42
トリアジンジチオン ………………………………59
トリフルオロエチルメタクリレート
　（TFEMA）………………………………………19
トリn-ブチルボラン（TBB）…………………16, 94
陶材焼付用パラジウム合金 ………………………188
陶材焼付用金合金 ………………………………188
動的粘弾性 ………………………………………70

な

軟質裏装材 ……………………………………66, 220

に

2-ヒドロキシ3-（βナフトキシ）
　プロピルメタクリレート（HNPM）………20
2-ヒドロキシ-3-フェノキシプロピール
　メタクリレート（HPPM）………………………94
2-メタクリロイルオキシエチル・
　フェニルリン酸（フェニルP）……………………19
二次カリエス …………………………………28, 34
二次齲蝕 …………………………………………142
ニューメタカラーインフィス ……………………185
乳臼歯の隣接面齲蝕 ……………………………102

ね

粘性 ………………………………………………71
粘弾性 ……………………………………………221

の

脳死 ………………………………………………27

は

ハイブリッドセラミック・コンポジット …202
ハイブリッドセラミックスエステニア ………50
ハイブリッド層 …………………………………153
パナビアEX ………………………………………44
パナビアフルオロセメント ……………………48, 163
バリアコート法 …………………………………119
ハロゲンランプ …………………………………149
破折試験 …………………………………………196
破折歯の修復 ……………………………………139
抜髄 ………………………………………………26
反発弾性 …………………………………………71

ひ

ヒドロキシアパタイト …………………27, 28, 33, 34
ヒポクロ …………………………………………154
非可逆性歯髄炎 …………………………………123
疲労 ………………………………………………71

光重合触媒	152
引張り試験	35
表面処理剤	58
漂白	198

ふ

ファイバーポスト	205
フェニルP	21, 40, 152
フォトクリアフィルオペーカー	163
フッ化ナトリウム（NaF）	56
フッ化水素酸	192
フッ素イオン徐放性ポリマー	54
フッ素徐放性シーラント	99, 167
フッ素徐放性材料	169
フッ素徐放性接着性シーラント「ティースメイトF1」	19
フリーエナメル質	34
フルオロアパタイト	57, 166
フルオロシーラント	100
プライマー	44, 60, 183
プライミング	31
プラスチック・エッジワイズ・ブラケット	85
プラスチック・ブラケット	81
プレプライムド・ブラケット	90
物質不透過性	28
分離破折	128

へ

変色歯	144

ほ

ポーセレンボンドアクティベーター	153, 163
ポーセレン・ライナー・M	86
ポーセレン接着用プライマー	117
ポンティック	183
ボンディング材	31, 58
補修冠	186

ま

マイクロフィラー	152
マイクロリーケージ	117
マックスゴールド	211
マトリックスバンド	140

み

未分離破折	127

め

メガボンド	163
メタクリル樹脂	14
メタクリロイルドデシルリン酸（MDP）	21
メタクリロイルアミノサリチル酸	21
メタルタイト	185
メタルプライマーⅡ	185
メルカプト基	58

も

モノマーの拡散能	36
モノマー透過性	29

や

焼き付けポーセレン	27
薬剤徐放システム	54

ゆ

ユニボンドヴィンテージ	190

よ

4-META	85
4-META（4-メタクリロイルエチルトリメリット酸）	20
4-META/MMA-TBB	30
4-META/MMA-TBBOレジン	21
4-META/MMA-TBBレジン	29, 31, 33, 36, 85, 116

4-MET/MMA-BPO-amineレジン ……………88
幼若永久歯の隣接面 ……………………108

ら

ラミナポーセレン ………………………190
ラミネートベニア ………………………182

り

リテーナーデザイン ……………………209
リテーナーの形成 ………………………214
リン酸亜鉛セメント ………26, 27, 32, 34, 36
隣接面齲蝕 ……………………………95
隣接面齲蝕の診断基準 …………………107
隣接面表層エナメル質 …………………107

隣接面・平滑面コート材 …………………58
隣接面保護 ……………………………104

れ

レジンコート材 …………………………102
レジンコア ……………………………202
レジン修復 ……………………………27
レジン前装冠 …………………………182
裂溝内洗浄填塞法
　（Irrigation Sealing System） ……………97

ろ

露髄歯直覆治療 …………………………117
65%リン酸 ………………………………30

アルファベット索引

ADゲル …………………………………168
ADゲル（次亜塩素酸ソーダゲル） …………99
Bis-GMA …………………………………81
Bowen, R. L. ……………………………18
Ca-EDS …………………………………171
CAエイジェント …………………………44
D.B.S. …………………………………81
DCコア …………………………………196
EPMA ……………………………………104
GK-101液 ………………………………97
HEMA ……………………………………152
HEHA水溶液 …………………29, 30, 31
HNPM ……………………………………83
HNPM/MMA-TBBレジン ……………………84
HO（ハリウッドオペーク） ………………144
ISO/TC-106:TR11405 ……………………35
MCPボンド ………………………………88
MDP ……………………44, 100, 152, 192

MF-MMAコポリマー ………………………55
Minimal Intervention …………………138
MMA ……………………………………94
MMA-PMMA/TBBO系レジン …………………56
MMA-TBBレジン …………………………81
MMA-TBB系レジン ……………………17, 94
MSコート ………………………………32
Orthomite II s …………………………85
Palakav® …………………………………22
Palapont® ………………………………15
Palavit …………………………………16
Phenyl-P ………………………………30
SAプライマー ……………………………44
SB-Bondloy ……………………………209
TBB ……………………………………80
TEM観察 …………………………………32
V-プライマー …………………………85, 185
Walking bleach法 ……………………198

[編著者]

増原 英一（ますはら えいいち）
1921（大正10年3月20日）年　島根県出雲市に生まれる。
1944年　東京工業大学卒業
1955年　東京医科歯科大学教授
1969年　同大学付置医用器材研究所所長
1986年　同大学退官。名誉教授
1986年　総合歯科医療研究所所長

[執筆者] 〈50音順〉

熱田　充（あつた みつる）
1942（昭和17年8月21日）年　島根県松江市に生まれる。
1967年　東京医科歯科大学歯学部卒業
1974年　北海道大学歯学部助教授
1982年　長崎大学歯学部教授（補綴学）
1995年　長崎大学歯学部付属病院長

大森 郁朗（おおもり いくお）
1931（昭和6年2月20日）年　東京都に生まれる。
1957年　東京医科歯科大学歯学部大学院修了
1967年　東京医科歯科大学助教授
1971年　鶴見大学歯学部教授（小児歯科学）

柏田 聰明（かしわだ としあき）
1941（昭和16年10月24日）年　長野県諏訪市に生まれる。
1969年　東京歯科大学歯学部卒業
1976年　東北大学歯学部講師
1978年　診療所開設
1999年　東京医科歯科大学歯学部臨床教授

門磨 義則（かどま よしのり）
1947（昭和22年10月13日）年　大阪市に生まれる。
1970年　東京大学工学部卒業
1975年　東京大学大学院工学系研究科修了
1981年　東京医科歯科大学医用器材研究所助教授
1999年　東京医科歯科大学生体材料工学研究所助教授

田上 順次（たがみ じゅんじ）
1955（昭和30年4月19日）年　三重県飯南町に生まれる。
1980年　東京医科歯科大学卒業
1984年　同大学院修了
1984年　東京医科歯科大学文部教官助手
1994年　奥羽大学教授（保存学）
1995年　東京医科歯科大学文部教官教授
2000年　同大学院教授（摂食機能保存学講座う蝕制御学分野）

坪田 有史（つぼた ゆうじ）
1963（昭和38年5月27日）年　東京都に生まれる。
1989年　鶴見大学歯学部卒業
1994年　同大学院修了。同助手（補綴学）

中林 宣男（なかばやし のぶお）
1936（昭和11年3月3日）年　東京都に生まれる。
1959年　東京工業大学理工学部卒業
1964年　東京工業大学大学院理工学研究科博士課程修了
1981年　東京医科歯科大学教授（医用器材研究所）
1996年　同大学医用器材研究所所長
2001年　同大学定年退官。名誉教授

早川　巖（はやかわ いわお）
1941（昭和16年5月17日）年　東京都に生まれる。
1967年　東京医科歯科大学歯学部卒業
1971年　東京医科歯科大学歯学部大学院（補綴学）修了
1985年　東京医科歯科大学歯学部助教授
2001年　東京医科歯科大学大学院摂食機能評価学分野教授

福島 俊士（ふくしま しゅんじ）
1943（昭和18年10月12日）年　東京都に生まれる。
1968年　東京医科歯科大学歯学部卒業
1972年　同大学院修了
1977年　鶴見大学歯学部助教授
1993年　同教授（補綴学）

眞坂 信夫（まさか のぶお）
1939（昭和14年9月12日）年　山形県酒田市に生まれる。
1966年　東京歯科大学卒業
1970年　東京歯科大学大学院修了
1970年　診療所開設
1990年　医療法人社団歯生会理事長
1996年　新潟大学歯学部非常勤講師

松村 英雄（まつむら ひでお）
1956（昭和31年10月6日）年　埼玉県鴻巣市に生まれる。
1981年　日本大学歯学部卒業
1983年　東北大学工学部化学工学科卒業
1987年　長崎大学歯学部附属病院講師
1996年　長崎大学歯学部助教授（補綴学）

三浦 不二夫（みうら ふじを）
1925（大正14年7月12日）年　東京都に生まれる。
1947年　東京医学歯学専門学校卒業
1962年　東京医科歯科大学教授（矯正学）
1991年　同大学退官。名誉教授
1991年　鶴見大学客員教授
1998年　高橋矯正歯科診療所理事長

守澤 正幸（もりざわ まさゆき）
1957（昭和32年3月23日）年　兵庫県加古川市に生まれる。
1981年　東京医科歯科大学歯学部卒業
1986年　東京医科歯科大学歯学部大学院（補綴学）修了。同大助手
2000年　東京医科歯科大学大学院摂食機能評価学分野助手

山内 淳一（やまうち じゅんいち）
1943（昭和18年8月22日）年　群馬県前橋市に生まれる。
1969年　群馬大学大学院工学研究科修士課程修了
1969年　株式会社クラレ 入社
1974年　東京医科歯科大学医用器材研究所 留学
2000年　株式会社クラレ メディカル事業本部学術専任参与

山口 里志（やまぐち さとし）
1963（昭和38年4月27日）年　千葉県松戸市に生まれる。
1990年　北海道大学大学院理学研究科修士課程修了
1990年　株式会社クラレ 入社

山下 敦（やました あつし）
1933（昭和8年11月11日）年　京都府に生まれる。
1958年　大阪歯科大学卒業
1975年　岡山大学教授（補綴学）
1990年　同大学付属病院病院長
1999年　同大学退官。名誉教授

山田 敏元（やまだ としもと）
1951（昭和26年1月22日）年　愛知県稲沢市に生まれる。
1976年　東京医科歯科大学卒業
1980年　同大学院修了
1985～86年　トロント大学歯学部客員教授
1997年　東京医科歯科大学歯学部助教授
1997年　虎の門病院歯科部長。東京医科歯科大学非常勤講師
2000年　奥羽大学客員教授

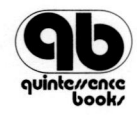

歯科用接着性レジンと新臨床の展開

2001年4月27日　第1版第1刷発行

編著者　増原　英一
　　　　　ますはら　えいいち

発行人　佐々木一高

発 行 所　クインテッセンス出版株式会社
　　　　　〒101-0062　東京都千代田区神田駿河台2-1
　　　　　廣瀬お茶の水ビル4F　　TEL 03-3292-3691（代）

印刷・製本　サン美術印刷株式会社

©2001　クインテッセンス出版株式会社　　禁無断転載・複写
Printed in Japan　　　　　　　　　　　落丁・乱丁本はお取り替えします
ISBN4-87417-686-0　C3047　　　定価はカバーに表示してあります